Dr. Ruth K. Westheimer

Silver Sex

Dr. Ruth K. Westheimer

Silver Sex

Wie Sie Ihre Liebe lustvoll genießen

2. Auflage

humboldt

Bibliografische Information der Deutschen Nationalbibliothek
Die Deutsche Nationalbibliothek verzeichnet diese Publikation in der Deutschen Nationalbibliografie; detaillierte bibliografische Daten sind im Internet über http://dnb.ddb.de abrufbar.

ISBN 978-3-86910-497-3 (Print)
ISBN 978-3-86910-812-4 (PDF)

Die Autoren: Dr. Ruth K. Westheimer, auch bekannt als Dr. Ruth, gilt auf der ganzen Welt als Urmutter der *sexual education*. Die deutsch-amerikanische Sexualtherapeutin und promovierte Soziologin ist Autorin zahlreicher Ratgeber zum Thema Liebe und Sex sowie Dozentin an renommierten Universitäten wie Yale, Harvard oder Princeton. Pierre A. Lehu unterstützt Dr. Ruth seit über 25 Jahren als Kommunikationsexperte und hat bereits 13 Bücher mit ihr verfasst.

Aus dem Englischen von Jutta Deutmarg

Die amerikanische Originalausgabe „Dr. Ruth's Sex After 50" erschien 2005 bei Quill Driver Books/Word Dancer Press, Inc.

2. Auflage

Eine Marke der Schlüterschen Verlagsgesellschaft mbH & Co. KG,
Hans-Böckler-Allee 7, 30173 Hannover
www.schluetersche.de
www.humboldt.de

Covergestaltung:	DSP Zeitgeist GmbH, Ettlingen
Innengestaltung:	akuSatz Andrea Kunkel, Stuttgart
Titelfoto:	Fotolia/Serhad
Titelfoto „Dr. Ruth":	Pierre A. Lehu
Satz:	PER Medien+Marketing GmbH, Braunschweig
Druck:	Grafisches Centrum Cuno GmbH & Co. KG, Calbe

Hergestellt in Deutschland.

Inhalt

Dem ersten Paar über 50 gewidmet,
dem ich vor 25 Jahren wieder
zu einem erfüllten Sexualleben verhelfen konnte.

1 Wie man einen Partner findet

Ein großer Teil der Bevölkerung lebt heute allein – und dies gilt vor allem für die Altersgruppe der über 50-Jährigen. Die meisten haben zwar irgendwann in ihrem Leben geheiratet, sich dann aber scheiden lassen oder ihren Partner verloren, weil er gestorben ist. Manche entscheiden sich auch bewusst gegen eine feste Bindung.

Viele wünschen sich jedoch einen verlässlichen Partner, mit dem sie ihr Leben teilen und eine sexuelle Beziehung genießen können. Für sie habe ich dieses Kapitel geschrieben.

Das Hauptproblem für Menschen über 50 – oder, um ehrlich zu sein: für *Frauen* über 50 – hängt mit der demografischen Entwicklung zusammen. Frauen leben einfach länger als Männer; daher steht ihnen mit zunehmendem Alter eine immer geringere Auswahl an potenziellen Partnern zur Verfügung. Und da viele dieser Männer bereits eine Partnerin haben, wird der Pool noch kleiner. Obendrein neigen Männer dazu, sich jüngere Frauen auszusuchen, womit das Angebot weiter zusammenschrumpft – vor allem für Frauen über 60. Angesichts dieser Zahlen scheint es ziemlich aussichtslos zu sein, als ältere Frau einen alleinstehenden Mann zu finden, mit dem man sich verabreden kann. Doch davon sollten Sie sich nicht abschrecken lassen: Es kann trotzdem funktionieren! Und mit der richtigen Einstellung kann sogar die Suche selbst zu einem vergnüglichen Zeitvertreib und Erfolgserlebnis werden – es gibt nämlich auch Männer, die trotz der besseren Chancen ebenfalls Schwierigkeiten haben, eine Partnerin zu finden!

Was Singles sich wünschen

Die *American Association of Retired Persons* hat eine Befragung unter Alleinstehenden über 50 durchgeführt, um herauszufinden, wie sie zur Partnersuche in ihrem Alter stehen. Auf der einen Seite bin ich kein großer Fan solcher Studien. Denn wenn sie nicht sehr sorgfältig durchgeführt werden, sind die Ergebnisse praktisch wertlos, da man sie so oder so interpretieren kann. Aber da es hier nicht um Leben oder Tod geht, möchte ich einfach ein paar Resultate besprechen, die ich interessant fand. Vor allem die sogenannten *Teachable Moments* – was damit gemeint ist, werden Sie gleich verstehen.

Laut dieser Studie, die unter 3 500 alleinstehenden Männern und Frauen im Alter zwischen 40 und 69 Jahren durchgeführt wurde, beklagen sich fast 60 Prozent der Männer darüber, dass sie nicht häufig genug Sex hätten – bei den Frauen sind es nur 35 Prozent. Und selbst unter denjenigen, die sich regelmäßig mit einem Partner treffen, sind immer noch 48 Prozent der Männer der Ansicht, ihr Sexualleben komme zu kurz – im Vergleich zu 33 Prozent der Frauen.

Wie ist diese Diskrepanz zu erklären? Zunächst einmal ist das Ego der Männer sehr eng an ihre sexuellen Heldentaten geknüpft. Deshalb besteht eine natürliche Neigung, auf diesem Gebiet besonders zu prahlen. Glauben diese Männer wirklich, dass sie nicht genug Sex bekommen? Ich vermute, die meisten behaupten das nur, weil es von ihnen erwartet wird. Ihre Logik sieht in etwa folgendermaßen aus: „Ich bin ein echter Mann, und echte Männer brauchen viel Sex. Also kann ich gar nicht genug davon bekommen."

Die alleinstehenden Männer, deren Partnerinnen sich darüber beklagen, dass sie nicht genug Sex bekämen, geben bestimmt nicht zu, dass sie bei ihrem Job versagen. Wie ich mir da so sicher sein kann? Wenn man die Prozentzahlen addiert, würde das bedeuten, dass nur ein ganz geringer Prozentsatz alleinstehender Menschen ihr Sexualleben überhaupt als befriedigend erlebt – und ich bezweifle einfach, dass das stimmt.

Nun sind wir ja nicht alle gleich, und ich will nicht bestreiten, dass es in jeder Altersklasse viele Menschen gibt, die lieber häufiger Sex hätten. Aber ist unser Bedürfnis nach Sex wirklich so unterschiedlich, wie diese Umfrage glauben machen möchte? Ich denke nicht, dass diese Ergebnisse tatsächlich die Realität widerspiegeln.

Studien hin oder her, für Sie ist Folgendes wichtig: Was andere Menschen tun, hat absolut keine Bedeutung für Ihre Bedürfnisse und Wünsche. Wie oft man Sex haben sollte, das ist ein Bereich in einer Beziehung, der sehr leicht zu Streitigkeiten Anlass gibt, und beide Seiten können die Statistiken aus dieser oder jeder anderen Studie, die sie vielleicht gelesen haben, verwenden, um ihre Argumentation zu untermauern. Aber der springende Punkt ist, dass Sie in der Lage sein sollten, einen Kompromiss zu finden, wenn Sie eine sexuelle Beziehung zu Ihrem Partner haben – vorausgesetzt, Sie sind reife Erwachsene und keine Teenager mehr.

Sowohl Männer als auch Frauen haben die Freiheit zu masturbieren, wenn sie sich sexuell frustriert fühlen. Und Männer wie Frauen können ihrem Partner sexuelle Befriedigung verschaffen, auch wenn sie selbst nicht aktiv an der sexuellen Begegnung teilhaben oder einen Orgasmus erleben möchten. Daher sollte das Sexualleben eines jeden Paares eine Mischung sein aus gemeinsamem Sex, Begegnungen, bei denen nur *ein* Partner sexuelle Befriedigung erlangt, und Masturbation. Die passende Mischung müssen die beteiligten Partner selbst bestimmen; aber tun Sie nicht so, als sei Ihr Sexualtrieb gleich stark ausgeprägt, denn das stimmt einfach nicht. Aber solange Sie die richtige Einstellung haben, spielt diese Ungleichheit keine Rolle.

Ein wirklich aufschlussreiches Ergebnis dieser Studie ist allerdings, dass es sogar unter Menschen dieser Altersstufe „sexuelle Analphabeten" gibt. Einer der Partner hat das Gefühl, nicht genug Sex zu bekommen, und die beiden sind nicht in der Lage, eine Lösung zu finden, mit der beide glücklich sind. Und genau darin besteht meiner Meinung nach die Bedeutung dieser besonderen Umfrage.

Es ist sehr wichtig, ein Gleichgewicht zu finden, das für beide Partner funktioniert. Das gilt für verheiratete Menschen, aber noch mehr für Alleinstehende. Ehepaare – vor allem, wenn sie schon sehr lange verheiratet sind – haben viele Bindungen. Bei Singles, die sich miteinander verabreden, ist das nicht der Fall. Deshalb spielt Sex in ihrer Beziehung eine größere Rolle, und es besteht eher die Gefahr, dass die Häufigkeit, mit der sie Sex haben, zu einem Hindernis wird. Mit Sicherheit ist das der Fall, wenn sie zum ersten Mal Sex miteinander haben. Der Grad ihrer Erregung ist zwar höher, aber das bedeutet nicht, dass der Sexualtrieb bei beiden gleich stark ist. Es wird Unterschiede geben, und die müssen angemessen gehandhabt werden, wenn die Beziehung gedeihen soll.

Es gibt noch eine Reihe anderer Faktoren, die man berücksichtigen muss, je älter beide Partner werden: Sex zwischen älteren Menschen ist anders als Sex zwischen jüngeren Menschen. Er muss vielleicht ein Medikament nehmen, damit er eine Erektion bekommt. *Sie* braucht vielleicht ein Gleitmittel, damit die Penetration möglich ist. Und beide haben möglicherweise Beschwerden verschiedener Art, mit denen sie zurechtkommen müssen. Mit anderen Worten: Sie müssen besser miteinander kommunizieren und offener über ihre Probleme sprechen, um überhaupt Sex haben zu können.

Das muss aber kein Nachteil sein. Denn wie wir sehen werden, können zwei Menschen – und das gilt für jede Altersstufe – miteinander schlafen, ohne miteinander vertraut zu sein, so absurd das klingen mag. Denn es gibt eben unterschiedliche Grade der Vertrautheit zwischen zwei Sexualpartnern. Größere Vertrautheit kann besseren Sex bedeuten. Wenn zwei Menschen also dazu gezwungen sind, einander ihre Probleme mitzuteilen, werden sie schließlich ein intimeres Verhältnis zueinander haben und möglicherweise feststellen, dass sie dadurch ihr sexuelles Erlebnis insgesamt viel mehr genießen können. Hierzu möchte ich Ihnen ein Beispiel schildern.

Bob und Louise

Bobs Frau starb kurz nachdem er pensioniert worden war. Einige Jahre später hatte er das Bedürfnis, sich wieder einmal mit einer Frau zu verabreden und ging regelmäßig in ein Senior Center, in dem verschiedene Aktivitäten für Menschen seiner Altersgruppe angeboten wurden. Dort lernte er Louise kennen, die etwas älter war als er, aber ein ziemliches Energiebündel.

Nachdem sie sich einen Monat lang regelmäßig getroffen hatten, war beiden klar, dass sie Sex haben wollten. Beide freuten sich also auf ihre nächste Verabredung und waren durch die Vorfreude ziemlich erregt. Bobs Frau war sehr konservativ gewesen, daher hatte er in seiner Ehe ein eher routinemäßiges und für ihn nicht sehr befriedigendes Sexualleben erlebt. Bei Louise fand er jedoch andere Bedingungen vor.

Als Bobs Frau die Menopause erreicht hatte, stand sie Gleitmitteln ziemlich ablehnend gegenüber. Stattdessen erlaubte sie Bob, mit ihr zu schlafen, bestand aber darauf, die Sache kurz zu machen, damit sie nicht wund wurde. Zu diesem Zeitpunkt hatte sie selbst bereits jeden Versuch aufgegeben, einen Orgasmus zu bekommen. Louise dagegen ging sehr offen mit ihrer Sexualität um. Sie versuchte nicht, ihren Körper in irgendeiner Weise zu verstecken, sondern stellte ihn stolz zur Schau. Sie hatte auch keinerlei Hemmungen, Bob durch oralen Sex zu einer Erektion zu verhelfen. Und als es erforderlich wurde, ein Gleitmittel zu benutzen, tat sie das so genussvoll, dass es zu einem angenehmen Teil des sexuellen Erlebnisses wurde. Später gestand Bob, dass er seit Jahrzehnten keine so aufregende Zeit erlebt hätte.

Natürlich müssen Erwachsene bereit sein, über das Hindernis mangelnder Vertrautheit zu Beginn einer Beziehung erst einmal hinwegzukommen. Ältere Singles müssen verschiedene Hürden überwinden. Die erste hat mit ihrer Erziehung zu tun. Die sexuelle Revolution hat wohl in den 1960er Jahren begonnen, aber sie hat sich nicht überall gleich verbreitet; wenn ältere Menschen diese Zeit erlebt haben, bedeutet das also nicht unbedingt, dass sie alle gleichermaßen davon beeinflusst wurden. Viele haben in puncto Sexualität die gleichen Werte beibehalten wie die Generation vor ihnen.

Für jemanden mit konservativen Wertvorstellungen, dessen erster und einziger Sexualpartner der Ehepartner ist, kann es sehr schwierig werden, wenn er plötzlich allein dasteht. Vor allem, wenn er immer noch glaubt, dass Sex nur in einer Ehe stattfinden sollte. Diese Auffassung stimmt einfach nicht mit den Vorstellungen überein, die in der heutigen Single-Szene üblich sind.

Wenn eine Frau von vornherein beschließt, erst mit einem Mann zu schlafen, wenn sie mit ihm verheiratet ist, viele andere alleinstehende Frauen in ihrem Alter diese Wertvorstellung jedoch nicht teilen, wird sie es recht schwer haben, sich gegen diese Konkurrenz durchzusetzen. Und selbst wenn sie bereit wäre, auf diese besondere Wertvorstellung zu verzichten, wird sie wahrscheinlich in sexueller Hinsicht nicht so bewandert sein.

Es ist Zeit für eine Warnung: Denken Sie daran, dass Sie sich auch in Ihrem Alter vor Geschlechtskrankheiten schützen müssen! Kondome sind zwar nach der Menopause nicht mehr erforderlich, um eine unerwünschte Schwangerschaft zu verhindern, wohl aber, um Krankheiten zu vermeiden. Ältere Männer, die Schwierigkeiten haben, eine Erektion zu bekommen, wehren sich vielleicht dagegen, ein Kondom zu benutzen. Das ist in Ordnung, solange sie sich regelmäßig auf sexuell übertragbare Krankheiten testen lassen.

Ich kenne viele ältere Frauen, die diese Vorsichtsmaßnahme aufgeben. Wenn sie nach langer Suche endlich einen passenden Mann gefunden haben, gehen sie das Risiko einfach ein. Dafür habe ich Verständnis, aber ich bin dennoch verpflichtet, Sie zu warnen. Später in diesem Kapitel werde ich Ihnen noch ein paar andere Ratschläge zu diesem Thema geben.

Wie können Sie nun mit Wertvorstellungen umgehen, die Sie davon abhalten, die Partnerschaft zu finden, die Sie brauchen? Wenn es sich um religiöse Werte handelt, wäre es hilfreich, einen Partner zu suchen, der derselben Glaubensgemeinschaft angehört.

Geht es aber eher um persönliche Wertvorstellungen, so ist der beste Rat, den ich Ihnen geben kann, dass Sie versuchen sollten, flexibel zu sein. Wenn Sie sich mit der inneren Einstellung „Ich bin keine, die gleich mit jedem ins Bett geht" auf Partnersuche begeben und dies womöglich auch noch anderen gegenüber laut kundtun, so wirkt sich das entsprechend aus. Wenn Sie aber ganz offen an die Sache herangehen, finden Sie vielleicht jemanden, für den Sie eine Ausnahme machen würden. Sie könnten jemandem begegnen, den Sie einfach umwerfend finden und bei dem Sie es nicht bereuen würden, Ihre Wertvorstellungen einmal über Bord geworfen zu haben. Damit will ich nicht sagen, dass Sie mit jedem x-Beliebigen Sex haben sollten; ich will Sie auch nicht davon abhalten. Ich möchte nur, dass Sie erst dann entscheiden, ob Sie über die Brücke gehen oder nicht, wenn Sie tatsächlich davorstehen.

Probleme mit dem Körperbild

Ein weiteres Hindernis für Intimität zwischen Singles ist das alte Schreckgespenst *Körperbild*. Viele Menschen haben sogar Schwierigkeiten, sich vor jemandem auszuziehen, den sie sehr gut kennen – nämlich vor ihrem Partner (darauf komme ich in Kapitel 2, „Problem Körperbild" noch einmal zu sprechen). Aber wenn Sie selbst schon nicht sehr überzeugt sind von Ihrem Aussehen, haben Sie wahrscheinlich erst recht Hemmungen, vor jemandem alle Hüllen fallen zu lassen, den Sie nicht gut kennen. Sie müssen sich zunächst einmal in Ihrer eigenen Haut selbst wohlfühlen.

All denjenigen, die damit ein Problem haben, empfehle ich folgende Übungen:

Laufen Sie eine Weile nackt in der Wohnung herum. Sie leben allein, hören Sie also auf, Ihren Körper ständig zu bedecken. Ziehen Sie die Rollos herunter und hängen Sie einen Bademantel an die Tür, sodass Sie gleich etwas überziehen können, wenn jemand klingeln sollte.

Schauen Sie sich eine Zeit lang selbst nackt im Spiegel an. Angenommen, Sie haben einen dicken Bauch oder eine Narbe, die Ihnen nicht gefällt. Wenn Sie sich diese Stellen nie bewusst anschauen und sie dann plötzlich sehen – zum Beispiel, wenn Sie aus der Dusche steigen –, schrecken Sie vor diesem Teil Ihres Körpers zurück. Sie werden sich dessen schämen. Aber wenn Sie sich die Stelle jeden Tag anschauen, gewöhnen Sie sich daran. Und je weniger Sie sich Ihrer selbst schämen, desto weniger Hemmungen haben Sie auch vor jemand anderem.

Zeigen Sie sich vor anderen. Sie könnten zum Beispiel einem Sportverein beitreten oder regelmäßig ins Fitnessstudio gehen, wo Sie die Gelegenheit haben, Ihre Kleidung abzulegen. Ich verlange nicht von Ihnen, zu den Nudisten zu konvertieren. Aber nehmen wir einmal an, es gibt ein öffentliches Schwimmbad in Ihrer Nähe. Dann zwingen Sie sich, regelmäßig schwimmen zu gehen. Und wenn Sie sich dann im Umkleideraum umziehen, so tun Sie das nicht schnell in einer Ecke, wo niemand Sie sehen kann. Nehmen Sie sich Zeit und stolzieren Sie ein bisschen nackt herum. Natürlich sollten Sie das nicht übertreiben und andere

Menschen damit in Verlegenheit bringen. Aber gehen Sie doch so weit, dass Sie allmählich Ihre Schüchternheit überwinden. Es kann auch hilfreich sein, sich die anderen Körper einmal anzuschauen. Dann werden Sie sich wahrscheinlich besser fühlen, was Ihren eigenen Körper angeht. Und wenn Sie wirklich ein paar ernsthafte Schwachstellen haben, dann tun Sie etwas dagegen. Wenn Sie etwas abnehmen müssen, machen Sie eben eine Diät. Wenn Sie eine schlimme Narbe haben, könnte ein Schönheitschirurg helfen. Ich bin überzeugt, dass Sie immer versuchen, so gut wie möglich auszusehen, wenn Sie sich in eine Situation begeben, in der Sie jemandem vom anderen Geschlecht begegnen könnten. Doch was nutzt das alles, wenn Sie den Körper unter Ihrer Kleidung verkommen lassen?

Und vergessen Sie nicht: Ihr potenzieller Partner hat sicher auch einige altersbedingte Schwachstellen, die ans Tageslicht kommen, wenn er seine Kleidung fallen lässt – und ist deswegen wahrscheinlich auch ein bisschen besorgt. Welche Methode könnte man also angesichts dieser Tatsachen hier gut einsetzen? Genau, Sie haben es erraten: Kommunikation! Wie wär's, wenn Sie mit einem Kommentar beginnen wie: „Weißt du, ich bin nicht mehr ganz so schlank und rank wie mit 25 …", und dann einfach abwarten, was passiert? Höchstwahrscheinlich wird danach das Eis gebrochen sein und Ihr Partner wird zugeben, dass das auch für ihn zutrifft.

Die Angst zu versagen

Wenn Sie schon lange mit Ihrem Partner zusammenleben und an einem Abend etwas passiert, das Ihnen beim Sex einen Strich durch die Rechnung macht, können Sie darüber lachen. Denn Sie haben ja schon viele Male miteinander geschlafen und wissen, dass es im Prinzip bei Ihnen beiden funktioniert. Doch wenn Sie das erste Mal mit jemandem Sex haben, kann jedes kleine Missgeschick zu einem Riesenproblem werden. Und noch schlimmer kann die Furcht davor sein, dass es wieder passiert.

Die Sexualfunktionen sind sehr empfindlich. Ja – wenn Sie erst einmal an dem Punkt sind, wo der Orgasmus bevorsteht, kann ihn nichts mehr aufhalten. Aber ehe Sie dieses Stadium der sexuellen Erregung erreichen, kann Ihre Libido leicht ins Schwanken geraten. Nehmen wir an, ein Mann will mit seiner Partnerin schlafen, mitten im Sexualakt lässt jedoch seine Erektion nach. Beim nächsten Mal wird er wahrscheinlich Angst haben, dass sich das unangenehme Erlebnis wiederholt. Und allein diese Sorge kann die Ursache dafür sein, dass er die Erektion tatsächlich nicht halten kann – und damit schließt sich der Teufelskreis.

Wenn Sie sich in einer solchen Situation befinden, gibt es eine wichtige Regel, die Sie sich ins Gedächtnis rufen müssen: Vergessen Sie Ihr Problem und sorgen Sie dafür, dass Ihre Partnerin sexuell befriedigt wird. Dann wird sie dem, was passiert ist, keine große Bedeutung beimessen. Wenn

Ihr Versagen Sie aber dazu verleitet, den Sexualakt ganz abzubrechen und sich abzuwenden, wird Ihre Partnerin genauso frustriert sein wie Sie.
Vielleicht gibt Sie Ihnen eine zweite Chance, aber dabei werden Sie sich nur noch stärker unter Druck fühlen, sodass das Problem mit großer Wahrscheinlichkeit erneut auftreten wird. Um das zu verhindern, müssen Sie die Situation entlasten – das können Sie zum Beispiel dadurch erreichen, indem Sie sich voll und ganz auf Ihre Partnerin konzentrieren.
Natürlich ist das nur eine vorübergehende Lösung. Wenn die Erektionsstörung medizinische Ursachen hat, müssen Sie einen Arzt um Hilfe bitten. Und eine Frau, die nicht mehr genug Feuchtigkeit produziert, um eine Penetration zu ermöglichen, muss sich eben ein künstliches Gleitmittel besorgen. Wenn einer von Ihnen ein anderes gesundheitliches Problem hat, zum Beispiel Arthritis, so müssen Sie offen darüber sprechen, damit Sie einander unterstützen können. Wenn Sie versuchen, den Helden zu spielen, und sexuelle Stellungen ausprobieren, die Ihnen Schmerzen verursachen, wird das zweifellos mit einem Fiasko enden.
Falls Sie nicht sicher sind, welche Stellungen bei Ihnen am besten funktionieren, kann es sehr vergnüglich und auch sehr erregend sein, das gemeinsam herauszufinden. Es kommt ganz auf Ihre Einstellung an. Wenn Sie also ein Problem haben, gehen Sie es möglichst positiv an. Machen Sie aus einer Mücke keinen Elefanten. Mit Ihrer inneren Haltung können Sie auch die Perspektive Ihres Partners beein-

flussen. Wenn Sie ein Missgeschick als großes Problem darstellen, wird Ihr Partner das wahrscheinlich auch so sehen. Doch wenn Sie einfach darüber lachen können, wird Ihr Partner dieselbe Haltung einnehmen.

Aus Fehlern lernen

Was ist, wenn es aus irgendeinem Grund – sexueller oder anderer Art – mit der neuen Beziehung nicht funktioniert? Irgendwie passen Sie beide einfach nicht zusammen. Nun gut: Hin ist hin, wie man so schön sagt. Da kann man nichts machen. Wenn es mit dieser Beziehung nicht geklappt hat, so sollte es eben nicht sein. Das bedeutet aber nicht, dass Sie die Sache einfach so abhaken sollten. Sehr wahrscheinlich können Sie einiges aus dieser Erfahrung lernen, das Ihnen beim nächsten Mal von Nutzen sein wird.

Und was ist, wenn es sich um ein sexuelles Problem handelt? Sagen wir, Sie sind ein Mann und hatten Schwierigkeiten, Ihre Erektion aufrechtzuerhalten. Mit einer neuen Partnerin wird es Ihnen wahrscheinlich genauso ergehen. Also müssen Sie sich mit diesem Problem befassen, *ehe* Sie nach einer anderen Frau Ausschau halten. In diesem speziellen Fall bedeutet das, Sie müssen zu einem Arzt gehen und herausfinden, ob *Viagra* oder ein ähnliches Medikament für Sie infrage kommt. Oder, falls eines der Medikamente, die Sie regelmäßig einnehmen, die Störung verursacht, Ihren Arzt bitten, die Dosierung zu ändern. Allein dadurch, dass Sie etwas unternehmen, stärken Sie Ihr

Selbstbewusstsein und reduzieren damit die Wahrscheinlichkeit, dass es erneut zu einer Erektionsstörung kommt, weil die psychologische Komponente in diesen Fällen häufig eine sehr große Rolle spielt.

Mein Rat

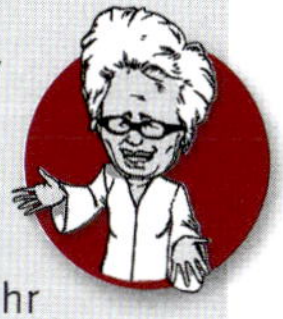

Wenn Sie Ihr Leben lang immer wieder von einer schlechten Beziehung in die nächste stolpern, machen Sie höchstwahrscheinlich irgendetwas falsch. Vielleicht wissen Sie nicht, wie Sie den richtigen Partner für sich aussuchen. Oder Ihr Selbstbewusstsein ist so gering, dass Sie keinen Partner an sich binden können. Was immer es ist: Das Problem ist wahrscheinlich ernst genug, um professionelle Hilfe in Anspruch zu nehmen. Gehen Sie zu einem Therapeuten und sprechen Sie die Sache in aller Deutlichkeit an. Seien Sie dabei so ehrlich wie möglich und schieben Sie die Schuld nicht immer auf andere. Dann kann man nur hoffen, dass Ihr Berater die Ursache rasch herausfinden wird und Ihnen dabei helfen kann, Ihr Verhalten zu korrigieren.

Außerdem könnten Sie einmal überlegen, wie Sie damit umgegangen sind, als Ihnen der Fehler unterlaufen ist. Wenn Sie sich ungeschickt benommen haben, sodass Ihr Partner sich unwohl gefühlt hat, können Sie es das nächste Mal besser machen. Sagen wir, Sie sind eine Frau, die Rückenprobleme hat. Da ist es wichtig, dass Ihr Partner sich nicht mit seinem ganzen Gewicht auf Sie legt. Vielleicht haben Sie beim letzten Mal nicht von vornherein darauf hingewiesen. Als Sie schließlich angefangen haben, vor Schmerzen zu wimmern, war Ihr Partner natürlich erschrocken und an Sex war nicht mehr zu denken. Vielleicht haben Sie das Problem auch in einer Weise angesprochen, dass Ihr Partner sich zurückgestoßen fühlte. Ich schlage daher vor, dass Sie üben, wie Sie beim nächsten Mal an die Sache herangehen. Schreiben Sie sich ein paar Sätze auf, die Sie sagen wollen. Wiederholen Sie den Text vor einem Spiegel, und machen Sie es auf humorvolle Weise. Vielleicht gelingt es Ihnen sogar, Ihren zukünftigen Partner dadurch in Erregung zu versetzen!

Wie das gehen soll? Nun, nehmen wir an, Sie sind mit jemandem zum Abendessen verabredet und sprechen das Thema irgendwann an: „Diese Stühle sind wirklich bequem, das tut meinem armen, schmerzenden Rücken so richtig gut!" Darauf wird Ihr Gegenüber irgendetwas antworten. Dann sagen Sie: „Hat sicher mit dem Älterwerden zu tun, schätze ich. Aber ich lasse mich davon in keiner Weise von irgendetwas abhalten. Zum Beispiel habe ich entdeckt, dass ich beim Sex lieber auf einem harten Boden liege als in einem weichen Bett, das sage ich meinem Partner dann einfach vorher." Jetzt wird Ihr Tischherr (von dem ich annehme, dass Sie ihn attraktiv finden) sich vorstellen, wie Sie beide auf dem Boden Sex haben – und das wird er sehr erregend finden. Was immer er auch bis jetzt über Sie gedacht hat, nun kommt eine erotische Komponente hinzu! Außerdem wird er wissen, dass er Rücksicht auf Ihren Rücken nehmen muss, falls es ihm gelingen sollte, Sie zum Sex zu verführen. Wie Sie sehen, haben Sie auf diese Weise verschiedene wichtige Botschaften vermittelt.

Wie Sie sich vorbereiten, wenn Sie einen neuen Partner suchen

Die Überschrift dieses Kapitels lautet „Wie man einen Partner findet“, und selbstverständlich können Sie keinen Sex haben, wenn Sie bis jetzt noch niemanden kennen gelernt haben. Die Grundvoraussetzung für eine erfolgreiche Verabredung ist also zunächst einmal, dass man überhaupt Leute trifft.

Mein Rat

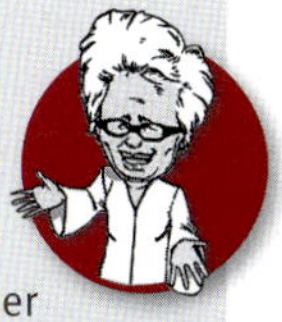

Gehen Sie aus dem Haus! Das klingt vielleicht albern, weil es so offensichtlich ist. Doch Sie werden überrascht sein, wie vielen Menschen das anscheinend nicht bewusst ist. Jede Minute, die Sie zu Hause verbringen, ist eine Minute, in der praktisch keinerlei Hoffnung besteht, jemanden zu finden. Es sei denn, Sie verabreden sich über das Internet. Doch selbst dann müssen Sie das Haus verlassen, um denjenigen zu treffen, da es zu riskant ist, solche Bekanntschaften gleich zu sich nach Hause einzuladen.

Je größer also Ihr Wunsch nach einem neuen Partner ist, desto mehr Zeit sollten Sie außerhalb Ihres behaglichen

Nestes verbringen. Selbst wenn Sie nur eine Runde um den Häuserblock drehen, ist die Wahrscheinlichkeit, jemanden zu treffen, größer, als wenn Sie nur zu Hause sitzen bleiben. Falls Sie ansonsten gar nichts machen, gehen Sie wenigstens regelmäßig durch Ihr Wohnviertel, obwohl das zugegebenermaßen wahrscheinlich nicht ausreichen wird …

Bevor ich weiterrede, möchte ich noch etwas zu diesen Spaziergängen sagen, das auch für andere Situationen gilt. Es reicht nicht, einfach nur Wander- oder Turnschuhe anzuziehen und loszumarschieren. Sie müssen sich auf diese Aktion vorbereiten, und Sie müssen anders gehen, als wenn es sich um eine rein sportliche Betätigung handelt.

Zu den Vorbereitungen gehört die Art, wie Sie sich kleiden und was Sie sonst noch mitnehmen. Was Sie anziehen sollen? Das ist mir ziemlich egal, aber es muss schon provokativ sein. Damit meine ich nicht, dass Sie möglichst viel Haut zeigen sollten. Ich meine, dass Sie sich von Ihrer besten Seite zeigen und etwas tragen müssen, das die Aufmerksamkeit des anderen Geschlechts auf sich zieht. Als Frau reicht es vielleicht, einen Schal in leuchtendem Pink umzulegen. Ein Mann könnte einen hellen Hut aufsetzen oder einen auffälligen Spazierstock mitnehmen. Und sie könnte einen Bumerang in der Hand halten. „Einen Bumerang?“, werden Sie fragen. Ja. Natürlich wird sie ihn nicht durch die Gegend werfen. Aber es wäre ein wunderbarer Lockvogel, um ins Gespräch zu kommen. Die Leute werden darauf aufmerksam und werden sie fragen, was es damit auf sich hat. Selbstverständlich muss sie dann auch eine großartige Geschichte parat haben, die sie erzählen kann. Auf diese Weise hat sie buchstäblich etwas in der Hand, um den gut aussehenden Burschen, der ihr zufällig über den Weg läuft, anzulocken und in ein Gespräch zu verwickeln. Nun habe ich mir den Bumerang nur deswegen ausgesucht, weil das einfach ein lustiges Wort ist. Sie können alles Mögliche mitnehmen, es muss nur Aufmerksamkeit erregen. Neulich bin ich durch den Central Park spaziert und habe einen Mann gesehen, der eine große gelbe Schlange um die Schultern gelegt hatte. Was meinen Sie wohl, wie oft der angesprochen wurde? Damit will ich nicht sagen, dass Sie so weit gehen sollten. Doch wenn Ihre einzige Requisite in einem Reißverschlussbeutel besteht, in dem Ihr Hausschlüssel steckt und den Sie sich um den Bauch geschnallt haben, sodass der dicker aussieht als er tatsächlich ist, können Sie gleich zu Hause auf und ab spazieren. Da ist die Wahrscheinlichkeit auch nicht geringer, dass Sie mit jemandem vom anderen Geschlecht ins Gespräch kommen …

Ab dem Moment, wo Sie losmarschieren, sollten Sie sich vollkommen darauf konzentrieren, dass Sie nach einem potenziellen Kandidaten für eine Verabredung Ausschau halten. Zunächst einmal müssen Sie die Menschen, an denen Sie vorbeigehen, anlächeln. Das wird Sie in die richtige Stimmung versetzen, jemanden kennen zu lernen. Ein Lächeln könnte jemanden treffen, mit dem Sie sich dann zu Ihrem nächsten Rendezvous verabreden.

Seien Sie zu jedem freundlich. Selbst wenn derjenige, dem Sie begegnen, nicht dem richtigen Geschlecht angehört oder viel zu jung oder viel zu was-weiß-ich-nicht-alles ist, um als potenzieller Partner infrage zu kommen: Er hat vielleicht einen Freund oder einen Verwandten, den er Ihnen schließlich vorstellen wird.

Sie müssen auch interessante Gesprächsthemen auf Lager haben. Wenn Sie die Nachrichten hören, bevor Sie losziehen, haben Sie schon ein paar Ideen. Die können Sie im Geist nochmals durchgehen, während Sie Ihren Spaziergang machen. Am Abend vorher haben Sie vielleicht einen interessanten Artikel in einer Zeitschrift gelesen oder etwas im Internet entdeckt, das sich als Gesprächsthema eignen würde. Verlassen Sie sich nicht darauf, dass Ihnen schon etwas einfallen wird, wenn es so weit ist. Es kann passieren, dass Sie im entscheidenden Moment keinen Ton herausbringen und die Gelegenheit verpassen, jemandem zu zeigen, was für ein faszinierender Mensch Sie in Wirklichkeit sind.

Dieser Ratschlag gilt nicht nur für Ihre Spaziergänge, sondern immer dann, wenn Sie aus dem Haus gehen. Sie sollten stets eine passende Requisite zur Hand haben (in einem Porzellanladen ist ein Bumerang vielleicht nicht so angebracht …) und immer ein interessantes Thema im Kopf, das sich für den Einstieg in ein Gespräch eignet. Gelegenheiten ergeben sich manchmal an den seltsamsten Orten, und Sie müssen immer bereit sein. Das gilt vor allem für ältere Frauen, die in einem harten Konkurrenzkampf bestehen müssen und nicht darauf zählen können, dass ein kurzes Röckchen ihnen die Arbeit abnimmt. Es ist besser, den Tatsachen ins Auge zu sehen und alles zu tun, was notwendig ist, als sich vorzumachen, dass es diese Hindernisse nicht gäbe und sich dann von ihnen ins Bockshorn jagen zu lassen.

Aktivitäten

Eine andere, allgemein übliche Methode, um Leute zu treffen, besteht darin, an irgendwelchen Aktivitäten teilzunehmen. Ich möchte hinzufügen, dass Sie Ihre Auswahl nach zwei Kriterien treffen sollten: zum einen sollte es eine Freizeitbeschäftigung oder Veranstaltung sein, bei der Sie neue Leute kennen lernen können; zum anderen sollte es aber auch für Sie selbst ein sinnvoller Zeitvertreib sein. Mit anderen Worten: Wenn Sie sich für Kunstgeschichte interessieren, schließen Sie sich einer Gruppe an, die interessante Museen in Ihrer Umgebung besichtigt. Selbst wenn Sie dabei keinen Partner finden, hatten Sie Gelegenheit, sehenswerte Museen zu besuchen, was Sie sowieso gern machen.

Natürlich müssen Sie bei der Auswahl Ihren gesunden Menschenverstand einschalten. Wenn Sie eine Frau sind, die gerne häkelt, und sämtliche Aktivitäten, die Sie außerhalb Ihres Hauses unternehmen, etwas mit dieser Handarbeit zu tun haben, für die sich vornehmlich Frauen interessieren, dann müssen Sie Ihren Horizont eben ein bisschen um Freizeitbeschäftigungen erweitern, an denen auch Männer ihren Spaß haben. Das heißt nicht, dass Sie jetzt zu Fußballspielen gehen müssen (obwohl das gar kein so furchtbarer Gedanke ist, denn bei solchen Sportveranstaltungen finden Sie mit Sicherheit sehr viele Männer und nur wenige alleinstehende Frauen, gegen die Sie antreten müssten). Ich meine nur, dass Sie jede Aktivität unter zwei Gesichtspunkten betrachten sollen: Überlegen Sie, ob Ihnen diese Beschäftigung Spaß macht, aber wählen Sie auch danach aus, wie hoch die Wahrscheinlichkeit ist, dort einen potenziellen Partner zu treffen.

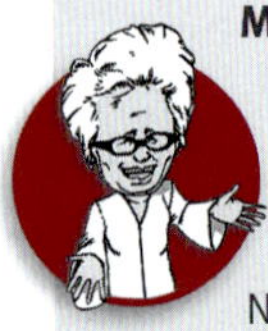

Mein Rat

Vielleicht wird Ihnen bei der Lektüre dieses Buches auffallen, wie häufig ich auf die negativen Effekte hinweise, die das Interesse der Männer am Golfsport auf eine Beziehung haben kann. Nun können Sie, meine Damen, den Spieß umdrehen und genau dies zu Ihrem Vorteil nutzen: In Golfkursen finden Sie massenhaft Männer. Viele davon sind alleinstehend und in Ihrem Alter. Und viele dieser Männer würden sehr gerne eine Frau kennen lernen, die mit ihnen Golf spielt. Es ist zwar sehr schwer, wirklich gut Golf zu spielen, aber zumindest ist dafür keine spitzenmäßige körperliche Kondition erforderlich. Man kann selbst mit 80 oder sogar noch länger gut Golf spielen. Probieren Sie's aus! Vielleicht entdecken Sie dabei gleich zwei neue Leidenschaften: einen Mann und ein Hobby.

Allein oder in Begleitung?

Es könnte sinnvoll sein, zusammen mit einem Freund oder einer Freundin der Freizeitbeschäftigung nachzugehen, die Sie sich ausgesucht haben. Der Vorteil ist, dass Sie gemeinsam hin- und zurückfahren können und dabei immer Gesellschaft hätten. Die Kehrseite der Medaille ist, dass Sie sich dann natürlich auch mit diesem Freund unterhalten und nicht so frei sind, jemand anderen anzusprechen, als wenn Sie alleine wären. Und umgekehrt wird jemand vom anderen Geschlecht eher Hemmungen haben, Sie anzusprechen, wenn Sie in Begleitung sind.

Ich habe kein Patentrezept für Sie, was diese Frage angeht. Wenn man allein geht, langweilt man sich vielleicht oder fühlt sich irgendwie unbehaglich. Geht man in Begleitung, nimmt man sich damit möglicherweise die Chance, jemanden kennen zu lernen. Die Entscheidung wird von der Art der Aktivität abhängen. Sagen wir, Sie möchten die Besichtigungstour zu verschiedenen Museen mitmachen, die ich erwähnt habe. Alle Teilnehmer werden sich für Kunst interessieren. Also begegnen Sie auf jeden Fall Menschen, die Ihre Interessen teilen, selbst wenn Sie keinen potenziellen Partner kennen lernen. So etwas können Sie ohne weiteres alleine unternehmen, denke ich. Wenn Sie jedoch zu einer einmaligen Veranstaltung gehen, bei der Sie aller Wahrscheinlichkeit nach niemanden treffen werden, der für Sie interessant sein könnte, sollten Sie ruhig jemanden mitnehmen.

Ich sage Ihnen zwar nicht, was Sie tun sollen, möchte Sie aber doch ermuntern, ein bisschen mehr zu wagen als sonst. Sie haben eine Mission, und die lautet: einen passenden Partner finden. Und die muss eben Priorität haben. Wenn Sie immer auf Nummer sicher gehen, dann sind die

Chancen, jemanden zu finden, einfach geringer. Und dann werden Sie Ihre Sehnsucht nach einer Partnerschaft nicht befriedigen können. Da eine sehr große Belohnung lockt, die Gefahr dagegen äußerst gering ist – im Prinzip riskieren Sie nur, dass Sie sich langweilen –, sollten Sie so häufig wie möglich alleine zu Veranstaltungen gehen. Je öfter Sie diesen Rat befolgen, desto größer ist die Wahrscheinlichkeit, dass Sie einen interessanten Menschen kennen lernen, der als potenzieller Partner infrage kommt.

Anspruchsvoll ja, aber nicht wählerisch

Einmal kam eine junge Frau zu mir und bat mich, sie einem bekannten Schauspieler vorzustellen. Nur er allein käme für ein Date infrage, sonst niemand. Ich konnte ihr allerdings nicht helfen, und selbst wenn, wäre es wahrscheinlich aussichtslos gewesen: Dieser Mann konnte praktisch jede Frau haben, die er wollte. Für die junge Frau aber war das Prinzip, alles auf eine Karte zu setzen, sozusagen die Garantie dafür, dass sie Single bleiben würde. Ganz zu schweigen von dem Kummer und der Enttäuschung, die damit vorprogrammiert waren.

Junge Menschen legen sehr viel Wert auf Äußeres. Aber sie sind unreif, also ist es verständlich, dass sie solche Fehler machen. Sie jedoch sind reifer und sollten inzwischen gelernt haben, dass jeder Mensch etwas Besonderes zu bieten hat und dass Sie Ihre Suche nicht auf die kleine Bevölkerungsgruppe derjenigen beschränken sollten, die gut als Model arbeiten könnten.

Verstehen Sie mich bitte nicht falsch: Sie sollen Ihre Ansprüche keineswegs herunterschrauben. Aber Sie sollten ein breiteres Spektrum von Eigenschaften ins Visier nehmen. Sie sollten positiv denken. Wenn Sie jemanden treffen, der Single ist, schauen Sie nicht auf alles Mögliche, das mit ihm nicht stimmt – schließlich ist niemand vollkommen, selbst Sie nicht. Achten Sie stattdessen einmal darauf, was dieser Mensch an positiven Eigenschaften zu bieten hat.
Nun kann es natürlich vorkommen, dass jemand derart negative Eigenschaften hat, dass Sie mit dieser Person keine 30 Sekunden verbringen wollen. Das verstehe ich. Aber statt aufgrund eines oberflächlichen Makels ein vorschnelles Urteil zu fällen, sollten Sie ein bisschen gründlicher hinschauen.

Mein Rat

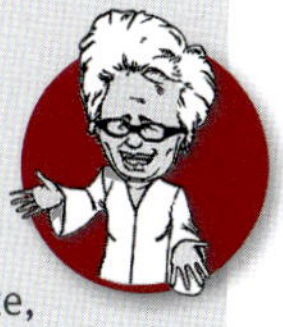

Betrachten Sie das Glas doch tatsächlich einmal als halb voll, nicht als halb leer! Und vergessen Sie nicht: Es geht hier einzig und allein darum, sich einmal mit jemandem zu verabreden. Wenn Sie jemanden heiraten wollen, wäre ich die Erste, die Ihnen raten würde, Ihren zukünftigen Lebenspartner intensiv unter die Lupe zu nehmen. Aber bei einer bloßen Verabredung sollten Sie etwas nachsichtiger sein.

Dieser Rat hängt natürlich von Ihrer Situation ab. Wenn Sie massenhaft Leute zur Auswahl haben, können Sie sicherlich ein bisschen wählerischer sein. Doch wenn Sie sich nur gelegentlich verabreden, müssen Sie etwas aufgeschlossener sein, um Ihre Chancen, einen passenden Partner zu finden, zu erhöhen. Sie werden auch feststellen: Je öfter Sie mit jemandem ausgehen, desto leichter wird es Ihnen fallen, desto geschickter werden Sie in diesem Spiel und desto mehr Gelegenheiten werden Sie auch erhalten, sich erneut zu verabreden. Warum? Weil es sich herumsprechen wird, dass Sie sich gern verabreden. Irgendwie werden die Singles des anderen Geschlechts davon erfahren und Ihr Telefon wird immer häufiger klingeln.

Machen Sie kein Geheimnis daraus

Sorgen Sie dafür, dass die Leute wissen, dass Sie auf Partnersuche sind. Das ist ganz entscheidend für Ihren Erfolg. Je mehr Menschen darüber informiert sind – und damit meine ich Verwandte, Freunde, Nachbarn, den Verkäufer am Kiosk, wo Sie jeden Morgen Ihre Zeitung kaufen –, umso besser stehen Ihre Chancen.

Ist das nicht ein bisschen peinlich? Doch. Sie geben zu, dass Sie alleine keinen Partner finden können. Sie signalisieren damit praktisch allen Leuten „Ich brauche Hilfe“. Aber als jemand, dessen Beruf es ist, anderen Menschen zu helfen, sage ich Ihnen, dass Sie das einfach lernen müssen. Wenn mich jemand um Rat bittet, weil er ein Problem hat, sage ich immer: Den wichtigsten Schritt haben Sie bereits getan! Indem Sie um Hilfe bitten, ist die Wahrscheinlichkeit natürlich auch größer, dass Sie Hilfe bekommen. Wenn Sie jedoch so tun, als kämen Sie prima allein zurecht, obwohl das in Wirklichkeit gar nicht der Fall ist, bringen Sie sich selbst in eine Situation, in der das Scheitern vorprogrammiert ist. Vielleicht schaffen Sie es tatsächlich allein, aber die Chancen sind sehr viel geringer. Lassen Sie die Welt also ruhig wissen, dass Sie sich verabreden möchten – und schauen Sie einfach, was passiert.

Partnersuche im Internet

Millionen alleinstehender Menschen nutzen das Internet, um einen Partner zu finden. Sehr viele hatten damit bereits Erfolg, in einigen Fällen kam es sogar zu Eheschließungen. Ich will hier vollkommen aufrichtig sein und gestehe daher, dass niemand am Anfang skeptischer war als ich. Technologie ist nicht mein Ding, und der Gedanke, mich mit jemandem zu treffen, den ich noch nie persönlich gesehen habe, ergab für mich einfach keinen Sinn. Und ich bin immer noch der Meinung, dass es die beste Art der menschlichen Begegnung ist, sich von Angesicht zu Angesicht gegenüberzutreten. Doch da die Kontaktaufnahme offensichtlich für so viele Menschen via Computer funktioniert, muss ich einfach zugeben, dass ich mich geirrt habe. Die Erfolgsquote zeigt eindeutig, dass die Kontaktaufnahme per Internet nicht gefährlicher ist, als einen Menschen persönlich kennen zu lernen. Es gibt zweifellos widerliche Typen da draußen, aber sie machen keine Millionen aus. Es gibt aber Millionen von Menschen, die das Internet nutzen. Die Chancen stehen also eher günstig für Sie. Allerdings sollten Sie ein paar Sicherheitsvorkehrungen treffen, wenn es nach einem erfolgreichen virtuellen Annäherungsversuch zur ersten realen Begegnung kommt.

Ich möchte Ihnen hier zwei Ratschläge geben. Erstens: Bestehen Sie immer darauf, sich zumindest beim ersten Mal in irgendeinem öffentlichen Lokal zu treffen. Zweitens: Sorgen Sie dafür, dass Freunde oder Verwandte von dieser Verabredung wissen. Und jeder potenzielle Partner, den Sie über das Internet kennen lernen, sollte auch ganz klar wissen, dass dieser Kontakt nicht geheim ist. Wenn Sie etwas schreiben wie: „Ich habe meiner Schwester von dir erzählt, und sie findet, das klingt alles sehr interessant", so weiß Ihr Gesprächspartner, dass er sich nicht total verstecken kann, wenn er versuchen sollte, Ihnen in irgendeiner Weise Schaden zuzufügen. Zu Ihrer eigenen Sicherheit müssen Sie in diesem Fall eben auf einen Teil Ihrer Privatsphäre verzichten.

Gehen Sie so wenige Risiken ein wie möglich und halten Sie sich an folgende Ratschläge:

Sicherheitsregeln fürs erste Date

Lügner, Betrüger, Hochstapler und Taugenichtse gibt es im Internet genauso wie im normalen Leben. Die haben aber keine Chance, solange Sie aufmerksamer und schlauer sind. Verlassen Sie sich nicht auf eine Vereinbarung per E-Mail, sondern verabreden Sie sich per Telefon: Wie vertrauenswürdig jemand ist, lässt sich an der Stimme besser spüren als per SMS oder Mail.

Besonders wichtig für Frauen: Treffen Sie sich an einem belebten öffentlichen Ort Ihrer Wahl, den Sie kennen. Für schlimme Fälle ist es gut, den Weg zu den Toiletten und zum Hinterausgang zu wissen. Haben Sie keine Skrupel, sich bei einem zudringlichen oder unheimlichen Partner klammheimlich aus dem Staub zu machen. Lassen Sie das erste Date am besten tagsüber oder am frühen Abend in einem Café stattfinden – dort können Sie sich am schnellsten wieder trennen. Erzählen Sie Verwandten oder Freunden, wo und mit wem Sie sich treffen. Lassen Sie sich beim ersten Date nicht zu einem Ortswechsel überreden. Falls doch, teilen Sie den neuen Ort übers Handy mit. Ein beliebter Sicherheits-Kniff unter Frauen ist, sich während ihres Dates von der Freundin anrufen zu lassen und einen vereinbarten Code-Satz parat zu haben. Beispiel: „Denk dran, wir wollten doch morgen zusammen schwimmen gehen!" heißt: „Der Typ ist schrecklich, bitte komme sofort ‚zufällig' vorbei und setz dich dazu!" Wenn Sie niemanden haben, können Sie kostenlos unter www.blinddate-security.com einen ehrenamtlichen Beschützer ordern, der Sie telefonisch überwacht und im Notfall Hilfe organisiert. Der Fachbegriff dafür lautet „covern". Die Profis empfehlen, Ihrem Partner ganz offen zu sagen, dass Sie gecovert werden.
Im Überschwang der Gefühle lassen sich Menschen zu Taten hinreißen, die sie nachträglich nicht für möglich halten. Lachen Sie daher nicht über die folgenden Ratschläge, die für Männer und Frauen gleichermaßen gelten: Lassen Sie sich keinesfalls überreden, Geld zu verleihen. Lassen Sie das erste Date keinesfalls bei sich zu Hause stattfinden. Fahren Sie nicht im Auto mit. Nehmen Sie keine Geschenke an.

Quelle: Marion und Werner Tiki Küstenmacher: Simplify your love. Gemeinsam einfacher und glücklicher leben, Frankfurt am Main 2006, S. 94f.

Schummeln erlaubt?

Bei der Partnersuche im Internet ist diese Versuchung natürlich groß. Man kann sich leicht zwei, drei Zentimeter größer machen oder ein paar überflüssige Pfunde wegmogeln. Und wer könnte Ihnen verbieten, das Foto, das Sie Ihrer neuen Bekanntschaft schicken, ein bisschen zu retuschieren und die eine oder andere Falte „glattzuziehen"?

Schließlich ist es auch in der realen Welt so, dass man versucht, diesen oder jenen Makel möglichst zu vertuschen. Frauen legen Make-up auf und tragen BHs und Mieder, um ihre Kurven in ein etwas positiveres Licht zu rücken. Männer kämmen kunstvoll ihr schütteres Haar und ziehen ihren Bauch ein, soweit dies eben möglich ist. Es ist vollkommen in Ordnung, diesem natürlichen Bedürfnis nachzugeben und sich von seiner besten Seite zu zeigen. Aber Sie sollten die Sache nicht übertreiben. Wenn Sie sich beide online gut verstanden haben und sich deshalb persönlich kennen lernen wollen, möchten Sie ja nicht, dass der andere enttäuscht ist. Der erste Eindruck zählt! Wenn Sie sich online so präsentiert haben, dass Ihre reale Erscheinung nicht dazu passt, löst das natürlich bei der ersten persönlichen Begegnung negative Gefühle aus. Damit haben Sie das Spiel bereits verloren, ehe Sie überhaupt eine Chance hatten, es zu beginnen.

Das heißt nicht, dass Sie absolut ehrlich sein müssen. Sie können schon ein paar Ecken abfeilen, das wird Ihr Partner mit Sicherheit auch tun. Somit macht jeder von sich aus schon ein paar Abstriche und nimmt nicht alles hundertprozentig für bare Münze, was der andere erzählt. Doch schlagen Sie nicht über die Stränge, das könnten Sie später bereuen.

Der optimale Zeitpunkt für Sex

Wenn man einen neuen Partner kennen gelernt hat, stellt sich immer die große Frage, wann man wohl zum ersten Mal Sex haben sollte. Viele Menschen hätten am liebsten eine konkrete Zahlenangabe: Nach soundsoviel Verabredungen ist es Zeit für Sex. Meiner Meinung nach ist das Blödsinn. Jedes Paar besteht aus zwei einzigartigen Individuen, und in jedem Fall liegen auch ganz besondere Umstände vor. Angesichts dieser Situation können Sie nicht sagen, dass Sie bei der vierten, sechsten oder zwanzigsten Verabredung Sex haben müssen. Schon ohne solche willkürlich festgelegten Stichtage ist der Druck stark genug, dem man in einer neuen Beziehung ausgesetzt ist. Die Entscheidung, wann der richtige Zeitpunkt für Sex gekommen ist, muss also jedes Paar selbst treffen. Jeder Partner wird natürlich ein gewisses Gefühl dafür haben, und das wird nicht unbedingt mit dem des anderen übereinstimmen. Das ist immer so.

Es spricht nichts dagegen, sich frühzeitig auf ein paar grundsätzliche Regeln zu einigen, damit es nicht zu Missverständnissen kommt. Aber lassen Sie sich nicht davon zurückhalten, wenn sich die Dinge schneller und besser entwickeln, als Sie das zu Anfang vermutet hatten. Natürlich wollen Sie vermeiden, dass Sie nachher vorschnelles Handeln bereuen. Aber Sie möchten sich später auch nicht vorwerfen, dass Sie eine Chance verpasst haben.

Zu alt für Sex?

Diese Frage stellt sich häufig, wenn Menschen nach einer langjährigen Beziehung wieder auf Partnersuche gehen.
Da in unserer modernen Gesellschaft die Jugend so sehr im Mittelpunkt steht, wird leicht die Tatsache übersehen, dass auch ältere Menschen Sex haben und das sehr wohl genießen. Aus irgendeinem Grund hat sich unterschwellig die Überzeugung festgesetzt, das sei eklig und gehöre sich einfach nicht.
Diese gesellschaftliche Einstellung beeinflusst natürlich auch die betroffene Generation selbst, sodass die älteren Menschen sexuellen Beziehungen häufig ebenfalls negativ gegenüberstehen. Wenn Sie diese Auffassung übernehmen, wird das Ihre sexuellen Empfindungen schwächen. Die Ironie besteht darin, dass junge Menschen gegen ihren Willen zum Sex gedrängt werden – zum Teil durch Gruppendruck –, ältere Menschen aber davon abgehalten, weil die Gesellschaft das nicht für schicklich hält.
Beides ist falsch. Sie sollten sich nicht vom Sex abhalten lassen, ebenso wenig wie ein Teenager sich diesbezüglich unter Druck setzen lassen sollte. Wir alle haben sexuelle Bedürfnisse, und es gibt keinen Grund, das zu leugnen. Wenn Sie einen Partner haben und sexuell erregt sind,

sollten Sie diese Gefühle nicht unterdrücken. Bestärken Sie diese Empfindungen vielmehr, bei sich und auch bei anderen. Sex hat zahlreiche wohltuende Auswirkungen, und die haben Sie einfach verdient – ganz egal, wie alt Sie sind!

Sicherer Schutz beim Sex?

Nach diesen ermutigenden Worten muss ich nun doch eine Warnung aussprechen. Ältere Menschen müssen zwar keine unerwünschte Schwangerschaft mehr befürchten (es sei denn, es handelt sich um einen älteren Mann, der eine Beziehung zu einer jungen Frau eingeht), aber sie müssen sich immer noch vor sexuell übertragbaren Krankheiten schützen. Ich habe gelesen, dass in manchen Einrichtungen, in denen ältere Menschen zusammenleben, ein interessantes Phänomen zu beobachten ist: Es kommt häufig zu Partnerschaften und sexuellen Beziehungen. Solange alle Bewohner frei von sexuell übertragbaren Krankheiten sind, besteht auch keine Ansteckungsgefahr. Ist jedoch ein Mitglied infiziert, so kann sich diese Erkrankung sehr schnell ausbreiten. Selbst in diesem „sicheren" Umfeld muss man immer damit rechnen, dass ein Mitglied eine sexuelle Beziehung außerhalb dieses Kreises eingeht und von dort die Infektion einschleppt.
Um es gleich vorwegzunehmen: *Es gibt keinen sicheren Schutz zwischen Singles.* Ein gewisses Risiko gehen Sie immer ein, deshalb spreche ich lieber vom „bestmöglichen Schutz beim Sex". Selbstverständlich kann man sich bestmöglich

schützen und damit das Risiko verringern. Wie Sie wahrscheinlich wissen, stehen Kondome diesbezüglich ganz oben auf der Rangliste, obwohl auch sie keinen hundertprozentigen Schutz bieten. Sie können reißen, abrutschen oder nicht alle Bereiche abdecken, die potenziell infiziert sein können (wie beispielsweise bei Herpes). Aber sie sind auf jeden Fall besser als nichts, und Sie sollten immer ein Kondom benutzen, wenn Sie mit jemandem Sex haben, von dem Sie nicht mit absoluter Sicherheit sagen können, dass er gesund ist. Diese Botschaft hat sich unter den jüngeren Generationen inzwischen herumgesprochen, sodass sie zunehmend Kondome verwenden. Bei älteren Menschen stößt sie jedoch auf sehr viel größeren Widerstand.

Dafür gibt es verschiedene Gründe: Erstens gelten Kondome gemeinhin als Methode zur Empfängnisverhütung. Da diese Gefahr bei älteren Menschen nicht mehr besteht, halten manche sie einfach für überflüssig. Vor allem dann, wenn sie glauben, dass es unter älteren Menschen nicht so viele Leute gibt, die mit sexuell übertragbaren Krankheiten infiziert sind – das ist jedoch ein Irrtum! Sexuell übertragbare Krankheiten sind nicht auf eine bestimmte Altersgruppe beschränkt. Das Übertragungsrisiko hängt davon ab, wie viele Partner Sie und Ihr Partner hatten oder haben. Ein älterer Mensch, der verheiratet ist, ist wahrscheinlich nicht infiziert – vor allem dann nicht, wenn beide ihren ersten sexuellen Kontakt mit dem Ehepartner hatten und nie untreu waren. Ältere Menschen dagegen, die mit vielen verschiedenen Partnern Sex haben, sind sehr gefährdet.

Und es gibt einen weiteren Faktor, der für den Umgang mit Kondomen bei älteren Menschen eine Rolle spielt: Ältere Männer haben größere Schwierigkeiten, eine Erektion zu bekommen und aufrechtzuerhalten. Wer ernsthaft Probleme damit hat, kann eventuell ein Medikament einnehmen, falls der Arzt dies erlaubt. Aber es gibt Männer, die eigentlich kein Medikament benötigen, aber dennoch Probleme mit ihren Erektionen haben – oder zumindest glauben, dass dies so ist, wenn sie ein Kondom benutzen sollen.

Es ist richtig, dass ältere Männer mehr Stimulation brauchen und Kondome die Sensibilität einschränken. Ich habe zwar keine wissenschaftlichen Daten vorzuweisen, um meine Behauptung zu untermauern, aber meiner Meinung nach ist das bei vielen Männern nur eine Ausrede. Sie haben einfach etwas gegen Kondome, sie kommen sich blöd vor, wenn sie in ihrem Alter noch ein Kondom benutzen. Und deshalb behaupten sie, dass das bei ihnen nicht funktioniert.

Und an dieser Stelle kommt die Demografie ins Spiel: Wenn es ebenso viele weibliche Singles gäbe wie alleinstehende Männer, könnten die Frauen sich leicht weigern, Sex mit einem Mann zu haben, der kein Kondom benutzen will. Sie würden trotzdem einen Partner finden. Da jedoch die Chancen für eine Frau immer geringer werden, je älter sie wird, gerät sie dadurch in eine heikle Situation.

Wenn sie sich weigert, ohne Kondom mit einem Mann zu schlafen, wird er keine großen Probleme haben, eine andere Partnerin zu finden – sie aber sehr wohl. Und da jede ältere Frau das weiß, sind sie alle gezwungen, sich ernsthaft mit diesem Druck auseinanderzusetzen. Wie soll man sich als ältere Frau verhalten? Einfach nachgeben, sich auf Sex ohne Kondom einlassen und damit das Risiko eingehen, sich eine sexuell übertragbare Krankheit einzuhandeln? Oder darauf bestehen, ein Kondom zu verwenden, und Gefahr laufen, damit die letzte Chance aufs Spiel zu setzen, jemals im Leben wieder Sex mit einem Mann zu haben? Ich möchte Ihnen zwei Alternativen anbieten, die allerdings auch nicht optimal sind. Vielleicht sind sie aber dennoch eine Überlegung wert.

Die erste Lösung basiert auf der Tatsache, dass nicht jeder Mann, der sich weigert, ein Kondom zu benutzen, damit bösartige Absichten verbindet. Er hat einfach Angst vor Erektionsstörungen. Sie werden ihn vielleicht nicht dazu bringen, seine Meinung zu ändern, aber Sie werden es leichter haben, ihn dazu zu bewegen, sich auf sexuell übertragbare Krankheiten untersuchen zu lassen. Mit anderen Worten: Ich glaube nicht, dass diese Männer eine Krankheit verbreiten wollen. Um das Risiko auszugleichen, das Sie eingehen, wenn Sie ohne Kondom mit ihm schlafen, wird er wahrscheinlich bereit sein, sich untersuchen zu lassen. Aber: Nur weil ein Mann ein ärztliches Attest vorweisen kann, dass er frei von ansteckenden Krankheiten ist, bedeutet das noch nicht, dass Sie jetzt auf der sicheren Seite sind. Wenn er Ihnen nicht treu ist, kann er sich auch nach dem Test irgendwo eine Krankheit einfangen und Sie dann damit anstecken. Doch wenn Sie den Herrn gut kennen, ist das vielleicht ein akzeptables Risiko.

Der andere Weg, den Sie einschlagen können, besteht darin, keinen Geschlechtsakt im eigentlichen Sinne durchzuführen. Ob ein Risiko besteht, sich auch bei oralem Sex zu infizieren? Ja. Aber es ist geringer als bei ungeschütztem vaginalem Sex – natürlich nicht so gering, wie es mit Kondom wäre, aber immerhin können Sie die Gefahr einer Ansteckung so etwas reduzieren. Und da ältere Männer manchmal Probleme mit ihren Erektionen haben, ist oraler Sex vielleicht besser für sie, da eine Frau einen Mann mehr mit ihrem Mund und ihrer Zunge stimulieren kann als mit ihrer Vagina.

Ein anderer Vorteil dieser Option besteht darin, dass damit für Sie auch die Wahrscheinlichkeit steigt, dass Sie oral befriedigt werden und damit leichter zu einem Orgasmus kommen als bei vaginalem Sex. Außerdem besteht noch die Möglichkeit, Ihren Partner manuell zu befriedigen, womit das Übertragungsrisiko fast auf null gesenkt wird. Nicht jeder mag dies jedoch befriedigend finden.

Wie gesagt, diese Optionen sind nicht perfekt, aber es sind immerhin Möglichkeiten. Frauen haben damit etwas Verhandlungsspielraum, sodass sie sich nicht nur zwischen „ganz oder gar nicht" entscheiden müssen. Wenn Sie natürlich eine Frau sind, die jedes Ansteckungsrisiko als zu hoch einschätzt, gibt es immer noch Vibratoren. In Kapitel 12 finden Sie ausführliche Informationen darüber, wie man sich auch allein sexuelle Befriedigung verschaffen kann.

2 Ihr Gehirn ist Ihr wichtigstes Sexualorgan

Als junger Mann oder junge Frau haben Sie sicher den Song „My Generation“ von *The Who* gehört, in dem es heißt: „Hope I die before I get old“ – und jeden, der die 30 überschritten hatte, für bedauernswert gehalten. Jetzt, wo Sie sich nur noch ganz entfernt an die Zeit erinnern, als Sie selbst 30 waren, haben Sie Ihre Einstellung vermutlich geändert. Und wissen Sie was? Sie haben Recht!

Selbstverständlich bringt das Älterwerden Nachteile mit sich. Aber wenn es um das Thema Sex geht, so kann ich Ihnen als Expertin auf diesem Gebiet mit aller Entschiedenheit versichern: Hier gibt es eine Menge guter Neuigkeiten. Viele Menschen machen die Erfahrung, dass sie nach dem 50., 60. oder sogar 70. Lebensjahr mit den besten Sex ihres Lebens hatten.

„Jetzt machen Sie aber mal halblang, Dr. Ruth“, höre ich Sie sagen. „Sie wollen uns doch einen Bären aufbinden – nur um uns über das Älterwerden hinwegzutrösten!“ Augenblick. Ich habe nicht behauptet, alle Veränderungen seien positiv, nur ein paar davon. Und wenn Sie auf sexuellem Gebiet nicht so bewandert sind und nicht wissen, wie Sie in diesem Stadium Ihres Lebens das Beste daraus machen können, geht es mit Ihrem Sexualleben möglicherweise endgültig bergab. Die Aussichten, dass dies nicht passiert, sind gut, aber Sie müssen Ihrerseits bewusste Anstrengungen unternehmen, um Ihr Potenzial optimal zu nutzen. Und gerade dieses Bemühen kann wesentlich dazu beitragen, dass die körperliche Liebe wieder zu einem beglückenden Erlebnis wird. Lassen Sie mich das erklären:

Paare haben jahrelang Sex, sogar jahrzehntelang, und durch diese ständige Wiederholung stellt sich bei vielen schließlich eine gewisse Routine ein. Wenn der Geschlechtsverkehr für diese Paare dann schließlich seinen Reiz verliert und nicht mehr so befriedigend ist wie früher, liegt es oft an mangelndem Einfallsreichtum. Schiere Langeweile kommt auf. Wenn Sie im Alter eine erfüllende Sexualität erleben möchten, müssen Sie sich auf die veränderte Lebenssituation einstellen. Und dieser Prozess wird die Langeweile ablösen, Sex wird automatisch wieder interessanter.

Nun haben vielleicht diejenigen Leser unter Ihnen, die während der letzten Jahrzehnte auf mich gehört und meine Ratschläge befolgt haben, die Langeweile bereits aus ihrem Schlafzimmer verbannt. Doch ich weiß, dass Bücher über Sex oft genauso behandelt werden wie Bücher über Diäten. Millionen von Menschen kaufen sich Diätbücher, doch nur ein geringer Prozentsatz liest sie dann auch. Und noch weniger befolgen die beschriebenen Ratschläge überhaupt lange genug, um wirklich abzunehmen. Ich habe im Laufe der Jahre unzählige Bücher verkauft und mir im Radio, im Fernsehen und auf Vorträgen den Mund fusselig geredet. Trotzdem bin ich sicher, dass die wenigsten meiner Leser und Zuhörer alle meine Ratschläge befolgt haben. Sie hatten Sex, und es war auch einigermaßen okay. Zumindest gab es keine Veranlassung, sich um eine Veränderung Ihrer Praktiken zu bemühen und die Sache so zu verbessern.

Doch diesmal ist es anders. Wenn Sie nichts verändern, wird Ihr Sexualleben vielleicht eher die Himmelspforte erreichen als Sie selbst. Jetzt wird es ernst. Jetzt wird es Zeit, auf Dr. Ruth zu hören, damit Ihre Sexualität gesund und munter bleibt. Und wie gesagt, diese Veränderungen können tatsächlich gewisse Aspekte der körperlichen Liebe zum Positiven wenden.

Da ich Ihnen zunächst einmal Mut machen möchte, werde ich in diesem Kapitel noch nicht auf die körperlichen Veränderungen eingehen, sondern bei den psychologischen Aspekten bleiben. Denn mit Verbesserungen in diesem Bereich können Sie einige der körperlichen Veränderungen kompensieren, auf die ich später zurückkommen werde.

Warum ich Ihrem Gehirn größere Bedeutung beimesse als Ihrem Unterleib? Weil dort Ihre Libido lokalisiert ist – also der Teil Ihrer Psyche, der Ihre sexuelle Erregung steuert. Sie können in einem nagelneuen Sportwagen sitzen: Wenn Ihnen der Schlüssel fehlt, um den Motor anzulassen, werden Sie nirgendwo hinfahren. Halten Sie jedoch den Schlüssel für die ältere Limousine in der Hand, die daneben steht, dann können Sie so weit fahren, wie Sie möchten. Vielleicht können Sie damit nicht so schnell fahren oder sich nicht so gut in die Kurven legen, aber Sie werden mit Sicherheit Ihr Fahrziel erreichen.

Nun ist es leider so, dass man die körperlichen Veränderungen nicht aufhalten kann. Natürlich hilft es, wenn Sie versuchen, auch im Alter so gut wie möglich in Form zu bleiben. Doch eine Frau kann noch so hart trainieren – trotzdem wird sie schließlich in die Wechseljahre kommen. Daran führt kein Weg vorbei. Aber auf Ihr Gehirn haben Sie weitaus größeren Einfluss. Sie können viel dazu beitragen, dass Ihre Libido bis über Ihren 90. Geburtstag hinaus einwandfrei funktioniert. Und wenn Sie die Veränderungen, die Sie während des Älterwerdens durchlaufen, aus der richtigen Perspektive betrachten, können Sie Ihr Sexualleben nach Ihren Wünschen gestalten.

Realitätsprüfung: Sie sind vielleicht älter, als Sie sich fühlen
Wenn das, was Sie körperlich tun können, nicht mit dem übereinstimmt, was Sie meinen, tun zu können, kommt es zur sogenannten „kognitiven Dissonanz“. Könnten Sie Ihr Alter innerlich fühlen, würden Sie die körperlichen Veränderungen, die mit dem Älterwerden verbunden sind, leichter akzeptieren. Aber da Sie Ihr Alter wahrscheinlich nicht spüren, ist es schwer hinzunehmen, wenn Sie aufgrund Ihres Alters an körperliche Grenzen stoßen – vor allem am Anfang. Sie werden vielleicht manchmal ärgerlich oder regen sich auf, ohne die eigentliche Ursache zu erkennen.
Und was die sexuellen Funktionen betrifft, so kommt gewöhnlich noch eine andere psychologische Komponente hinzu: Ihr Ego. Störungen der sexuellen Funktionen sind immer ein Schlag für das Selbstwertgefühl, in jedem Alter. Treten sie jedoch bei älteren Erwachsenen auf und wird deutlich, dass ihr Alter ihr Sexualleben beeinträchtigt, so ist das besonders beängstigend.

Mit anderen Worten: Ihr Gehirn kann Ihnen helfen, die körperlichen Veränderungen unter Kontrolle zu halten. Aber dazu müssen Sie Ihr Gehirn trainieren. Sie müssen die potenziellen Fallen erkennen und wissen, wie sie sich vermeiden lassen. Wie das geschieht, werde ich Ihnen in diesem Kapitel zeigen. (Falls Sie Single sind oder keine Kinder bekommen haben, sind die folgenden Seiten für Sie vielleicht nicht so relevant. Wenn Sie möchten, lesen Sie einfach ab „Das Vorspiel – wichtiger denn je“ weiter.)

Das leere Nest

Die menschliche Sexualität dient ja hauptsächlich dazu, Kinder zu zeugen. Aber Babys, Kleinkinder und Teenager – letztere ganz besonders – können für das Produktionsverfahren, dem sie ursprünglich ihre Entstehung verdanken (das Sexualleben ihrer Eltern also) verheerende Folgen haben. Als Sie nur zu zweit waren, konnten Sie so oft Sex haben, wie Sie wollten. In jedem Zimmer Ihres Hauses. Ab dem Zeitpunkt jedoch, wo Ihre Kinder auf der Bildfläche erschienen sind, ist Ihr Sexualleben praktisch in Vergessenheit geraten. Manchmal bin ich direkt erstaunt, dass Paare mehr als ein Kind haben. Und bei Eltern von zehn Kindern grenzt die Fähigkeit, mitten in all dem Tumult, der in ihrem Haus herrschen muss, ihre Sexualität zu leben, geradezu an ein Wunder.

Im Leben eines jeden Paares kommt jedoch irgendwann die Zeit, wo die Kinder das Haus verlassen. In den ers-

ten Wochen nach dem Auszug leiden Sie vielleicht unter Depressionen. Doch schließlich wird Ihnen bewusst, dass Sie zwar Ihre Kinder „verloren“, dafür aber etwas gewonnen haben, das fast genauso kostbar ist – Ihre Privatsphäre. Und damit bietet sich die Gelegenheit, Ihre Sexualität wieder aufleben zu lassen.
Beachten Sie, dass ich das Wort „Gelegenheit“ verwendet habe. Eine Gelegenheit kann Ihnen durch die Finger gleiten, wenn Sie nicht aufpassen. Und leider bietet sie sich auch nicht allen Paaren, wie das folgende Beispiel zeigt.

Harriet und Gerry

Harriet und Gerry verbrachten 25 Jahre damit, drei Kinder großzuziehen, die alle mittlerweile das Elternhaus verlassen haben und erfolgreiche Erwachsene geworden sind. Beide hatten ihr Leben ganz auf die Kinder ausgerichtet: sie haben ihnen bei den Hausaufgaben geholfen, sie zu diesem Kurs und jener Sportveranstaltung gebracht, aufwändige Geburtstagsfeste organisiert und ihnen alles zu Weihnachten gekauft, was man sich nur vorstellen kann. Um das Geld für all diese außerschulischen Aktivitäten zu verdienen, hatte Gerry sich abgerackert und oft bis zum späten Abend gearbeitet. Wenn er nach Hause kam, drehten sich seine Gespräche mit Harriet einzig und allein um die Kinder.
Als diese größer und damit selbstständiger wurden, verbrachten Harriet und Gerry nicht etwa endlich wieder mehr Zeit miteinander, sondern gingen ihre eigenen Wege. Harriet kündigte ihre Stelle als Lehrerin und gab stattdessen Privatunterricht. So hatte sie tagsüber Zeit zum Lesen oder konnte mit Freunden Tennis

spielen, arbeitete dafür aber an den meisten Wochentagen bis acht oder neun Uhr abends. Gerry engagierte sich zunehmend in der Gemeindearbeit. Auf diese Weise gewann er neue Kunden für seine hauptberufliche Tätigkeit als Steuerberater, doch die Abende, an denen beide Ehepartner gemeinsam zu Abend aßen, wurden immer seltener. So vergingen etwa sechs Jahre. Als das jüngste Kind das Haus verließ und aufs College ging, wurde beiden bewusst, dass sie einander gleichgültig geworden waren. Eine ganz natürliche Folge davon, dass sie so wenig Zeit miteinander verbracht hatten. Statt sich zueinander hingezogen zu fühlen, bemühte sich jeder nach Kräften, dem anderen aus dem Weg zu gehen. Auch im Bett.

Die Tatsache, dass Gerry praktisch kein Sexualleben mehr hatte und besorgt darüber nachgrübelte, dass er älter wurde und seine Erektionen nicht mehr so stabil waren wie einst, machte ihn empfänglich für die Aufmerksamkeit, die seine neue, junge Sekretärin ihm entgegenbrachte. Als er schließlich die Scheidung einreichte, war Harriet eher erleichtert als traurig.

Alle Paare, deren Kinder ausziehen, werden mit dem leeren Nest konfrontiert. Sie haben vielleicht schon den Ausdruck „Leeres-Nest-Syndrom" gehört, den Psychologen in diesem Zusammenhang verwenden. Glücklicherweise sind nicht alle Paare davon betroffen. Dieses Syndrom tritt nur auf, wenn bereits ernsthafte Probleme in der Beziehung vorhanden sind. Viele Paare bleiben nur noch wegen der Kinder zusammen, auch wenn ihnen das vielleicht zunächst nicht bewusst ist. Kinder und auch Teenager erfordern sehr viel Zeit, Energie und Aufmerksamkeit. Man fährt sie zum Fußballspiel, lernt mit ihnen vor Klassenarbeiten, kauft für sie ein, macht sich Sorgen, wenn sie abends ausgehen, und und und … Bei einigen Paaren dreht sich alles nur noch um „die Kinder". Ansonsten unternehmen sie nichts Gemeinsames mehr: Sie gehen weder zusammen ins Museum noch ins Kino. Wenn sie mit Freunden essen gehen, unterhält er sich mit den anderen Männern und *sie* spricht mit den Frauen. Ihre gemeinsamen Gespräche haben nur ein einziges Thema: die Kinder.

Natürlich sollen Eltern sich um ihre Kinder kümmern, das steht ganz außer Frage. Aber nicht so ausschließlich, dass die gemeinsame Beziehung dabei auf der Strecke bleibt.

Paare, die an dem erwähnten Syndrom leiden, wirken nach außen vielleicht wie ein ideales Paar, denn schließlich erfüllen sie ja all ihre familiären Pflichten. Aber die Wirklichkeit sieht ganz anders aus. Wenn sie nicht über die Kinder reden, haben sie sich eigentlich nicht mehr viel zu sagen. Er verbringt das ganze Wochenende auf dem Golfplatz oder schaut sich Sportsendungen im Fernsehen an. *Sie* geht mit ihren Freundinnen ins Theater oder trifft sich mit ihnen zum Kartenspielen. Ihr Sexualleben existiert praktisch nicht mehr. Oft schlafen sie nicht einmal mehr im selben Bett.

Was geschieht nun mit einem solchen Paar, wenn die Kinder weg sind? Denken Sie sich ein Kartenhaus, aus dem Sie unten ein paar Karten herausziehen, dann haben Sie eine ganz gute Vorstellung davon. Statt sich über die wiedergewonnene Privatsphäre zu freuen, sehen sie sich einem unerwünschten Vakuum gegenüber. Sie wissen nicht, worüber sie miteinander reden sollen. Manchmal ist es nicht nur so, dass ihre Liebe sich in Luft aufgelöst hat – es kann sogar sein, dass sie einander überhaupt nicht mehr mögen. Als die Kinder noch zu Hause waren und er erst spät abends von der Arbeit kam, war es für sie nicht so schlimm, weil sie ja die Kinder als Gesellschaft hatte. Jetzt, wo die Kinder weg sind, fühlt sie sich aber unbehaglich in dem leeren Haus. Und wenn er sich darüber geärgert hatte, dass sie anscheinend ständig Einkäufe macht, konnte er sich doch mit der vernünftigen Erklärung beruhigen, dass ein Teil dieser Einkäufe schließlich für die Kinder war. Man kann sich leicht vorstellen, was in ihm vorgeht, wenn diese Entschuldigung wegfällt. Vielleicht gehe ich hier von bestimmten Klischees aus, die heute gar nicht mehr unbedingt auf viele Paare zutreffen. Heutzutage kann ja ebenso gut die Frau diejenige sein, die jeden Tag bis spät in die Nacht arbeitet, und er kann genauso viel Zeit mit etwas verbringen, an dem sie keinen Anteil hat – im Internet surfen, zum Beispiel. Aber das Ergebnis ist am Ende das Gleiche: während sie sich noch gegenseitig toleriert haben, solange die Kinder im Haus waren, fangen sie nun an, die Gegenwart des anderen als störend zu empfinden. Oft dauert es gar nicht lange, bis die beiden sich trennen – zum großen Erstaunen ihrer Freunde und Nachbarn, die gar nicht begreifen können, wie diese „perfekte" Beziehung auf einmal zerbrechen konnte. Ich möchte nochmals deutlich betonen, dass die Entzugserscheinungen, sobald die Kinder aus dem Haus sind, nicht zwangsläufig zum „Leeren-Nest-Syndrom" führen müssen. Wenn Sie eine gute Beziehung haben, wird das leere Nest Sie nach kurzer Zeit einander nur noch näherbringen. Es kann sogar sein, dass Sie sich gestört fühlen, wenn sich das Nest während der Schulferien wieder füllt. Kann man irgendetwas gegen das „Leere-Nest-Syndrom" unternehmen? Die traurige Antwort lautet leider: nein – jedenfalls ist das meine Erfahrung. Ich habe viele Paare in meiner Praxis erlebt, die dieser Situation zum Opfer gefallen sind, und ich kann ihnen nur selten helfen. Man kann dem „Leeren-Nest-Syndrom" vorbeugen, wenn man die Gefahr früh genug erkennt. Doch nach meiner Erfahrung kann man praktisch nichts mehr dagegen unternehmen, wenn es erst einmal dazu gekommen ist. Wenn Sie als Paar Probleme haben, die Ihrer Meinung nach auf dieses Syndrom hinweisen, sollten Sie aber nicht einfach das Handtuch werfen; suchen Sie sich professionelle Hilfe. Zunächst einmal kann es ja sein, dass es sich noch gar nicht um ein ausgewachsenes „Leeres-Nest-Syndrom" handelt und daher noch die Möglichkeit besteht, die Beziehung zu retten. Und selbst wenn sich herausstellen sollte, dass es tatsächlich zu spät ist, kann ein professioneller Berater Ihnen bei den Entscheidungen helfen, die Sie dann treffen müssen. Da Sie dieses Buch lesen, gehe ich einmal davon aus, dass die Phase, wo das „Leere-Nest-Syndrom" eine ernsthafte Gefahr darstellt, bereits hinter Ihnen liegt, dass Ihre Beziehung grundsätzlich gesund ist und Sie noch zusammen sind. Die entscheidende Frage an Sie lautet also: Haben Sie alle Vorteile voll ausgeschöpft, die das leere Nest Ihnen bietet? Es gibt Menschen, die in ihrem Leben innehalten und den Duft der Blumen genießen oder einen Sonnenuntergang bewundern, während andere vorbeihasten und eine Gelegenheit nach der anderen verpassen, an der sie sich hätten freuen können. Woher Sie wissen sollen, wie es bei Ihnen diesbezüglich aussieht? Das können Sie ganz einfach testen: Wie steht es mit Ihrem Liebesleben? Ist es besser geworden, seit die Kinder aus dem Haus sind oder nicht? Falls nicht, dann haben Sie die Gelegenheiten bis jetzt nicht genutzt.

Es ist nicht zu spät

Zum Glück können Sie die Sache nachholen. Die Privatsphäre in Ihrem leeren Nest existiert ja noch. Sie müssen sie lediglich besser nutzen. Hier nur ein einfaches Beispiel: Viele Paare tauschen keine Zärtlichkeiten mehr miteinander aus, wenn die Kinder dabei sind. Vielleicht geben sie sich noch ein Küsschen auf die Wange, aber mehr auch nicht. Normalerweise wollen sie sich die spöttischen Kommentare ihrer Kinder ersparen. Wahrscheinlich hätten sie sie auffordern sollen, doch in ein anderes Zimmer zu gehen, wenn ihnen das nicht gefällt. Aber nehmen wir einmal an, das haben sie nicht getan, dann ist es eben bei dem gelegentlichen Wangenkuss geblieben. Aber fragen Sie sich doch einmal selbst, ob Sie sich jetzt, ohne Zuschauer auf den billigen Plätzen, wieder leidenschaftlicher küssen. Falls nicht: Schnappen Sie sich Ihren Partner bei der nächsten Gelegenheit, egal wo und wann, sagen Sie ihm, dass Sie ihn lieben und verpassen Sie ihm oder ihr einen dicken Kuss auf den Mund. Zuerst fühlen Sie sich vielleicht ein bisschen unbehaglich dabei. Instinktiv möchten Sie zu viel körperlichen Kontakt außerhalb des Schlafzimmers vermeiden; das kann Sie davon abhalten, jetzt damit anzufangen. Aber da dieser Instinkt inzwischen sinnlos geworden ist, versuchen Sie doch einfach mal, ihn über Bord zu werfen. Brechen Sie das Muster auf, aneinander vorbeizugleiten wie zwei Schiffe in der Nacht, und entwickeln Sie dafür eine neue Gewohnheit: Küssen Sie sich so oft wie möglich! Sie werden solche Augenblicke nicht nur genießen, sondern sich auch für weitere Aktivitäten stimulieren, die später folgen.

Mein Rat

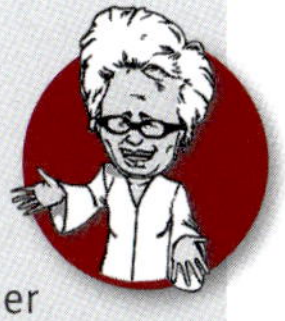

Manche Paare lassen vor ihren Kindern unter anderem deswegen keine Leidenschaft zu, weil der Mann eine Erektion befürchtet und verständlicherweise nicht möchte, dass die Kinder das mitbekommen. Außerdem haben manche Männer das Gefühl, sie müssten dann so schnell wie möglich Sex haben. Doch bei älteren Männern dauert es erstens länger, bis sie eine Erektion haben, zweitens stehen sie nicht mehr unter dem Druck, unmittelbar Sex haben zu müssen. Da aber jede Erektion ein gutes Training für den Penis ist (mehr dazu in Kapitel 4), sollte alles, was eine gelegentliche Erektion auslöst, als positiv betrachtet werden. Küssen muss zwar nicht immer zu einer Erektion führen – ist dies aber der Fall, so sollten Sie sich dafür anerkennend auf die Schulter klopfen!

Was Sie noch unternehmen können, um das alte Verhaltensmuster aufzubrechen? Dazu habe ich hier ein paar Tipps für Sie. Auch Singles können von den folgenden Vorschlägen profitieren (vorausgesetzt, sie haben diesen Teil nicht übersprungen!):

Bringen Sie Ihre erotischen Gedanken zum Ausdruck! Damit will ich nicht sagen, dass Sie ab sofort mit vulgären Ausdrücken nur so um sich schmeißen sollten. Aber hören Sie auf, Gedanken, die Ihnen zu Liebe und Sex durch den Kopf schießen, zu unterdrücken. Und wenn Sie sich lieben, denken Sie daran, dass Sie auf keine Kinderohren mehr Rücksicht nehmen müssen. Sie können also so laut stöhnen, wie Sie Lust haben.

Tanzen Sie zu langsamer Musik! Wenn gerade das richtige Lied im Radio gespielt wird, fallen Sie einander in die Arme und tanzen Sie, und sei es auch nur für ein paar Minuten.

Ziehen Sie sich sexy an! Sie müssen nicht gerade zum Nudisten konvertieren, obwohl das auch nicht schlecht wäre, aber Sie sollten ein bisschen mehr Haut zeigen. Allerdings mit Kleidungsstücken, die sexy konzipiert sind – nicht mit irgendwelchen zerrissenen Klamotten.

Lassen Sie so oft wie möglich die Badezimmertür offen! Je weniger Hemmungen Sie haben, umso besser wird Ihr Sexualleben. Wenn Sie die Tür zumachen, schließen Sie damit Ihren Partner aus, dieses Signal sollten Sie vermeiden.

Brechen Sie ein paar Regeln! Lieben Sie sich zur Abwechslung einmal einfach am späten Nachmittag und essen Sie

dann gemeinsam zu Abend. Duschen Sie abends – zusammen. Tragen Sie jeweils die Kleidung des anderen.
Sie verstehen, was ich meine. Überraschen Sie sich gegenseitig und durchbrechen Sie die Routine, die Sie jahrzehntelang wegen der Kinder aufrechterhalten haben. Diese Einschränkungen waren sinnvoll, solange die Kinder noch da waren, aber jetzt sind sie überflüssig. Oft kann man sie nur hinter sich lassen, indem man sich bewusst darum bemüht.
Ich will damit nicht sagen, dass Sie jetzt jeden Tag so gestalten sollten, als seien Sie noch in den Flitterwochen. Ich will keine zu hohen Erwartungen in Ihnen wecken. Aber wenn Sie natürlicherweise heute weniger Erregung verspüren als zu der Zeit, als Sie sich kennen gelernt haben, ist es umso wichtiger, die Erregung nicht auf einen Stand jenseits von Gut und Böse herabsinken zu lassen. Wenn Sie die Erregung immer ein bisschen am Brodeln halten, wird es für Sie beide sehr viel leichter sein, sie entsprechend zu steigern, wenn es zum Sex kommt. Lassen Sie Ihre sexuellen Batterien dagegen vollständig leerlaufen, müssen Sie sie erst mühsam wieder neu laden.

Das Vorspiel – wichtiger denn je

Ich glaube, an dieser Stelle sollte ich eine entscheidende Tatsache in Bezug auf das Liebesspiel zwischen Mann und Frau erwähnen, die häufig von vielen Paaren übersehen wird: Frauen brauchen mehr Zeit, bis sie erregt sind, als Männer. Deshalb rate ich den Männern immer, schon einige Zeit vorher Blumen zu schicken und sie nicht erst an der Tür zu überreichen. Wenn eine Frau am Nachmittag einen Blumenstrauß bekommen hat – sei es zu Hause oder im Büro –, werden der Anblick, der Duft und die Gedanken an diese Blumen sie bereits über mehrere Stunden allmählich in Erregung versetzen, bis der Verehrer ihr dann schließlich gegenübersteht. Übergibt er die Blumen dagegen direkt, ist das zwar eine nette Geste, aber sie können dann ihre vorbereitende Funktion der Einstimmung nicht ausüben. Das ändert sich auch nicht, wenn Frauen älter werden. Sie brauchen immer noch ihre Zeit, um erregt zu werden.

Bei Männern dagegen ändert sich die Situation sehr wohl: Mit 18 reichte der Bruchteil einer Sekunde – die Zeiten sind jetzt vorbei … Es ist also wichtig, sich klarzumachen, dass das Vorspiel beginnen muss, bevor man sich ins Bett begibt. Besonders wichtig ist das für ältere Paare, weil beide Partner ein Vorspiel brauchen.

Zu viel Zweisamkeit

Können zwei Menschen tatsächlich zu viel Zeit gemeinsam verbringen? Das kommt darauf an, aber ich denke schon. Solange Sie beide noch berufstätig oder mit Hobbys und anderen Aktivitäten beschäftigt sind, kommen Sie wahrscheinlich nicht in diese Situation. Doch sobald Sie beide pensioniert sind und von morgens bis abends zu Hause herumhängen, brauchen Sie sicherlich ab und zu eine Pause von der Zweisamkeit. Vor allem dann, wenn ein

Partner sein Verhalten sehr von dem des anderen abhängig macht. Es kann in keinem Fall schaden, wenn jeder gelegentlich einmal seine eigenen Wege geht.

Natürlich besteht die Gefahr, dass diese getrennte Zeit zu sehr ausgedehnt wird. Wenn der Mann jeden Vormittag auf dem Golfplatz verbringt und dann der ganze Nachmittag für ein ausgedehntes Mittagsschläfchen draufgeht, fühlt sich die Partnerin vielleicht wie die viel zitierte „Golf-Witwe". Natürlich gibt es das entsprechende Szenario auch umgekehrt, sodass die Frau überwiegend ihre eigenen Ziele verfolgt.

Überprüfen Sie einmal, wie viel Zeit Sie gemeinsam verbringen, und sprechen Sie das Thema offen an, sodass jeder weiß, wie der andere sich dabei fühlt. Und versuchen Sie dann, Ihre Tage und Nächte so zu organisieren, dass Sie beide zufrieden sind mit der Zeit, die Sie gemeinsam verbringen – und getrennt.

Gemeinsame Interessen entwickeln

Und was ist, wenn Sie gar nicht so viel Zeit mit Ihrem Partner verbringen möchten? Es kann ja sein, dass Sie zwar nicht direkt unter dem „Leeren-Nest-Syndrom" leiden und einander nicht mehr ausstehen können, aber dennoch unzufrieden sind mit der Zeit, die Sie gemeinsam verbringen. Mit anderen Worten: Als Sie zwei oder drei Stunden täglich zusammen waren, haben Sie das genossen. Aber jetzt, wo Sie den Partner acht, zehn, zwölf Stunden um sich haben, sieht die Sache anders aus.

Ein wichtiger Hinweis vorweg: Diejenigen unter Ihnen, die momentan nicht von diesem Problem betroffen sind, es eines Tages jedoch sein könnten, sollten diesen Teil bitte nicht überspringen. Von den folgenden Ratschlägen können alle Paare profitieren, egal, in welcher Lebensphase sie sich gerade befinden.
Um Ihre Beziehung lebendig zu erhalten, müssen Sie gemeinsame Interessen entwickeln. Das kann ein Hobby sein, dem Sie gemeinsam für einige Stunden am Tag nachgehen. Sie könnten zum Beispiel einen Teil Ihres Hauses umbauen. Oder lesen Sie gemeinsam die Tageszeitung und diskutieren Sie die aktuellen Ereignisse! Tödlich für jede Beziehung ist es dagegen, stundenlang im selben Raum zu sitzen, ohne zu wissen, worüber man reden soll. Und ich will nicht hoffen, dass irgendjemand von Ihnen die Stille dann damit ausfüllt, dass er einfach alles von sich gibt, was ihm gerade so durch den Kopf schießt. Das kann schlimmer sein, als gar nichts zu sagen.

Hier ein paar Tipps, wie man eine solche Situation vermeiden kann:
Lesen Sie gemeinsam! Zum Beispiel Tageszeitungen, Zeitschriften, Bücher, Internetseiten – und unterhalten Sie sich über das, was Sie gelesen haben.
Lernen Sie zusammen etwas Neues! Zum Beispiel kochen, malen, töpfern oder gärtnern. Auch wenn Sie dann gerade nicht mit der Aktivität beschäftigt sind, die Sie sich ausgesucht haben, gibt es immer ein Thema, über das Sie spre-

chen können. Und dabei müssen Sie sich nicht auf eine Sache beschränken. Wenn Ihr Partner gern kocht und Sie lieber im Garten arbeiten, tauschen Sie sich doch gegenseitig aus! Vom anderen zu lernen beziehungsweise ihm etwas beizubringen, ist eine wunderbare Möglichkeit, gemeinsame Zeit zu verbringen. Und das kann lohnender sein, als etwas allein zu tun. Doch vergessen Sie nicht: Ein guter Lehrer ist ein geduldiger Lehrer!

Erkunden Sie zusammen die Welt! Und sei es nur von Ihrem Wohnzimmer aus! Wählen Sie einfach eine bestimmte Zeitspanne aus, und das ist dann eben gerade Ihre „französische" oder „griechische" Phase. Beschäftigen Sie sich intensiv mit der Geschichte und Kultur des betreffenden Landes. Leihen Sie sich Reisevideos oder DVDs aus, lernen Sie ein bisschen die Landessprache, brüten Sie über Landkarten, gehen Sie auf Entdeckungsreise nach interessanten Internetseiten zu Ihrem Thema. Essen Sie in ein paar Restaurants, die landestypische Speisen servieren und ergänzen Sie Ihren eigenen Speiseplan gelegentlich durch ein Originalrezept. Besuchen Sie ein Museum, das Maler und Bildhauer aus dem Land Ihrer Wahl ausstellt oder durchstöbern Sie Ihre Bibliothek nach Büchern über die Kunst der betreffenden Nation. Lesen Sie Werke der einheimischen Schriftsteller – es muss ja nicht im Original sein! Vielleicht können Sie die Phase sogar mit einer Reise in das jeweilige Land abschließen. Doch selbst, wenn das nicht möglich sein sollte, wird es Ihnen viel Freude gemacht haben, diesen Teil der Welt zu erforschen. Und wenn Sie damit fertig sind, steuern Sie das nächste Ziel an!

Lassen Sie den Alltag hinter sich! Für diejenigen unter Ihnen, die jetzt denken: „Dr. Ruth, ist das nicht ein bisschen trocken?“, will ich die Mischung noch etwas aufpeppen: Trinken Sie gemeinsam eine Flasche landestypischen Wein, ein einheimisches Bier oder einen bestimmten Cocktail. Stellen Sie sich vor, Sie stammten selbst aus diesem Land und geben Sie einander beim Sex fremdländisch klingende Namen. Vielleicht probieren Sie im Bett auch einfach etwas aus, vor dem Sie normalerweise zurückscheuen würden. Das Großartige am Reisen ist doch auch, dass man sich frei fühlt von den Beschränkungen, die man sich zu Hause auferlegt. Wenn Sie mir nicht glauben, schauen Sie sich nur einmal an, wie Touristen sich kleiden: Meist ziehen sie sich weit gewagter an als zu Hause. Sicher verlieren Sie nicht gleich alle Hemmungen, wenn Sie sich in Gedanken in ein anderes Land versetzen. Aber mit etwas Anstrengung können Sie doch zumindest einige davon ablegen. Und wenn Sie so tun, als seien Sie Jacques und Suzette statt Hermann und Susanne, fällt es Ihnen möglicherweise leichter, loszulassen. Versuchen Sie es einfach und schauen Sie, was passiert.

Neue Hemmungen

Vielleicht denken Sie: Je länger ein Paar zusammenlebt, desto weniger Hemmungen haben beide voreinander. Bei einigen trifft das auch zu, doch viele Menschen legen sich im Laufe der Jahre immer neue Hemmungen zu – und dies hat verheerende Auswirkungen auf ihr Sexualleben. Um dies zu verhindern beziehungsweise um diesen Prozess wieder rückgängig zu machen, müssen Sie der Sache auf den Grund gehen.

Problem: Körperbild

Eine Ursache für solche Hemmungen ist das eigene Körperbild. Wenn Sie älter werden, verändert sich Ihr Körper, und dies leider eher zum Negativen. Meist findet man den eigenen Körper nicht mehr attraktiv. Und ob es der Wahrheit entspricht oder nicht: Man wird das Gefühl haben, der Partner teile diesen negativen Eindruck. Eine Frau, die zehn Pfund zugenommen hat, ist wahrscheinlich felsenfest davon überzeugt, dass ihr Mann sie nun nicht mehr attraktiv findet. In Wirklichkeit gefällt es ihm vielleicht aber sogar, oder – wie ich das bei vielen Männern erlebt habe – es ist ihm noch gar nicht aufgefallen.

Natürlich sind die Medien mit ihren spindeldürren Models diesbezüglich nicht gerade hilfreich. Mannequins über 50 tauchen so gut wie gar nicht auf. Wenn es mehr ältere Vorbilder gäbe, die einigermaßen gebaut sind, würde das die Situation schon erleichtern. Auf die Medien haben Sie relativ wenig Einfluss, doch Sie könnten sich bemühen, negative Gefühle zu bekämpfen, indem Sie sich gegenseitig Komplimente machen.

Dasselbe gilt für Frauen, die meinen, sie müssten mit den nackten Körpern konkurrieren, die in Männermagazinen und erotischen Videos gezeigt werden. Wenn sie da nicht mithalten können, bricht ihr Selbstbewusstsein zusammen. Das ist zwar verständlich, aber bei klarem Verstand betrachtet sieht die Sache doch folgendermaßen aus: Zunächst einmal werden für solche Aufnahmen speziell Frauen mit überdurchschnittlich schönen Körpern ausgewählt. Sie sind mit „normalen" Frauen gar nicht zu vergleichen. Meist hat auch ein Schönheitschirurg nachgeholfen – vor allem, was die Größe der Brüste betrifft. Von den Möglichkeiten moderner Bildbearbeitung will ich gar nicht erst anfangen. Da ist jeder Vergleich hinfällig. Übrigens haben nicht nur Frauen unter solch ungerechter Konkurrenz zu leiden: Die männlichen Darsteller in erotischen Filmen werden oft nach der Größe ihrer „Ausstattung" ausgesucht. Für den „normalen" Mann, der sich mit diesen Körpern vergleicht, ist da die Enttäuschung natürlich vorprogrammiert.

Es ist ein Fehler, solche Vergleiche zwischen Ihrem Körper und dem von Models, Schauspielern und Schauspielerinnen anzustellen. Sie sollten sich so akzeptieren, wie Sie sind – am besten schauen Sie sich einfach einmal mit offenen Augen um, zum Beispiel in einem Einkaufszentrum. Sie werden merken, wie wenige Menschen es gibt, die den Standards entsprechen, die uns von den Medien vorgegaukelt werden.

Mein Rat

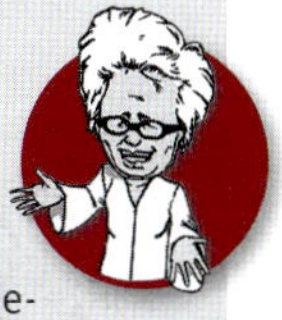

Das Wichtigste, dass ich Ihnen zum Thema „Körperbild“ mit auf den Weg geben kann, ist: Glauben Sie Ihrem Partner. Wie häufig höre ich die Leute sagen, sie fänden sich selbst nicht attraktiv, während ihre Partner gerade das Gegenteil behaupten. Ich verstehe zwar, dass Sie vielleicht mit Ihrem Aussehen jetzt nicht mehr so zufrieden sind wie als Zwanzigjährige. Das Entscheidende ist jedoch: Sie müssen nicht ausschließlich für sich selbst attraktiv sein, sondern auch für Ihren Partner. Wenn Ihr Partner Sie noch sexy findet, dann *sind* Sie sexy!

Hängende Brüste und Bierbauch sollen attraktiver sein als ein straffer Busen und Sixpack? Ich werde mich hüten, Sie von solch einem Blödsinn überzeugen zu wollen. Aber glücklicherweise altern Sie ja beide gleichzeitig, somit muss Ihnen Ihr alternder Körper nicht peinlicher sein, als das bei Ihrem Partner der Fall ist. Wenn sich natürlich der eine immer hat gehen lassen, während der andere jede Woche Stunden damit verbracht hat, sich fit zu halten, kann das ein Problem sein. Aber ich sage immer: Es ist nie zu spät. Wenn Sie Ihren Körper bisher vernachlässigt haben, machen Sie sich an die Arbeit und bringen Sie ihn wieder in Form! Allein die Tatsache, dass Sie sich darum bemühen, wird Ihren Partner auch in Schwung bringen.

Wenn jemand mit seinem Aussehen nicht zufrieden ist und dieses negative Bild verinnerlicht hat, führt dies leider häu-

fig dazu, dass er seinen Körper versteckt und der Partner schließlich frustriert ist, weil er den Körper des anderen gern sehen möchte. Natürlich bleibt dies nicht ohne Folgen für das Sexualleben des betreffenden Paares. Zu einem Zeitpunkt, wo zwei Menschen meinen Rat befolgen, wieder enger zusammenrücken und sich damit beschäftigen sollten, wie der Alterungsprozess ihre Beziehung beeinträchtigt, versteckt einer von beiden seinen Körper und sorgt dadurch wieder für mehr Distanz. Zwei Menschen sollen sich wieder um mehr Nähe bemühen, und dann kapselt der eine sich ab. Sex hat mit Loslassen zu tun: Wenn einer von Ihnen sich zurückhält, wird es schwieriger, Sex wirklich zu genießen.
Wenn Sie Probleme mit Ihrem Körperbild haben, ist es ziemlich unwahrscheinlich, dass Sie von heute auf morgen eine Drehung um 180 Grad vollziehen und sich bei jeder Gelegenheit gleich die Kleider vom Leib reißen. Hier müssen beide Partner zusammenarbeiten.

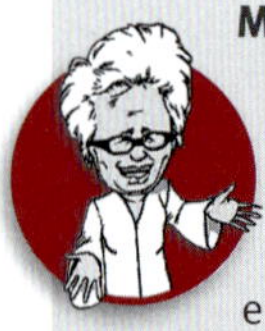

Mein Rat

Denken Sie daran, was ich eingangs gesagt habe: Sexuelle Erfüllung hat mehr mit Ihrem Gehirn zu tun als mit Ihrem Unterleib! Klar, die Geschlechtsorgane sind dort lokalisiert, aber wenn es mit Ihrem Sexualleben hapert, ist das weit häufiger psychologisch als organisch bedingt. (Bei Männern mag das anders sein, aber darauf werde ich in Kapitel 4 noch zu sprechen kommen.)

Der Partner, der mit seinem Körper unzufrieden ist, muss nur zu ein paar kleinen Gesten bereit sein. Und der andere sollte ihn dabei möglichst unterstützen, ohne unangemessenen Druck auszuüben. Er könnte dem Partner zum Beispiel öfter sagen, wie sexy er (oder sie) aussieht und wie erregend er es findet, ihn nackt zu sehen. Er sollte auch gerade die Körperteile küssen und streicheln, von denen er weiß, dass der andere sie als Problemzonen betrachtet.

Um solche Hemmungen zu überwinden, können folgende Dinge helfen:

Gehen Sie ins Badezimmer! Erstens ist es *per se* ein Raum, in dem man sich nackt aufhält. Für manche Menschen kann allein das schon hilfreich sein. Die Angst davor, nackt gesehen zu werden, ist nicht mehr so groß. Auch die Tatsache, dass es sich um einen kleinen Raum handelt, kann die Angst verringern. In einem kleinen Raum fühlt man sich weniger nackt, nicht so ausgesetzt wie im Freien. Und allein der Gedanke, dass so viele Handtücher in Reichweite sind – selbst wenn man gar nicht mit einem Handtuch bedeckt ist –, kann schon beruhigend wirken. Man hat einfach das Gefühl, dass man sich notfalls schnell schützen kann. Und schließlich bietet das Badezimmer ein deutlich sichtbares Versteck: die Badewanne. Bei einem gemeinsamen Bad – vor allem, wenn die Wasseroberfläche mit schützenden Schaumbergen bedeckt ist – kann ein Paar intim sein, ohne sich in aller Nacktheit präsentieren zu müssen. Und wenn man sich gegenseitig wäscht, ist das nicht nur sexy, sondern erfüllt gleichzeitig einen ganz praktischen Zweck: Man wird sauber. Im Badezimmer kann der Prozess, Probleme mit seinem Körperbild zu überwinden, zumindest seinen Anfang nehmen.

Dämpfen Sie die Beleuchtung! Als weiteres Hilfsmittel empfehle ich immer Kerzenlicht. Es ist nicht so grell wie Tageslicht oder elektrische Beleuchtung. Und die flackernden Schatten, die das Kerzenlicht wirft, verleihen jedem Raum eine erotische Atmosphäre. Natürlich müssen Sie dabei etwas Vorsicht walten lassen: Bei Kerzen besteht immer die Gefahr, dass ein Feuer ausbricht. Wenn Sie die Kerzen um die Badewanne herum aufstellen, ist das Risiko sicherlich am geringsten. Vielleicht lassen Sie auch Dimmer in die Lichtschalter Ihres Schlafzimmers installieren, sodass Sie nur etwas am Schalter drehen müssen, um sanftes, stimmungsvolles Licht hervorzuzaubern, das körperliche Schwachstellen diskret überspielt und die Probleme mit dem eigenen Körperbild etwas entschärft. Eine Glühbirne mit niedriger Wattzahl in der Schlafzimmerlampe tut es auch.

Kommunikation – aber richtig

Es gibt verschiedene Arten von Hemmungen bei älteren Menschen. Die meisten werden durch körperliche Symptome verursacht, und darauf werde ich später noch genauer eingehen. Ganz unabhängig davon jedoch, um welche Hemmungen es sich handelt: Immer ist eine ganz bestimmte Fähigkeit erforderlich – die Fähigkeit der Kommunikation. Es ist sehr wichtig, dass ein Paar in der Lage ist, miteinander zu kommunizieren. Vor allem dann, wenn beide Partner körperliche Veränderungen an sich erleben. Mangelnde Kommunikation kann leicht zu Missverständnissen führen, die eine Beziehung ernsthaft in Gefahr bringen. Ich will Ihnen ein Beispiel schildern.

Ginger und Fred

Fred hatte nie Erektionsprobleme, ganz im Gegenteil. Früher in der Schule war es ihm immer peinlich, wenn sein Penis ohne erkennbare Ursache plötzlich steif wurde. Aber als er allmählich auf sein 60. Lebensjahr zusteuerte, fiel ihm auf, dass es nicht mehr den gewohnten Effekt hatte, wenn er seine Frau Ginger nackt sah. Fred vermutete, dass das Problem bei Ginger lag: Sie hatte etwas zugenommen, ihre Brüste waren nicht mehr so straff wie früher und natürlich hatte er sie so oft nackt gesehen, dass es ihn einfach nicht mehr erregte. Jedenfalls hielt Fred diese Überlegungen für eine plausible Erklärung. Er hasste es, seine Frau zu betrügen – aber der Gedanke, dass es mit seiner Sexualität nun ein für allemal vorbei sein sollte, war für ihn unerträglich. In einem der Unternehmen, mit denen er geschäftlich zu tun hatte, war ihm eine attraktive Frau aufgefallen. Sie war um die 40 und hatte sich vor kurzem scheiden lassen. Fred nahm sich vor, sie näher kennen zu lernen.

Um deutlich zu machen, was mit Fred los war, werde ich etwas vorgreifen und über ein bestimmtes Phänomen der männlichen Sexualität sprechen. (Ich hoffe, Sie verzeihen mir, wenn ich bestimmte Dinge später in dem Kapitel über die körperlichen Veränderungen des Mannes wiederhole.) Ich meine psychogene Erektionen. Darunter versteht man Erektionen, die durch einen geistigen Stimulus ausgelöst werden, zum Beispiel eine sexuelle Fantasie oder ein erotisches Bild. Bei einem jungen Mann ist es oft so, dass nur ein hübsches Mädchen an ihm vorbeigehen muss, und schon hat er eine Erektion. Wenn Männer älter werden, lässt diese Fähigkeit allmählich nach und geht schließlich ganz verloren. Sie können immer noch Erektionen haben, müssen aber körperlich stimuliert werden.

Was geschieht nun, wenn ein Mann dieses Stadium erreicht und weder er noch seine Frau etwas von diesen natürlichen Veränderungen wissen? Da es ihn nicht mehr erregt, wenn er sie nackt sieht, könnte er zu dem Schluss kommen, dass er sie einfach nicht mehr attraktiv findet. Und wenn ihr bewusst wird, dass ihr Körper auf ihren Mann nicht mehr dieselbe Wirkung ausübt wie früher, denkt sie vielleicht, er habe eine Affäre im Büro. Er kann sogar die Schlussfolgerung ziehen, dass er sich einen Seitensprung leisten muss, um überhaupt weiterhin Sex haben zu können. Möglicherweise verschlimmert sie die ganze Geschichte noch dadurch, dass sie sich ihm sexuell entzieht, weil sie denkt, er finde sie nicht mehr attraktiv. Und ihm ist es wahrscheinlich zu peinlich, das Problem anzusprechen. Die ganze Beziehung ist schließlich zum Scheitern verurteilt, nur weil die beiden nicht miteinander kommunizieren.

Allerdings können solche Gespräche auch so ablaufen, dass alles nur noch schlimmer wird. Wenn sie etwa in beleidigtem Ton fragt: „Was ist denn, gefalle ich dir etwa nicht mehr?", wird sie damit die Situation nur noch verschärfen. Außerdem wird die Antwort wenig hilfreich sein, wenn er ihr die Schuld an seinem Problem gibt.

Besser wäre dagegen folgendes Szenario: Nehmen wir einmal an, beide treffen sich im Badezimmer. Er kommt gerade aus der Dusche, sie will hinein. Beide sind also nackt. Mit Blick auf seinen Penis könnte sie etwa (verschmitzt lächelnd) sagen: „Na, Du, was ist los? Findest du mich nicht mehr attraktiv?" Dann könnte er zugeben, dass er sich die Sache auch nicht so recht erklären kann. Sie könnte seinen Penis berühren und damit vielleicht eine Erektion auslösen – und beide witzeln gemeinsam darüber, dass er jetzt neuerdings ein längeres Vorspiel braucht. Die Wahrscheinlichkeit ist groß, dass beide das Problem lösen, indem sie das Gespräch oberflächlich halten, aber gleichzeitig ehrlich miteinander sind. Und das gilt für alle weiteren Schwierigkeiten, die möglicherweise noch auftauchen werden.

Eins von tausend

„Gefahr erkannt, Gefahr gebannt" heißt es ja bekanntlich. Wenn man also weiß, dass ein Mann im Laufe der Zeit einfach die Fähigkeit verliert, psychogene Erektionen zu haben, wird man wahrscheinlich sehr viel besser damit zurechtkommen. Dennoch müssen sich beide Partner einige Mühe geben.

Allerdings ist dies nur eins von tausend möglichen Themen, bei denen es zu Missverständnissen kommen kann. Das Schwierige dabei ist, dass man oft vollkommen überrascht wird. Man ist einfach gar nicht darauf gefasst. Und wenn die Kommunikation mit Ihrem Partner sowieso nicht besonders gut funktioniert, gerät Ihre Beziehung ernsthaft in Gefahr, sobald solche Probleme unvermutet auftauchen. Am besten können Sie sich also vor potenziellen Krisen schützen, indem Sie für eine gute Kommunikation sorgen. Wenn einer von Ihnen dazu neigt, den Partner bei jeder Kleinigkeit gleich anzugreifen, werden Sie die Hürden des Älterwerdens nur mit großen Schwierigkeiten überwinden.

Man sollte sich bewusst machen, dass aggressive Reaktionen häufig gar nichts mit dem Partner zu tun haben, sondern mit der eigenen Person. Natürlich sind Sie frustriert, wenn körperliche Veränderungen Ihre Leistungsfähigkeit einschränken, wie etwa die schmerzhafte Arthritis, die Ihnen das Hinknien bei der Gartenarbeit zur Qual macht. Da faucht man leicht schon beim geringsten Anlass den Partner an. Genau wie bei Teenagern, denen die Hormone ebenfalls zu schaffen machen. Jugendliche können sehr gereizt reagieren, ohne das eigentlich zu wollen. Sie verstehen selber nicht ganz, warum sie sich so verhalten. Einige Frauen haben dieses Problem ihr Leben lang, immer kurz bevor ihre Periode einsetzt – Sie kennen das gefürchtete prämenstruelle Syndrom (PMS). So ist es sehr gut möglich, dass ein älterer Mensch, der mit körperlichen Veränderungen fertig werden muss, ab und zu gereizt reagiert, auch wenn es in der jeweiligen Situation gar nicht angemessen ist. Männer, deren Ehefrauen unter PMS leiden, haben häufig gelernt, Ausbrüche an bestimmten Tagen des Monats nicht so ernst zu nehmen. Ebenso müssen viele ältere Paare lernen, mit ähnlichen Stimmungsschwankungen umzugehen. Doch dazu ist eine offene und ehrliche Kommunikation zwischen beiden Partnern notwendig.

Sie werden verletzlicher, wenn Sie älter werden, und Sie müssen einen Teil dieser Verletzlichkeit zeigen. Damit meine ich nicht, dass Sie nun jedermann oder Ihrem Partner jedes kleine Wehwehchen mitteilen sollten. Ich will damit nur sagen, dass es bestimmte gesundheitliche Probleme gibt, die Ihre Beziehung beeinträchtigen. Und die einzige Möglichkeit, die Sache abzumildern, besteht darin, dass Sie mit ihrem Partner darüber sprechen und sich auf die neue Situation einstellen. Wenn Ihr Partner jedoch keine Ahnung hat, was in Ihrem Kopf vorgeht, kann er sich auf die neuen Gegebenheiten auch nicht einstellen.

An dieser Stelle muss ich wohl ein anderes Klischee ansprechen – ich meine die weit verbreitete Vorstellung, dass Männer nicht so über ihre Gefühle sprechen wie Frauen. Von klein auf lernt ein Junge, dass er nicht weinen darf, wenn er hinfällt und sich die Knie aufschlägt. In unserer Gesellschaft erwartet man von einem Mann, dass er stark und wortkarg ist. Diese frühkindlichen Erfahrungen führen tatsächlich dazu, dass Männer weniger über ihre Gefühle sprechen als Frauen, es ist also etwas dran an dem Klischee. Doch ich bin fest davon überzeugt, dass man auch alten Hunden noch neue Tricks beibringen kann. Schauen Sie sich doch nur einmal an, wie viele ältere Männer heute bereit sind, mit einem Arzt über ihre Erektionsprobleme zu sprechen, damit er ihnen ein Medikament verschreibt und sie aus ihrer Not erlöst.

Wenn eine Frau natürlich felsenfest davon überzeugt ist, dass ihr Mann niemals mit ihr über seine Gefühle sprechen würde, dann wird er das auch nicht tun. Es bedarf schon einiger Überredungskunst, das stimmt. Allerdings scheuen sich auch viele Frauen, das Thema „Sex" anzusprechen, die Sache beruht also auf Gegenseitigkeit.

Sie sollten sich einfach klarmachen, was auf dem Spiel steht: Wenn Sie eine Möglichkeit finden, über ihre sexuelle Beziehung zu sprechen, können Sie eine erfüllende Sexualität erleben, solange sie beide zusammen sind. Andernfalls wird in Ihrer Partnerschaft bald gar kein Sex mehr stattfinden. Und in den meisten Fällen bleiben dann die Gefühle überhaupt auf der Strecke, sodass es gar keine Beziehung mehr ist. Es gibt Millionen älterer Menschen, die ein erfülltes und beglückendes Sexualleben führen. Die Chance haben Sie – Sie müssen sie nur nutzen. Alles, was dazu erforderlich ist, ist die Entschlossenheit, sich mit Ihrem Partner offen auszutauschen.

Wie Sie die Kommunikationsverbindungen wieder herstellen können, wenn Funkstille eingetreten ist? Hier einige Regeln, die Sie befolgen sollten:

Reden Sie nicht, wenn Sie wütend sind, und versuchen Sie nicht, den anderen zu beschuldigen! Wenn Ihr Sexualleben zu versickern droht, hilft es nichts, einen Streit vom Zaun zu brechen oder gar ständig herumzustreiten. Ganz egal, worüber.

Gespräche über Probleme beim Sex sollten nicht im Schlafzimmer stattfinden, sondern irgendwo anders! An einem ruhigen Ort, wo Sie ganz unter sich sind und keiner von Ihnen beiden in Eile ist. Ideal finde ich immer einen Spaziergang auf einem ruhigen Waldweg. Der Ort ist aber nicht entscheidend, sondern Ihre innere Einstellung. Gehen Sie nicht von irgendwelchen vorgefassten Meinungen aus. Das Beispiel mit der Frau, die ihrem Mann gleich „eine Affäre" andichtet, weil sein Penis in bestimmten Situationen nicht mehr steif wird, zeigt sehr deutlich, was ich damit meine. Sie haben es hier mit unerforschtem Territorium zu tun und müssen ganz unvoreingenommen an die Sache herangehen.

Scheuen Sie sich nicht, Ihre Gedanken aufzuschreiben! Sei es, um überhaupt einen Anfang zu finden, sei es, um Ihre Gedanken erst einmal zu ordnen. Listen Sie einfach alle Bereiche auf, über die Sie mit Ihrem Partner sprechen möchten. Dann können Sie ihm die Liste überreichen, er kann sie in Ruhe lesen und darüber nachdenken. Anschließend sprechen Sie gemeinsam darüber. Der Vorteil der geschriebenen Mitteilung besteht darin, dass Sie alles darlegen können, was Sie beunruhigt. Und Ihr Partner erfährt, was in Ihrem Kopf vorgeht. Wenn Sie in dieser Mitteilung auch eigenes Versagen zugeben, treiben Sie Ihren Partner nicht in eine Verteidigungshaltung und kommen wahrscheinlich weiter.

Brechen Sie Ihr Gespräch ab, falls es nicht produktiv ist und reden Sie ein anderes Mal weiter! Wahrscheinlich haben Sie schon eine ganze Weile über das Thema nachgedacht, während Ihr Partner vielleicht noch mehr Zeit braucht, um seine Gedanken zu ordnen. Dann sollten Sie lieber die Diskussion vertagen, ehe bei beiden Frustration einsetzt und beide Partner verärgert auseinandergehen.

Suchen Sie professionelle Hilfe! Falls Sie mehrfach den Versuch unternommen haben, mit Ihrem Partner über Ihre Beziehung und sexuelle Probleme zu sprechen, ohne wirklich etwas erreicht zu haben, sollten Sie sich Hilfe suchen. Wenn Sie nicht mehr richtig sehen können, gehen Sie doch auch zu einem Augenarzt, oder? Bei sexuellen Problemen und Paarbeziehungen ist es im Prinzip dasselbe. Manchmal können die betroffenen Parteien die Angelegenheit nicht allein regeln. Sie brauchen einen Experten oder einen Berater, der sich auf diesem Gebiet auskennt. Wenden Sie sich also an einen Eheberater, einen Sexualtherapeuten oder einen Seelsorger.

Mein Rat

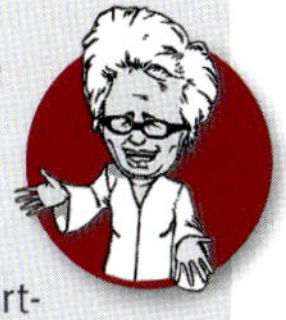

Lassen Sie sich auch nicht davon abhalten, sollte Ihr Partner sich weigern, Sie zu begleiten. Natürlich weiß ich, dass beide Parteien mitarbeiten müssen, wenn eine Therapie Erfolg haben soll. Aber erstens geben Sie auf diese Weise Ihrem Partner ein klares Signal, wie ernst Ihnen die Sache ist. Das allein kann schon ausreichen, damit er sich Ihnen anschließt. Ein anderes Motiv kann auch sein, dass er seine Version der Geschichte mitteilen will. Das wäre bestimmt nicht die Motivation, die Sie sich wünschen, aber sie funktioniert – und allein darauf kommt es an. Einige Therapeuten werden Ihren Partner anrufen, auch das kann ihn dazu bewegen, Sie zur nächsten Sitzung zu begleiten. Und selbst wenn absolut gar nichts Ihren Partner dazu bewegen kann, mit zur Beratung zu kommen, werden Sie sich trotzdem besser fühlen.

3 Körperliche Veränderungen, auf die Frauen sich einstellen müssen

Meine Herren: Dieses Kapitel auf keinen Fall überspringen!

Natürlich weiß jede Frau, dass sie ab einem bestimmten Alter in die Wechseljahre kommt. Viele von Ihnen haben die Phase sicherlich schon hinter sich, andere stecken gerade mittendrin und wieder andere erleben die sogenannte Perimenopause und werden bald ihre eigenen Erfahrungen mit dem Klimakterium machen.

Frauen erleben diese Veränderungen seit undenklichen Zeiten, aber nie herrschte eine solch große Verwirrung über diese Phase im Leben einer Frau wie heute. Seit Ewigkeiten hat jede Frau, die das Glück hatte, Schwangerschaften, Notzeiten und Seuchen zu überleben, sodass sie überhaupt in die Wechseljahre gekommen ist, die damit verbundenen Symptome über sich ergehen lassen. Dann hat die medizinische Forschung Wege gefunden, wie man einige dieser Auswirkungen durch die sogenannte Hormonersatztherapie (HET) umgehen kann. Die Hormonersatztherapie hat Vor- und Nachteile gebracht, und wo wir heute diesbezüglich genau stehen, das soll jemand anders entscheiden – ich jedenfalls nicht.

Ich bin keine Ärztin. Selbstverständlich könnte ich gründlich recherchieren, die Erkenntnisse schriftlich zusammenfassen und ein oder zwei Ärzte bitten, meinen Text zu prüfen, um sicherzugehen, dass mir keine Fehler unterlaufen sind. Genau das habe ich auch getan, und zwar für zwei meiner Bücher, die bestimmte medizinische Informationen enthalten. Bei einigen Themen dieses Buches werde ich auch so vorgehen – aber die Hormonersatztherapie gehört nicht dazu. Das Problem hierbei ist nämlich, dass ich verschiedene Antworten erhalten würde, je nachdem, welchem Arzt ich meine Texte zur Überprüfung vorlege. Innerhalb der medizinischen Forschung ist man sich einig, dass die Hormonersatztherapie Nebenwirkungen hat, sowohl gute wie schlechte – aber es besteht kein Konsens darüber, ob man nun Hormone nehmen sollte oder nicht. Ich werde mich also hüten, auch nur meinen kleinen Zeh in dieses undurchsichtige Gewässer zu tauchen. Das einzige, was ich zu diesem Thema sagen möchte, ist Folgendes:

Bevor es die Hormonersatztherapie gab, haben Frauen die Wechseljahre auch durchgestanden, sie haben die Hitzewallungen ausgehalten, sind damit fertig geworden, dass die Scheide trockener wird und haben es alles in allem geschafft, die Menopause zu bewältigen. Man kann diesen Dingen also auch einfach ihren Lauf lassen, ohne etwas dagegen zu unternehmen. Sicherlich ist das eine mögliche Option, für die ich mich übrigens entschieden habe. Ich kann nicht behaupten, dass dies der sicherste Weg ist, denn darüber sind sich die Geschworenen noch nicht einig. Aber wenn Sie mehr darüber wissen möchten, lesen Sie Fachbücher zu diesem Thema, informieren Sie sich im Internet oder besprechen Sie die Sache mit Ihrem Arzt. Wahrscheinlich sind Sie dann vollkommen verwirrt – aber treffen Sie Ihre eigene Entscheidung. Ich hoffe, Sie entscheiden sich richtig. Nur erwarten Sie bitte nicht von mir, dass ich Ihnen die richtige Antwort liefere: Erstens ist das nicht mein Fachgebiet – und zweitens möchte ich diese Verantwortung nicht übernehmen.

Da einige der mit der Menopause verbundenen Begleiterscheinungen jedoch das Sexualleben der Frau beeinträchtigen, werde ich im Folgenden auf diese speziellen Aspekte eingehen. Manche Frauen, die während ihrer Wechseljahre eine Hormonersatztherapie machen, werden vielleicht bestimmte Veränderungen nicht erleben, zum Beispiel die Trockenheit der Scheide. Aber das ist sowieso keine große Sache, weil es dafür eine absolut ungefährliche Lösung gibt: künstliche Gleitmittel. Aber da die Menopause auch andere direkte Auswirkungen auf Ihr Sexualleben hat, würde ich jedem dringend empfehlen, die folgenden Abschnitte aufmerksam zu lesen, auch wenn nicht alles genau auf Sie zutrifft. (Und mit „jedem" meine ich nicht nur alle Frauen, die Hormone nehmen, sondern auch alle männlichen Leser.) Und ich möchte nochmals darauf hinweisen, dass mein Fachgebiet nicht im medizinischen Bereich liegt, sondern bei den psychologischen Aspekten im Zusammenhang mit den Sexualfunktionen.

Das Ende eines Mythos

Erlauben Sie mir, zunächst einmal mit einem Mythos bezüglich der weiblichen Sexualität aufzuräumen: Die Behauptung, eine Frau würde während der Wechseljahre ihr sexuelles Verlangen verlieren, entbehrt jeglicher Grundlage. Während der Menopause verändert sich sehr vieles im Leben einer Frau und kann sich negativ auf ihr Sexualleben auswirken – vor allem, wenn sie nicht vorgewarnt ist und nicht weiß, wie sie damit umgehen muss. Aber die Menopause ist absolut kein Todesurteil für das Sexualleben einer Frau.

Ein Teil derer, die glauben, dass mit den Wechseljahren das Thema Sex ein für allemal abgehakt ist, sind Frauen, die auch vorher ihr Sexualleben nie wirklich genießen konnten. Statt auf Dr. Ruth zu hören, vertrauten sie lieber auf den Rat jener legendären englischen Mutter aus dem Viktorianischen Zeitalter, die ihrer Tochter vor der Hochzeitsnacht sagte: „Leg dich einfach hin und denk an England!" Für diese Frauen sind die Wechseljahre eine willkommene Entschuldigung, um jegliche sexuelle Beziehung abzubrechen, die ihnen von Anfang an zuwider war. Diese Frauen haben mit ihren Partnern nie über Sex gesprochen, wahrscheinlich auch nie einen Orgasmus erlebt – jedenfalls nicht regelmäßig – und sich deshalb auf den Tag gefreut, an dem sie endlich sagen konnten: „Tut mir leid, Liebling, aber ich bin in den Wechseljahren. Hier ist jetzt geschlossen."

Wenn dies der Stand der Dinge ist, so ist das sehr bedauerlich, und zwar aus zwei Gründen: Erstens, weil dieses Paar wahrscheinlich bislang kein glückliches Sexualleben hatte, und zweitens, weil diese Frau möglicherweise nie einen Orgasmus erlebt hat. Mit ihrer Einstellung wird es wohl auch in Zukunft nicht mehr dazu kommen. Die Menopause kann zwar von einigen Frauen als Vorwand benutzt werden, um ihre sexuelle Aktivität zu beenden, an sich hat sie aber mit der Qualität des Sexuallebens eines Paares nur wenig zu tun.

Sexuelle Langeweile

Dann gibt es Frauen, die zwar Orgasmen erleben, Sex aber absolut langweilig finden. Deshalb legen sie das Thema einfach ad acta, sobald die Menopause erreicht ist. Wenn bei einem Paar im Bett jahrzehntelang immer alles nur nach Schema F abläuft und vor allem der Mann auf dieser Routine beharrt und nicht bereit ist, auf die Wünsche seiner Frau einzugehen und etwas zu verändern, dann kann es sein, dass sie die Menopause als Vorwand nutzt, um sich ihm ganz zu entziehen.

Eine Ursache dafür, dass ein Paar sich in puncto Sex immer nur auf ausgetretenen Wegen bewegt, kann mangelnde Kommunikation sein. Wenn er während der letzten Jahrzehnte ihre Beschwerden ignoriert hat, ist die Chance gering, dass er ihr an diesem Punkt ihrer Beziehung anbietet, ein besserer Liebhaber zu werden. Damit könnte die Menopause das Ende ihrer sexuellen Beziehung bedeuten.

In Wirklichkeit schneiden sich beide damit ins eigene Fleisch. Ein Paar sollte sein Leben lang Sex gemeinsam genießen, auch wenn beide schon über 90 Jahre alt sind. Auf Sexualität ganz zu verzichten, fügt der Beziehung beträchtlichen Schaden zu. Es gibt Paare, die in dieser Situation einen Weg finden, die Kommunikation wiederherzustellen. Wenn sie es nicht allein schaffen, rate ich auch hier wieder dazu, einen Sexualtherapeuten oder einen Eheberater aufzusuchen.

Sally

Sally hatte immer Spaß am Sex, doch als sie in die Wechseljahre kam, ging dieses Verlangen plötzlich zurück. Sie hatte eine vage Vorstellung davon, was in der Menopause auf eine Frau zukommt, und unter anderem auch gehört, dass damit das Sexualleben für die Frau beendet sei. Zwar mochte sie das nicht so recht glauben, in ihrem persönlichen Fall schien es aber doch zu stimmen.

Natürlich war die Menopause nicht die einzige Veränderung in Sallys Leben. Nachdem die Kinder aus dem Haus waren, hatte sie ihren Beruf wieder aufgenommen. Auch ihr Mann hielt das für eine gute Idee. So konnten sie ihr Gehalt für die gemeinsame Rente zurücklegen. Sein Versprechen, ihr dann mehr bei der Hausarbeit zu helfen, setzte er aber leider nicht in die Tat um. Sally brüllte ihn deshalb gelegentlich an, woraufhin er diese oder jene Kleinigkeit erledigte. Doch das war's dann auch wieder. Irgendwann war Sally die Schimpferei leid, erwartete jedoch auch gar nicht mehr, dass ihr Mann ihr half. Aber sie nahm ihm übel, dass sie den ganzen Tag arbeiten und sich zusätzlich am Abend allein um den gesamten Haushalt kümmern musste.

Physiologische Aspekte

Gibt es Frauen, die ein sehr gutes Sexualleben hatten und dann plötzlich nach der Menopause das Interesse an Sex verlieren? Ja, das kommt tatsächlich vor. Und es spricht einiges dafür, dass die Veränderung des Hormonhaushalts einen gewissen Prozentsatz der Frauen auf diese Weise beeinträchtigt. Wenn Ihr sexuelles Verlangen nach Eintritt der Menopause nachlässt, kann diese Abnahme Ihrer Libido körperlich bedingt sein. Wahrscheinlich liegen jedoch sowohl psychische als auch physische Ursachen zugrunde. Mit anderen Worten: Es gibt bestimmte Nebenwirkungen, die mit dem Rückgang der Hormonproduktion zusammenhängen, dies allein sollte jedoch nicht ausreichen, um jedes sexuelle Verlangen zu unterbinden.

Wie gesagt, ich bin keine Ärztin. Und selbst Ärzte können nicht mit Sicherheit sagen, inwieweit die hormonellen Veränderungen nach der Menopause das Sexualleben der Frauen beeinträchtigen. Da es jedoch einen ungeheuer großen Markt für Hormonersatzpräparate gibt, sind die Arzneimittelhersteller eifrig bemüht herauszufinden, welche positiven Wirkungen es haben könnte, wenn Frauen Hormone nehmen.

Testosteron zum Beispiel ist zwar ein männliches Hormon, wird jedoch auch im weiblichen Körper in geringen Mengen produziert. Da die Testosteronproduktion nach der Menopause abnimmt, kamen einige Forscher auf den Gedanken, dass eine Testosterontherapie möglicherweise jenen Frauen helfen könnte, die kein sexuelles Verlangen

mehr spüren. Die ersten Tests wurden mit Frauen durchgeführt, die keine Hormone mehr produzieren konnten, da Gebärmutter und Eierstöcke (in denen bei der Frau Testosteron produziert wird) operativ entfernt worden waren. Klinische Studien haben ergeben, dass Frauen wieder stärker den Wunsch nach Sex haben, wenn sie Testosteron einnehmen. Eine andere Studie mit einem Testosteron-Pflaster für Frauen (entsprechende Pflaster für Männer enthalten eine zu hohe Dosis) hat ebenfalls positive Ergebnisse gezeigt. Bisher hat die US-amerikanische Behörde für Nahrungs- und Arzneimittel Testosteron zur Steigerung des sexuellen Verlangens bei Frauen noch nicht zugelassen, das kann aber irgendwann der Fall sein. In Deutschland und Frankreich ist das Testosteron-Pflaster bereits seit 2007 auf dem Markt. Die Einführung in den anderen europäischen Ländern soll bis 2008 erfolgen. Gemäß der Arzneimittelzulassung dient es der Behandlung von Frauen, die nach der Entfernung von Gebärmutter und Eierstöcken unter sexueller Lustlosigkeit leiden.
Trotzdem sollte man sich klarmachen, dass die Ursache – oder die Ursachen – für den Verlust des sexuellen Verlangens nach der Menopause wahrscheinlich eher in der Kombination verschiedener psychischer Belastungen zu suchen ist, die mit dieser Phase im biologischen Leben einer Frau verbunden sind, und nicht so sehr in einem Mangel an Hormonen. Und auch wenn es Frauen gibt, bei denen die Hormonproduktion stärker zurückgeht als bei anderen und diese vielleicht von einer solchen Behandlung profitie-

ren – ehe die Sicherheit dieser Therapie nicht ausreichend bewiesen ist, sollte meiner Ansicht nach keine Frau, deren sexuelles Verlangen nach der Menopause abgenommen hat, traurig darüber sein, dass die entsprechende Hormontablette oder das Hormonpflaster noch nicht auf dem Markt ist. Denn es ist bekannt, dass die Hormonersatztherapie mit Nebenwirkungen verbunden ist – zum Teil mit sehr gefährlichen. Bei der Einnahme von Testosteron oder anderen „männlichen" Hormonen, den sogenannten Androgenen, sind zwar nur geringe Nebenwirkungen bekannt, wie etwa stärkerer Haarwuchs im Gesicht. Aber bedenken Sie, wie lange es gedauert hat, bis einige der negativen Wirkungen der Hormonersatztherapie entdeckt wurden.

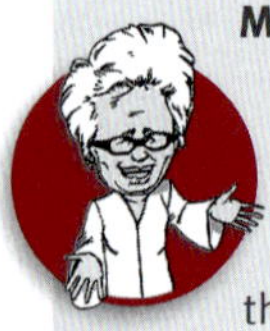

Mein Rat

Wenden Sie sich zuerst den psychologischen Aspekten zu – vielleicht lässt sich Ihr Sexualleben mit ein paar kleinen „mentalen Anpassungen" wieder in Schwung bringen. Die Hormonersatztherapie sollten Sie zunächst einmal nur als letzten Ausweg in Erwägung ziehen.

Schauen wir uns die psychischen Probleme an, die ich meine. Ein Beispiel haben wir bei Sally erlebt. Sie hatte zwar die Menopause erreicht, aber es gab auch andere Veränderungen in ihrem Leben, die die Beziehung zu ihrem Mann belastet haben. Die negativen Gefühle ihrem Mann gegenüber haben dazu geführt, dass sie keinen Sex mehr mit ihm haben wollte. Das ist vollkommen logisch, aber ihr war nicht bewusst, was mit ihr los war, weil sie die Schuld für ihr mangelndes sexuelles Verlangen einfach auf die Wechseljahre geschoben hat.

Wenn eine Frau keine Lust mehr auf Sex hat – und dies gilt ganz unabhängig davon, ob sie nun die Menopause erreicht hat oder nicht –, sollte sie zuallererst ihr Leben insgesamt einmal daraufhin abklopfen, ob es irgendwelche Veränderungen gibt, die ihr Sexualleben beeinträchtigt haben könnten.

Ageism: Diskriminierung aufgrund des Alters

Ein weiterer Faktor, der sich dämpfend auf das sexuelle Verlangen bei älteren Menschen auswirkt, sind Vorurteile. Es gibt bestimmte, allgemein gültige Vorstellungen hinsichtlich älterer Menschen, die häufig sogar von diesen selbst geteilt werden, aber einfach nicht den Tatsachen entsprechen. Dazu gehört beispielsweise die Überzeugung, ältere Menschen seien nicht sexy. Das ist Blödsinn. Menschen können Sex haben und genießen, bis sie weit über 90 Jahre alt sind. Und wenn sie Partner haben, die mit ihnen Sex haben möchten, dann sind sie natürlich auch sexy. Diese Diskriminierung von älteren Menschen ist ebenso beunruhigend wie Rassismus oder Sexismus, und die Klischees, die durch Ageism entstehen, können zweifellos eine schädliche Wirkung auf Menschen ausüben.

Wenn Sie mit der Vorstellung aufwachsen, dass Sie im Alter nicht mehr sexy sind und Ihnen diese Botschaft Ihr Leben lang vermittelt wird, dann wird das zu einer „sich selbst erfüllenden Prophezeiung“, und Ihre Erwartung wird dementsprechend auch eintreffen. Es gibt ältere Menschen, die sofort versuchen, ihre Gefühle zu unterdrücken, wenn sie eine sexuelle Erregung spüren. Sie denken, das sei in ihrem Alter nicht mehr angemessen. Vor allem, wenn der oder die Betroffene keinen Partner hat. Dabei ist das selbstverständlich sehr wohl „angemessen“. Ihr Sexualleben ist nicht damit abgeschlossen, dass Sie ein bestimmtes Alter erreicht haben.

Sex dient nicht nur zur Fortpflanzung

Ein anderer Mythos, der sich negativ auf einige ältere Menschen auswirkt, ist die Auffassung, Sex diene einzig und allein der Fortpflanzung und deshalb solle eine Frau keinen Sex mehr haben, sobald sie die Menopause erreicht hat und nicht mehr schwanger werden kann. Auch das ist Unsinn. Erstens wäre das Frauen gegenüber absolut unfair, da Männer bekanntlich bis zu einem Alter von 80, 90 und sogar darüber hinaus noch fortpflanzungsfähig sind. Somit wäre lediglich den Männern „gestattet“, ihre Sexualität auszuleben. Doch da nur ein sehr geringer Prozentsatz der vollzogenen Geschlechtsakte im Leben eines Menschen tatsächlich eine Schwangerschaft zur Folge hat, ist der Gedanke, Menschen würden nur miteinander schlafen, um Kinder zu zeugen, einfach lächerlich.

Sex ist kein Kontaktsport

Eine weiteres Argument, das wir dem Ageism zu verdanken haben, lautet: Ältere Menschen sind zu gebrechlich, um noch Sex zu haben. Auch diese Behauptung ist ausgemachter Schwachsinn. Sicher, ältere Menschen müssen sich mit den körperlichen Veränderungen arrangieren, die nun einmal mit dem Älterwerden verbunden sind. Aber solange sie keine schwerwiegenden gesundheitlichen Probleme haben, wird niemand von ihnen zu schwach sein, um sexuelle Freuden erleben zu können. Schließlich haben zwei Menschen beim Sex zwar Körperkontakt, trotzdem haben wir es hier doch nicht mit einem „Kontaktsport" zu tun, bei dem sich die Beteiligten gegenseitig Schäden zufügen können.

Im Gegenteil, Sex ist sogar sehr gut für Ihre Gesundheit. Wenn Sie glauben, ab einem gewissen Alter sei Sex nicht mehr angemessen, verzichten Sie auch auf die damit verbundenen gesundheitlichen Vorteile.

Körperliche Probleme schließen Sex nicht aus

Ein kleines körperliches Problem kann durch die psychologischen Aspekte, die es nach sich zieht, zu einem großen Hindernis werden. Also selbst wenn die Ursache eines sexuellen Problems letztlich physischer Natur ist, kann der beste Lösungsweg schließlich darin bestehen, zu lernen, wie man mit den psychischen Auswirkungen des körperlichen Problems umgeht.

Carla

Carla war immer ein sehr sinnlicher Mensch, aber Sex sollte für sie möglichst spontan ablaufen. Da sie sehr schnell sexuell erregt war, gab es früher diesbezüglich auch nie ein Problem. Wenn ihr Mann mit ihr schlafen wollte, war sie schnell bereit. Auch nach der Menopause verspürte sie noch immer den Wunsch nach Sex, doch die Tatsache, dass ihre Vagina nicht mehr feucht wurde, stellte für Carla ein großes Handicap dar. Obwohl sie es eigentlich besser wusste, hielt sie dies für ein Zeichen mangelnder Erregung. Und immer, wenn ihr Ehemann den Vorschlag machte, doch ein Gleitmittel zu benutzen, reagierte sie sehr ungehalten und behauptete, das würde die ganze Spontaneität ihres Liebesspiels zerstören.

Carlas Situation zeigt sehr deutlich, was im Sexualleben einer Frau nach der Menopause schieflaufen kann. Die Trockenheit der Scheide, die sie bei sich erlebt hat, ist eine vollkommen natürliche Erscheinung, wenn man in die Wechseljahre kommt. Wenn der Östrogenspiegel sinkt, so bringt dies eine ganze Palette von körperlichen Veränderungen mit sich. Die kleinen Schamlippen, Klitoris, Uterus und Ovarien bilden sich zurück. Die Wände der Scheide werden dünner und glatter, die weiche Polsterung durch die zahlreichen Falten fällt also weg; die Elastizität der Vagina nimmt ab, dadurch verengt sich die Öffnung und die Scheide wird auch insgesamt kürzer und enger.

Hinzu kommt, dass die Scheidenschleimhaut weniger Flüssigkeit absondert. Es kann länger dauern, bis die vaginale

Feuchtigkeitsproduktion einsetzt, und die Produktionsmenge ist geringer. All diese Reaktionen hängen mit einer Verlangsamung des Blutflusses in die Beckenregion bei sexueller Erregung zusammen.

Außerdem ändert sich der pH-Wert des Vaginalsekrets, es ist nicht mehr so sauer. Ein solches Scheidenmilieu bietet einen geringeren Schutz gegen Keime, wodurch sich das Risiko, an einer Harnwegsinfektion zu erkranken, erhöht. Man spricht bei dieser Symptomkonstellation von atrophischer Vaginitis. Auch der Tonus der Beckenbodenmuskulatur wird schwächer, dadurch kann es zu Harninkontinenz, Zystitis und Vaginitis kommen. All diese Veränderungen können dazu führen, dass der sexuelle Verkehr mit Unannehmlichkeiten, in einigen Fällen sogar mit Schmerzen verbunden ist. Für die Frau kommt als weiteres Problem hinzu, dass ältere Männer normalerweise länger brauchen, bis sie zum Orgasmus kommen – auch diejenigen, die in ihrer Jugend ejakuliert haben wie die Weltmeister. Durch diese Verlängerung des Geschlechtsaktes kann es zu vaginalen Blutungen kommen.

All dies kann natürlich der Lust auf Sex einen gehörigen Dämpfer verpassen. Als Reaktion darauf meiden einige Frauen sexuellen Verkehr möglichst ganz. Aber das ist ein großer Fehler: Auch wenn ein aktives Sexualleben nicht mehr so abläuft wie früher, kann es doch sehr befriedigend sein.

Heilmittel

Eine Behandlungsmöglichkeit, auf die man bei diesen Symptomen zurückgreifen könnte, ist die Hormonersatztherapie. Doch wie ich schon sagte, kann diese Behandlung zwar hilfreich sein, sie ist aber mit Risiken verbunden. Eine Alternative bei vaginaler Trockenheit und den sich daraus ergebenden Problemen wäre, ein Hormonpräparat (zum Beispiel *Vagifem*) direkt in die Scheide einzuführen. Die in dieser Vaginaltablette enthaltenen Hormone sind sehr niedrig dosiert. Dieses Medikament ist kein Gleitmittel, sondern bewirkt, dass die natürliche Feuchtigkeitsproduktion in der Vagina wieder funktioniert. Aufgrund der niedrigen Hormondosierung sind auch die Risiken geringer. Sie sollten mit Ihrem Gynäkologen über diese Möglichkeit sprechen, denn die Tabletten sind verschreibungspflichtig.

Falls Sie beim Sexualakt Schmerzen haben, bieten künstliche Gleitmittel wie zum Beispiel AquaGlide, Flutschi oder Billy Boy Gleitgel eine ungefährliche Lösung des Problems. Solche Gele gibt es mit den verschiedensten Düften oder auch auf rein biologischer Basis. Wenn Sie eines dieser Mittel benutzen, kann der Penis des Mannes wieder genauso leicht und genussbringend für beide Partner hin- und hergleiten wie immer. Wo ist da also überhaupt ein Problem?

Zurzeit wird nach weiteren medikamentösen Behandlungsmöglichkeiten geforscht, die dieselbe Erleichterung bringen wie die Hormonersatztherapie, jedoch ohne die damit verbundenen Risiken. Es gab zahlreiche Gerüchte, dass die Medikamente, die man für Männer entwickelt hat, wie zum Beispiel *Viagra*, auch bei Frauen wirksam seien. Das scheint nicht der Fall zu sein, muss aber nicht heißen, dass man keine anderen Arzneimittel finden wird, die für Frauen hilfreich sind. Nach dem sensationellen Erfolg, den man mit *Viagra* erzielt hat, ist die Pharmaindustrie ganz wild darauf, ein entsprechendes Mittel für Frauen zu entwickeln.

Ursache oder Wirkung?

Einige Frauen benutzen das Argument der trockenen Scheide und den damit verbundenen Unannehmlichkeiten als Vorwand, um keinen Sex mehr zu haben. Viele von ihnen gehören wie erwähnt zu den Frauen, die noch nie Spaß am Sex hatten. Das ist traurig für sie, erklärt jedoch ihre ablehnende Haltung in puncto sexueller Aktivität nach der Menopause.

Und dann gibt es Frauen wie Carla, die diese mit den Wechseljahren nun einmal verbundenen Veränderungen nicht wahrhaben wollen und leugnen, statt sich der neuen Situation zu stellen. Sie gestehen sich nicht ein, dass ihre Körper einen Reifeprozess durchmachen und unternehmen auch nicht die erforderlichen Schritte, um die Auswirkungen abzumildern. Stattdessen machen sie gar nichts.

Wieder andere wissen nicht, wie sie ihrem Partner vermitteln sollen, was sich gerade in ihrem Körper abspielt. Viele fühlen sich sogar irgendwie schuldig und versuchen lieber, den Sexualakt möglichst ganz zu vermeiden, als mit

ihrem Mann darüber zu sprechen, dass ihre Scheide jetzt trockener ist und sie ein künstliches Gleitmittel verwenden sollten.
Und da es leider viel zu viele Männer gibt, die gar nicht wissen, dass Scheidentrockenheit in dieser Lebensphase ein ganz natürliches Phänomen ist und ihre Frau voraussichtlich ebenfalls davon betroffen sein wird, können sie ihre Partnerin in diesem Stadium auch nicht liebevoll unterstützen. Stattdessen verschlimmern sie das Problem noch dadurch, dass sie ärgerlich werden, weil es mit ihrem Sexualleben derart den Bach hinuntergeht.

Wenden Sie Negatives in Positives

Die Alternative? Sie erklärt ihm, was los ist und dass sie ein künstliches Gleitmittel benutzen sollten. Er wird damit einverstanden sein, und zwar aus mehreren Gründen. Erstens ist er wahrscheinlich nicht bereit, auf Sex zu verzichten. Wenn es also eine Lösung gibt für das Problem, wird er sich mit Sicherheit gern darauf einlassen. Und da ältere Männer eine körperliche Stimulation brauchen, um eine Erektion zu haben, wird er es garantiert sehr erregend finden, wenn sie seinen Penis mit einem Gleitmittel einreibt. Und da beide wegen ihrer jeweiligen Probleme psychisch sehr verletzbar sind, kann ihre intime Beziehung gestärkt werden, wenn sie auf diese Weise zusammenarbeiten. Mit anderen Worten: Diese Vorbereitung auf den Sexualakt kann als Teil des Vorspiels die sexuelle Erregung beider Partner steigern. Paare, die sich früher nie lange beim Vorspiel aufgehalten haben, genießen daher in dieser Phase ihres Lebens Sex häufig sogar mehr als jemals zuvor. Das ist doch ein Silberstreif am Horizont!

Falsche Vorstellungen und eine unangemessene Einstellung gegenüber dem Alterungsprozess, die über Jahre hinweg entwickelt wurden, können mehr Schaden im Sexualleben eines Paares anrichten als jedes körperliche Problem. Sie müssen zwar gewisse Schritte unternehmen, um die körperlichen Veränderungen auszugleichen, wichtiger ist jedoch die richtige mentale Einstellung dazu. Mit einer positiven Grundhaltung wird sich Ihr Sexualleben wahrscheinlich verbessern. Schlagen Sie einen negativen Kurs ein, wird sich Ihr Sexualleben voraussichtlich in Luft auflösen.

Mein Rat

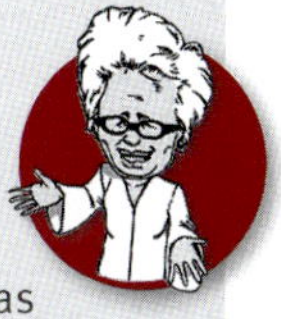

Studien haben gezeigt, dass Frauen Symptome wie Scheidentrockenheit, das Dünnerwerden der Scheidenwände und das Schrumpfen der Vagina nach der Menopause abmildern können, indem sie mindestens zweimal pro Woche Sex haben. Das kann ich nur bestätigen: Je aktiver ältere Frauen in dieser Richtung sind, desto weniger werden sie unter den Begleiterscheinungen der Menopause zu leiden haben, die die Sexualfunktion beeinträchtigen.

Sorgenfreier Sex

Ganz egal, für welche Art der Verhütung ein Paar sich entschieden hat – und manche verwenden sogar mehrere Formen gleichzeitig –, die Angst vor einer unerwünschten Schwangerschaft ist immer präsent, vor allem bei der Frau. Mit der Menopause fällt diese Sorge weg. Viele Frauen empfinden das als große Erleichterung. Wenn das Risiko einer unerwünschten Schwangerschaft nicht mehr gegeben ist, kann Sex sehr viel befriedigender sein. Die einzige Motivation für Sex besteht jetzt darin, gemeinsam ein lustvolles Erlebnis zu teilen. Frauen, die sich früher geweigert haben, irgendwo anders Sex zu haben als unter der Bettdecke, können plötzlich eine ganz neue, abenteuerlustige Seite an sich entdecken. Hinzu kommt der Vorteil, dass man keine Rücksicht mehr auf „gewisse Tage" nehmen muss. Es ist zwar nichts Schlimmes dabei und auch nicht gefährlich, wenn eine Frau während ihrer Periode Sex hat. Aber es ist doch eine unsaubere Geschichte und viele Paare verzichten darauf. Nach der Menopause ist kein Verzicht mehr erforderlich: Ein Paar kann jederzeit miteinander schlafen, 365 Tage im Jahr. Und wenn beide Partner pensioniert sind, sogar zu jeder Tages- und Nachtzeit, rund um die Uhr, 7 Tage die Woche! Verbinden Sie diese optimalen Voraussetzungen mit der wiedergewonnenen Privatsphäre, die Ihnen das „leere Nest" beschert, und Sie werden verstehen, warum viele Paare der Meinung sind, ihr Sexualleben sei nie schöner gewesen als in dieser Lebensphase.

Die andere Seite der Medaille

Natürlich gibt es auch eine Kehrseite: Einige Veränderungen, die durch die Menopause verursacht werden – oder durch den Alterungsprozess allgemein –, können sich negativ auf Ihr Sexualleben auswirken. In den meisten Fällen bekommt man diese Auswirkungen aber gut in den Griff oder kann sie sogar vollständig ausschalten.

Zwei Faktoren, unter denen einige Frauen nach der Menopause zu leiden haben, sind Hitzewallungen und nächtliche Schweißausbrüche. Letztere können dazu führen, dass Frauen nicht mehr ausreichend Schlaf bekommen. Wenn Sie natürlich tagsüber Mühe haben, die Augen offenzuhalten, wird sich Ihre Lust auf Sex in Grenzen halten. Ich will damit nicht sagen, dass Sie immer in Top-Form sein müssen, um Sex genießen zu können. Sie brauchen aber doch ein gewisses Maß an Energie, das aufgrund der schlaflosen Nächte möglicherweise nicht mehr vorhanden ist.

Die gute Nachricht ist, dass die Wechseljahre nach einer gewissen Zeit vorüber sind. Irgendwann werden diese Symptome also von ganz allein verschwinden, und Ihr Energiepegel wird wieder steigen, sobald Sie nachts wieder ausreichend schlafen können. Da diese Phase jedoch einige Zeit andauert, sollten Sie Ihren Zeitplan für sexuelle Begegnungen währenddessen der aktuellen Situation anpassen. Finden Sie heraus, zu welchen Zeiten sie am meisten Energie haben und verabreden Sie sich dann mit Ihrem Partner. Wahrscheinlich sind Sie zumindest morgens einigermaßen fit, weil Sie auf die eine oder andere Weise doch zu ein paar Stunden Schlaf gekommen sind. Vielleicht ist das eine gute Zeit. Versuchen Sie auch, ab und zu ein kleines Nickerchen in Ihren Tagesablauf einzubauen und nutzen Sie dann die so gewonnene Energie mit Ihrem Partner.

Das Feuer in Gang halten

Raffen Sie sich auf und schlafen Sie mit Ihrem Partner, auch wenn Ihnen die Energie und die Lust fehlen, um einen Orgasmus zu haben. Frauen müssen beim Sexualakt keine aktive Rolle übernehmen – als normale Praxis würde ich Ihnen das natürlich nicht empfehlen, aber für diesen begrenzten Zeitraum rate ich Ihnen dazu, mit Ihrem Partner sexuell zu verkehren, auch wenn Sie nicht viel Energie haben. Das ist besser, als ihn auf dem Trockenen sitzen zu lassen. Wenn Sie beim Liebesspiel dann plötzlich merken, dass Sie doch noch in Fahrt kommen und sexuell erregt sind, sollten Sie auch versuchen, einen Orgasmus zu bekommen. Doch selbst wenn das nicht geschieht, ist dieses Vorgehen sehr förderlich für Ihre Beziehung. Sie sollten es nicht so weit kommen lassen, dass Ihr Partner sexuell frustriert ist. Sie müssen nicht so häufig miteinander schlafen wie früher, als Sie noch voller Energie waren – aber lassen Sie auch nicht zu viel Zeit dazwischen verstreichen. Wenn in einer Ehe kein Sex mehr stattfindet, ist die Beziehung in ihrem Fundament gefährdet. Und wenn dieser Zustand zu lange andauert, sind diese Schäden möglicherweise irreparabel.

Nervöse Reizblase

Viele Frauen leiden im Alter unter einer sogenannten „nervösen Reizblase“. Schätzungen zufolge geben fast 50 Prozent der über 65-Jährigen an, dass sie Probleme in diesem Bereich haben. In leichten Fällen bedeutet das: Man muss einfach häufiger zur Toilette. Schwerwiegender ist es, wenn eine Frau inkontinent wird und deswegen Angst hat, überhaupt noch das Haus zu verlassen.

Der ständige Harndrang wirkt sich in mehrfacher Hinsicht negativ auf ihr Sexualleben aus. Viele Frauen fürchten, dass sie während des Geschlechtsaktes Urin verlieren und verzichten daher auf Sex. Andere brechen ihre sozialen Kontakte ab, werden depressiv und sitzen schließlich vereinsamt zu Hause. Bei Depressionen wiederum sinkt häufig der Pegel sexueller Erregung immer weiter ab, wie wir in Kapitel 5 noch sehen werden.

Das Schreckliche daran ist vor allem, dass diese Frauen oft unnötig leiden. Viele halten eine überaktive Blase für eine normale Begleiterscheinung des Alterungsprozesses und unternehmen deshalb nichts dagegen. Es stimmt zwar, dass viele ältere Frauen dieses Problem haben – das heißt jedoch nicht, dass Ihr Arzt Ihnen nicht helfen kann. Es gibt medikamentöse Behandlungen, die einer Frau wieder dazu verhelfen, ihre Blase zu kontrollieren. Wenn Sie von diesem Problem betroffen sind, reden Sie sich nicht ein, es gebe keinen Ausweg. Es muss Ihnen überhaupt nicht peinlich sein, darüber mit Ihrem Arzt zu sprechen – raffen Sie sich auf und vereinbaren Sie einen Termin bei Ihrem Arzt oder Ihrer Ärztin.

Andere medizinische Probleme

Blasenschwäche kommt zwar bei älteren Frauen ziemlich häufig vor, aber es gibt auch andere medizinische Probleme, die das Sexualleben einer Frau beeinträchtigen können. Störungen der weiblichen Organe sind oft mit Schmerzen oder sonstigen Unannehmlichkeiten verbunden. Da ich keine Ärztin bin und auch nicht möchte, dass Sie sich etwas einreden und immer gleich für ernsthaft krank halten, sobald es irgendwo zwickt, werde ich Ihnen hier nicht sämtliche potenzielle Probleme auflisten. Ich möchte nur, dass Sie sich untersuchen lassen, sobald Sie das Gefühl haben, irgendetwas sei nicht in Ordnung. Lassen Sie sich nicht von dem Gedanken verleiten, ein bestimmter Schmerz hinge eben „einfach mit dem Alter zusammen" und sei nichts Ernstes. Falls doch, würde die Sache nur schlimmer, wenn Sie sich nicht behandeln lassen. Sie sollen kein Hypochonder werden, aber gehen Sie regelmäßig zur Kontrolluntersuchung und sprechen Sie mit Ihrem Arzt darüber, wenn Sie körperliche Veränderungen an sich feststellen. Überlassen Sie ihm die Entscheidung, ob ein bestimmtes Symptom näher untersucht werden muss.

Die Frage ist also, wie man damit umgeht, wenn die Lust auf Sex im Alter verloren geht. Da Sie dieses Buch bis hierher gelesen haben, wissen Sie, dass solche Schwierigkeiten

auftreten können, und haben damit auch die Möglichkeit, etwas dagegen zu unternehmen. Sollten Sie über einen längeren Zeitraum hinweg keine sexuelle Erregung mehr empfinden, müssen Sie etwas über die möglichen Ursachen wissen. Dann können Sie sich sagen: „Aha, es muss mit dieser Gegebenheit zusammenhängen, dass ich eine Abneigung gegen Sex habe." Ja und dann? Sollten Sie gerade Sex haben! All unsere Triebe werden in irgendeiner Weise durch einen Auslöser geweckt. Sicher haben Sie schon die Erfahrung gemacht, dass Sie zur üblichen Essenszeit überhaupt keinen Hunger hatten. Trotzdem haben Sie sich an den Tisch gesetzt und genauso viel gegessen wie sonst. Der Geschmack der Nahrungsmittel hat Ihren Gaumen angeregt und plötzlich spürten Sie auch wieder, dass Sie hungrig waren. Genauso ist es beim Sex. Wenn Sie keine sexuelle Erregung empfinden, heißt das noch lange nicht, dass dies auch so bleibt, wenn Sie nackt neben Ihrem Partner im Bett liegen, ihn berühren und küssen, von ihm berührt und geküsst werden. Sie müssen sich eben nur an den Tisch setzen, um es einmal so auszudrücken.
Gewiss gibt es auch Zeiten, wo Sie sich wegen eines bestimmten gesundheitlichen Problems so unwohl fühlen, dass es wirklich zu keiner sexuellen Erregung kommt. Von diesen Zeiten spreche ich jetzt nicht. Ich meine die Situationen, in denen Sie sich grundsätzlich gut fühlen, Ihre Libido sich aber aus dem einen oder anderen Grund versteckt hält. In diesen Fällen rate ich Ihnen, die negativen Gefühle, die Sie vielleicht bei dem Gedanken an Sex hegen,

beiseitezuschieben und es auf einen Versuch ankommen zu lassen. Wenn es klappt, fühlen Sie sich wahrscheinlich nachher auch insgesamt besser.

Nutzen Sie Ihre weiblichen Waffen

An dieser Stelle möchte ich ein paar Worte über die „Waffen einer Frau" einschieben: Es steht außer Frage, dass der Alterungsprozess unser Aussehen beeinträchtigt – auch wenn viele Frauen versuchen, dagegen anzukämpfen. Zwar lässt sich manches ganz gut verbergen, aber wenn man beim Sex die Kleidung ablegt, fällt mit den Hüllen auch die Tarnung. Doch nur Mut, die Situation ist alles andere als hoffnungslos! Ältere Frauen können die körperlichen Veränderungen zum Teil durch ihre langjährige Erfahrung wieder wettmachen. Wenn Sie noch mit demselben Partner zusammen sind, so kennen sie ihn sehr gut, und das verschafft Ihnen einen eindeutigen Vorteil. Aber der wird Ihnen nur von Nutzen sein, wenn Sie Ihren Arm ausstrecken und danach greifen – wie nach dem Haltegriff in der Straßenbahn. Wenn Sie sich so verhalten, als hätte sich nichts verändert, dann werfen Sie ein wertvolles Werkzeug weg.

- Nehmen Sie ein Notizbuch zur Hand und analysieren Sie die Beziehung zu Ihrem Partner.
- Überlegen Sie, ob es Hinweise auf Schwierigkeiten oder konkrete Verbesserungsvorschläge gab.
- Machen Sie sich Gedanken darüber, wie Sie Sex haben und welche Änderungen man einführen könnte.

- Lesen Sie ein Buch über sexuelle Techniken und suchen Sie sich Stellungen oder Praktiken aus, die Sie noch nie ausprobiert haben, an denen Sie aber möglicherweise beide Spaß hätten. Überlegen Sie sich in Ruhe, was Ihnen gefallen könnte.

Ich möchte nicht, dass irgendjemand sich dazu gedrängt fühlt, Stellungen einzunehmen, die er als unangenehm empfindet. Aber Sie sollten auch nicht einfach automatisch etwas ablehnen. Machen Sie sich also in aller Ruhe einmal Gedanken über Ihr Sexualleben und versuchen Sie, Bereiche zu entdecken, in denen Veränderungen möglich wären.

Laura und Paul

Paul hatte sich immer oralen Sex gewünscht und dies während der ersten 25 Ehejahre auch öfter signalisiert, Laura war aber nur sehr selten darauf eingegangen. Trotzdem war ihr Sexualleben für beide sehr befriedigend. In verschiedenen Magazinen hatte Laura dann gelesen, dass Männer im Alter körperliche Stimulationen brauchen, um eine Erektion zu haben. Oraler Sex, so hieß es dort, sei besonders gut dazu geeignet, dem Partner zu einer Erektion zu verhelfen. Als schließlich deutlich wurde, dass Paul dieses Stadium erreicht hatte, wo er auf die Unterstützung seiner Partnerin angewiesen war, beschloss Laura, ihren Widerwillen zu überwinden. Da es ihre eigene Entscheidung war, hatte sie jetzt das Gefühl, die Situation unter Kontrolle zu haben. Und bald machte sie die Erfahrung, dass sie es als sehr angenehm empfand, Paul in gewissem Sinne „in der Hand zu haben“. Und er hat sich sicherlich nicht beklagt, dass er jetzt als Hilfestellung bekam, wonach er sich schon immer gesehnt hatte.

Echte Verführung

Ich weiß, dass sich viele Frauen darüber ärgern, dass sie vom Alterungsprozess stärker betroffen sind als Männer. Daran gibt es in der Tat nichts zu rütteln, und seit es jetzt sogar Medikamente gegen erektile Dysfunktion gibt, fällt für Männer eine weitere unangenehme Begleiterscheinung des Älterwerdens weg, über die sie sich Sorgen machen müssen. Doch wenn ein älterer Mann mit Interesse jungen Mädchen hinterherschaut, bedeutet das nicht, dass er lieber mit einer jungen Frau zusammen wäre. Wenn Sie möchten, dass Ihr Mann seine Aufmerksamkeit weiterhin hauptsächlich auf Sie richtet, müssen Sie an mehreren Fronten Vorarbeit leisten. Dazu gehören Veränderungen, die Ihr Sexualleben betreffen, wie ich sie soeben beschrieben habe. Darüber hinaus müssen Sie aber auch Ihre Persönlichkeit insgesamt attraktiver gestalten – kurbeln Sie also Ihr Gehirn an!

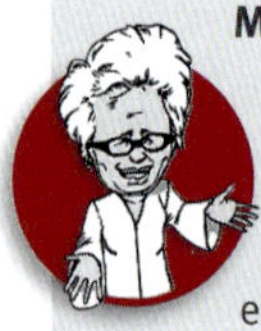

Mein Rat

Ich weiß, wie frustrierend es sein kann, wenn er sich lieber irgendeine Sportsendung im Fernsehen anschaut, als Zeit mit Ihnen zu verbringen. Was nutzen all Ihre weiblichen Waffen, wenn er sie gar nicht beachtet? Sich darüber zu ärgern, dass der Partner gebannt das Spiel seiner Fußballmannschaft verfolgt, ist allerdings pure Zeit- und Energieverschwendung. Informieren Sie sich lieber, wann das Spiel anfängt und wann es zu Ende ist, und überlegen Sie, wie Sie die Zeit vorher und nachher sinnvoll mit Ihrem Partner nutzen könnten. Wenn Sie nicht gern Sportsendungen anschauen, nutzen Sie diese Zeit für etwas, das Ihnen Freude macht. Wenn Ihr Mann sein Leben lang gern Sportsendungen gesehen hat, werden Sie nichts daran ändern können. Aber in den Zeiten dazwischen können Sie gemeinsam etwas unternehmen, das Ihnen beiden gefällt, und das wird Sie wieder zusammenbringen – vorausgesetzt, Sie haben die Sache entsprechend vorbereitet. Bewahren Sie sich eine positive Grundhaltung, dann können Sie Ihre gemeinsame Zeit voll genießen, statt sie mit Schmollen zu vergeuden.

Ich habe festgestellt, dass nichts eine Beziehung so sehr gefährdet wie Langeweile. Setzen Sie Ihre grauen Zellen ein, um jeden Tag so interessant wie möglich zu gestalten – auf diese Weise können Sie Ihre Partnerschaft vor dem nagenden Zahn der Zeit schützen. Gehen Sie zum Beispiel gemeinsam mit Ihrem Partner in ein Museum, so wird er gleich auf zweifache Weise angeregt: durch die Kunst und durch Ihre Gesellschaft – und die Chancen steigen, dass er in dieser Nacht ein fantastischer Liebhaber sein wird! Hängen Sie dagegen den ganzen Abend vor dem Fernseher, während er mit etwas anderem beschäftigt ist, oder womöglich noch in einem anderen Raum sein eigenes Programm sieht, fehlt einfach die Verbindung, wenn Sie später zusammen im Bett liegen. Sie müssen also auf Ihr Äußeres achten, aber mindestens ebenso viel Energie dafür aufwenden, Ihre Beziehung auf Vordermann zu bringen.

In Ihrer derzeitigen Lebensphase haben Sie wahrscheinlich mehr Zeit füreinander als früher. Die Kinder sind aus dem Haus und Sie arbeiten vermutlich nicht mehr so viel – sei es, dass Sie pensioniert sind, sei es, dass Sie sich nicht mehr wie zu Beginn Ihrer Karriere vollkommen verausgaben müssen, um Ihren Platz im Berufsleben zu behaupten. Wenn Sie also jetzt mehr gemeinsame Zeit zur Verfügung haben, geben Sie sich ein bisschen Mühe, sie sinnvoll zu nutzen.

Und fangen Sie nicht an, sich so intensiv um Ihre Enkel zu kümmern, wie Sie das bisher mit Ihren Kindern getan haben – obwohl ich dafür vollstes Verständnis habe, da ich selbst ganz vernarrt in meine Enkelkinder bin. Natürlich sollen Sie Zeit mit Ihren Enkeln verbringen, aber vergessen Sie dabei nicht, auch Zeit für sich zu reservieren. Das ist unabdingbar, wenn Sie Ihr Liebesleben schützen möchten.

Schauen wir den Tatsachen ins Gesicht: Die Zeit kann niemand anhalten. Am besten arrangieren Sie sich einfach mit den Veränderungen, die der Alterungsprozess im Laufe der Jahre so mit sich bringt. Natürlich sind die Maßnahmen begrenzt, die Sie ergreifen können, um sich vor Krankheiten, wie etwa einem Herzleiden, zu schützen – dasselbe gilt für die Gesunderhaltung Ihrer Partnerschaft. Wenn Sie allerdings gar nichts unternehmen, wird Ihre Beziehung darunter leiden – und Sie dementsprechend auch.

Es gibt noch weitere gesundheitliche Probleme, die ich hier nicht erwähnt habe, weil sie beide Partner betreffen und in Kapitel 5 besprochen werden. Im nächsten Kapitel geht es um die Gesundheit der Männer. Aber Sie, liebe Leserin, sollten sich auf jeden Fall die Zeit nehmen, diese Zeilen ebenfalls zu lesen – denn wenn die Sexualfunktionen Ihres Partners beeinträchtigt sind, hat dies auch Auswirkungen auf Ihr Sexualleben.

4 Körperliche Veränderungen, auf die Männer sich einstellen müssen

Meine Damen: Dieses Kapitel auf keinen Fall überspringen!
Es ist allgemein bekannt, dass Männer seit Menschengedenken im Alter unter Haarausfall leiden, die übrig gebliebene lichte Haarpracht nach und nach ergraut, der Bauch immer dicker wird und Erektionen zunehmend Probleme bereiten. Letztere haben ihre Bedrohlichkeit verloren, seit *Viagra* und andere Medikamente gegen erektile Dysfunktion (ED) auf dem Markt sind. Doch selbst wenn sich die Art des Problems, das ältere Männer mit ihren Erektionen haben, zurzeit verändert, ist das Thema erektile Dysfunktion insgesamt noch nicht vom Tisch: Denn nun gibt es andere Schwierigkeiten, mit denen Paare zurechtkommen müssen, und die sind interessanterweise erst aufgetaucht, seit diese Medikamente auf der Bildfläche erschienen sind.
Bevor ich mich jedoch mit diesem Aspekt des Themas befasse, möchte ich auf die Veränderungen zu sprechen kommen, auf die Männer sich einstellen sollten, ehe sie die Möglichkeit in Betracht ziehen, irgendwelche Medikamente gegen erektile Dysfunktion einzunehmen.
Ich habe diese Veränderungen bereits im zweiten Kapitel erwähnt, aber sie sind von so großer Bedeutung, dass ich jetzt erneut darauf zurückkommen und die Einzelheiten

erklären möchte. Denn diese Veränderungen haben nicht nur Auswirkungen auf die Männer, sondern auch auf ihre Partnerinnen.

Der Wegfall psychogener Erektionen

Wenn Jungen die Pubertät durchlaufen und die Hormone allmählich ihre Wirkung entfalten, haben sie häufig Erektionen. Bei einem jungen Mann reicht der geringste Auslöser, und schon wird sein Penis steif. Er muss nur an Sex denken oder sich erotische Bilder vorstellen, das genügt. Man spricht dann von psychogenen Erektionen, weil keine körperliche Stimulation erforderlich ist; es reicht, wenn der Reiz vom Gehirn ausgeht. Je älter ein Mann wird, desto seltener werden diese Erektionen. Und für jeden Mann kommt irgendwann der Zeitpunkt, wo er gar keine psychogenen Erektionen mehr hat.

Achtung! Ich habe nicht gesagt, dass er *keine* Erektionen mehr haben kann, es geht hier nur um *psychogene* Erektionen. Wenn ein Mann in das Stadium kommt, wo er keine psychogenen Erektionen mehr haben kann, ist er auf körperliche Stimulationen angewiesen, damit sein Penis steif wird.

Jeder Mann, der diese Phase noch nicht erreicht hat, wird sich jetzt fragen: „Wann wird das bei mir wohl so weit sein?" Die Antwort lautet: Es gibt da keine bestimmte Altersgrenze. Es kann bereits um die 40 so weit sein, wahrscheinlicher ist es ab 50, nahezu sicher Ende 60. Sie sehen, die Spanne ist ziemlich groß. Doch lange, bevor ein Mann gar keine psychogenen Erektionen mehr hat, wird er bemerken, dass sie sehr viel seltener werden. Ihm wird außerdem auffallen, dass seine Orgasmen nicht mehr so stark sind, dass er bei der Ejakulation weniger Samenflüssigkeit absondert als in seiner Jugend und dass sein Penis anschließend nicht so schnell wieder steif wird – es kann sogar mehrere Tage dauern, nicht mehr nur wenige Minuten, wie es vielleicht mit 18 der Fall war.

All dies sind ganz normale Bestandteile des Alterungsprozesses, die das Sexualleben eines Mannes aber nicht allzu sehr beeinträchtigen sollten. Denn mit etwas körperlicher Stimulation kann er trotzdem noch eine Erektion und einen Samenerguss haben, auch wenn es etwas länger dauert als früher. Und oft gibt es auch hier einen Silberstreif am Horizont: Männer, die sich in ihrer Jugend nicht kontrollieren konnten und Probleme mit frühzeitiger Ejakulation hatten, gewinnen nun mehr Kontrolle über sich als jemals zuvor.

Ken und Eileen

Ken war immer sehr stolz auf seinen Penis, der in erigiertem Zustand etwas größer war, als es der üblichen Norm entspricht. Wenn er eine Erektion hatte, zeigte er seiner Frau häufig seinen Penis, und meistens kam es dann zum Sex. Ab seinem 60. Lebensjahr bemerkte Ken jedoch, dass er nicht mehr so viele Erektionen hatte. Und er glaubte, ohne Erektion könne er auch keinen Sex haben. Seine Frau Eileen empfand es als Zurückweisung, dass ihr Mann jetzt nur noch ein- bis zweimal im Monat mit ihr schlafen wollte, statt wie bisher mehrmals pro Woche.

Sie wusste nicht, was sie davon halten sollte, suchte den Fehler aber bei sich. Darunter litt ihr Selbstwertgefühl, das durch die einsetzende Menopause ohnehin angeschlagen war. Beide reagierten ziemlich gereizt aufeinander. Jeder nörgelte viel mehr am Partner herum, als dies sonst der Fall gewesen war, doch keiner von beiden begriff, was eigentlich vor sich ging.

Nicht diese natürlichen Veränderungen, sondern die Art und Weise, wie ein Paar darauf reagiert, sind das eigentliche Problem. Wenn beide Partner darauf überhaupt nicht eingestellt sind, kommt es häufig zu Fehldeutungen. Er denkt vielleicht, seine Frau sei eben für ihn nicht mehr so attraktiv wie früher. Und sie könnte zu derselben Schlussfolgerung gelangen oder sich sogar ein schlimmeres Szenario vorstellen: dass ihr Mann sie betrügt und mit einer anderen Frau schläft.

Ob es solche Reaktionen gibt? – Ständig! Einige Männer ziehen los und suchen sich eine jüngere Frau, weil sie das für die einzige Möglichkeit halten, ihre Sexualität wieder in Schwung zu bringen. Und manche Frauen, die angesichts dieser Wende des Schicksals ebenso verwirrt sind wie die Männer, verweigern ihren Partnern ohne Angabe von Gründen einfach jeglichen Körperkontakt. Das verschärft natürlich die Situation nur und endet nicht selten damit, dass die Partnerschaft in die Brüche geht.

Wissen jedoch beide Partner, dass ein Mann im Alter immer seltener und schließlich gar keine psychogenen Erektionen mehr hat, ist es relativ leicht, sich auf die neue

Situation einzustellen. Sie müssen nur akzeptieren, dass die Frau den Penis ihres Partners vor dem Sexualakt physisch stimulieren muss. Sie sollte ihrem Mann diese neue Aufgabe nicht verübeln: Es hat nichts mit ihrer erotischen Ausstrahlung zu tun, dass er nun auf ihre Hilfestellung angewiesen ist. Außerdem erhöht sich auf diese Weise der Grad ihrer Vertrautheit, und davon profitieren beide. Die stärkere Intimität führt praktisch zwangsläufig dazu, dass das sexuelle Erlebnis für beide Partner noch intensiver und befriedigender wird. Da *er* jetzt ein Vorspiel braucht, kann er *ihr* Bedürfnis nach einem Vorspiel besser nachvollziehen. Und wenn beide dasselbe Ziel erreichen wollen – den Partner möglichst stark in Erregung zu versetzen –, kann das für ihr Sexualleben nur förderlich sein.

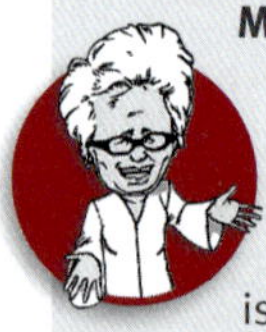

Mein Rat

Wenn der Penis steif wird, füllt er sich mit frischem, sauerstoffreichem Blut. Daher sind Erektionen ausgesprochen wichtig für die Gesunderhaltung des männlichen Glieds. Für junge Männer ist das kein Problem, doch wenn bei älteren Männern die psychogenen Erektionen wegfallen, kann es sein, dass ihr Penis nicht mehr so häufig mit frischem Blut gefüllt wird. Und das ist ungesund. Hinzu kommt: Je häufiger ein Mann Erektionen hat, umso später muss er auf *Viagra* oder ähnliche Medikamente zurückgreifen, denn mit jeder Erektion trainiert er praktisch die Fähigkeit, weitere Erektionen zu haben. Also sollten beide Partner dafür sorgen, dass der

Mann regelmäßig einen steifen Penis hat. Die Erektionen müssen nicht zwangsläufig zum Geschlechtsverkehr führen, das war ja früher auch nicht der Fall. Sie sind einfach aus gesundheitlichen Gründen zu empfehlen.

Her mit den Pillen?

Ist *Viagra*, *Levitra* oder *Cialis* das Mittel der Wahl, wenn ein Mann keine psychogenen Erektionen mehr hat? In diesem Stadium nicht unbedingt, denn es handelt sich hier nicht um eine erektile Dysfunktion, sondern um ein Kommunikationsproblem. Es ist ja nicht so, dass er keine Erektion mehr erlangen kann; er benötigt dazu nur eine physische Stimulation. Es ist sehr viel sinnvoller, seinen Penis zu stimulieren, als darauf zu warten, dass die Wirkung einer entsprechenden Pille einsetzt. Mit zunehmendem Alter kann es dann schon sein, dass er ein Medikament einnehmen muss. Allerdings besteht auch dann die Gefahr, dass es zu Missverständnissen zwischen Mann und Frau kommt. In dieser Lebensphase bedarf es jedoch lediglich der Hilfestellung durch ein paar geschickte Verführungskünste vonseiten der Partnerin – und das ist meiner Meinung nach bedeutend reizvoller (und gesünder), als eine Pille zu schlucken.

Erektile Dysfunktion

Wenn wir uns jetzt einer noch älteren Bevölkerungsgruppe zuwenden, werden wir feststellen, dass einige Männer ab einem bestimmten Zeitpunkt gar keine Erektionen mehr erlangen können, auch dann nicht, wenn sie körperlich stimuliert werden. Oder der Penis wird zwar steif, aber nicht hart genug für eine Penetration. Oder die Erektion dauert nicht lange genug, dass ein Sexualakt möglich wäre. Auch hier gibt es wieder keine bestimmte Altersgrenze, wann dies der Fall sein wird, und bei vielen Männern kommt es gar nicht so weit. Laut *International Journal of Impotence Research* haben Studien ergeben, dass 5 bis 20 Prozent der Männer zwischen 40 und 70 Jahren an Erektionsproblemen leiden. Bei den meisten Männern ist es ein schleichender Prozess, das heißt, zunächst kommt es noch zu Erektionen, dann aber immer seltener, bis es eines Tages gar nicht mehr funktioniert.

Wechseljahre bei Männern?

Es gibt Leute, die von einer „männlichen Menopause" sprechen oder darüber schreiben – zu Unrecht, denn dieser Vergleich hinkt. Jede Frau kommt in die Wechseljahre, und wir wissen genau, woran das liegt und was sich dabei im Körper abspielt. Männer machen zwar auch körperliche Veränderungen durch, diese können aber sehr unterschiedliche Ausmaße annehmen. Ein Absinken des Hormonspiegels ist auch beim Mann für bestimmte Veränderungen verantwortlich, doch psychosexuelle Faktoren können genauso eine Rolle spielen, wenn ältere Männer kein großes Interesse mehr an Sex haben oder die sexuelle Leistungsfähigkeit nachlässt. Die Angst davor, keine Erektion mehr hinzukriegen, kann zum Beispiel dazu führen, dass ein Mann Sex mit seiner Partnerin vermeidet. Und je seltener er Sex hat, desto geringer wird sein Interesse daran.

Mein Rat

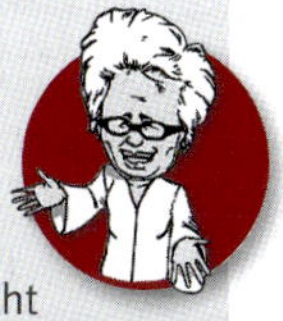

Eine Erektion entsteht dadurch, dass Blut in den Penis gepumpt und dort festgehalten wird. Wenn ein Mann keine Erektion mehr erlangt, kann dies also auch ein Hinweis darauf sein, dass etwas mit seinem Herz-Kreislauf-System nicht in Ordnung ist. Erektile Dysfunktion kann ein frühes Warnsignal für spätere gesundheitliche Probleme sein. Wenn Sie also Schwierigkeiten haben, eine Erektion zu erlangen oder aufrechtzuerhalten, sprechen Sie bitte mit Ihrem Arzt darüber. Das muss Ihnen nicht peinlich sein! Sollten Sie noch mehr Ansporn benötigen, ehe Sie mit der Sprache rausrücken, denken Sie einmal darüber nach, dass Sie vielleicht Ihre erektile Dysfunktion rasch beheben können, wenn die zugrunde liegende Ursache geklärt ist – und zwar, ohne dass Sie irgendwelche Medikamente einnehmen müssen! Ganz zu schweigen davon, dass Sie eventuelle Komplikationen wie etwa einen Herzinfarkt auf diese Weise abfangen können.

Gehen Sie zum Arzt

Wenn Sie Erektionsprobleme haben und glauben, dass Sie wahrscheinlich als Kandidat für eine dieser Wunderpillen infrage kommen, vereinbaren Sie einen Termin bei Ihrem Hausarzt oder bei Ihrem Urologen, der sich auf dieses Gebiet spezialisiert hat. Das ist allerdings keine Garantie dafür, dass man Ihnen eines dieser Medikamente verschreiben wird. Denn falls Sie Probleme mit Herz oder Kreislauf haben, sollten Sie diese Tabletten nicht nehmen. (*Viagra* war ursprünglich entwickelt worden, um Menschen mit Angina Pectoris zu helfen, aber als man diese erstaunliche Nebenwirkung entdeckte, wurde sehr schnell eine neue Marketingstrategie konzipiert. Da *Viagra* also auch auf Ihr Herz wirkt, muss ein Arzt entscheiden, ob dieses oder ein anderes Medikament für Sie das Richtige ist.)

Ich sollte vielleicht noch darauf hinweisen, dass Männer, die rauchen, sehr viel Alkohol trinken, Übergewicht haben und ständig nur auf dem Sofa hocken, eher damit rechnen müssen, dass es bei ihnen zu einer erektilen Dysfunktion kommt. Wenn ein Arzt seinen Patienten also dazu bringen kann, einige dieser Gewohnheiten aufzugeben, verhilft er ihm nicht nur wieder zu seiner Potenz, sondern auch ganz allgemein zu einem besseren Gesundheitszustand. Heutzutage werfen die meisten Menschen lieber eine Pille ein, als sich aus eigener Kraft für ihre Gesundheit einzusetzen, das ist ihnen zu anstrengend. Auf lange Sicht wird die zusätzliche Mühe jedoch durch bessere und langfristige Resultate belohnt.

Mein Rat

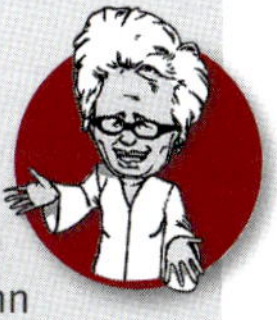

Ich weiß, dass viele Männer diese Medikamente einfach im Internet bestellen und gar nicht zum Arzt gehen. Das trifft vor allem auf junge Männer zu, die noch nicht einmal Erektionsprobleme haben, aber auf Nummer sicher gehen wollen, wenn ihr erstes Date mit einer neuen Frau ansteht. Welche Gründe dagegensprechen? Nun, einen habe ich schon erwähnt: Wenn Sie an einer Herzerkrankung leiden, können Sie sich mit diesen Medikamenten in eine lebensbedrohliche Situation bringen. Und ein weiterer Grund ist von ebenso großer Bedeutung: Erektionsprobleme können nämlich manchmal ein Hinweis auf eine andere Erkrankung sein, zum Beispiel Diabetes. Wenn Sie also wegen Ihrer Erektionsprobleme zum Arzt gehen, werden Sie auf verschiedene mögliche Ursachen hin untersucht, und das kann buchstäblich Ihr Leben retten. Bestellen Sie die Medikamente dagegen einfach im Internet, sind Sie auf sich allein angewiesen. Wenn Ihr Arzt Ihnen grünes Licht gegeben hat und Sie die Medikamente über das Internet billiger erwerben möchten, ist das natürlich Ihre Entscheidung. Doch auch hier muss ich Sie warnen – nicht selten kommt es zu Betrügereien: Sie zahlen, erhalten aber keine oder – was extrem gefährlich sein kann – gefälschte Ware. Ist Ihr Arzt allerdings nicht damit einverstanden, sollten Sie die Medikamente auf keinen Fall unerlaubterweise bestellen. Der Preis könnte am Ende höher sein als der, den Sie ausgehandelt haben ...

Veronica und Jack

Jack hatte ernsthafte Erektionsprobleme. Seine Frau Veronica konnte ihm zwar helfen, indem sie sein Glied oral stimulierte, doch es dauerte immer länger, bis sein Penis steif wurde, und in mehr als der Hälfte der Fälle war die Erektion vorbei, ehe er einen Orgasmus hatte. Ohne mit seiner Frau darüber zu sprechen, ging Jack zum Arzt und ließ sich Viagra verschreiben.

Am selben Abend noch schluckte er eine der Pillen, wartete kurz, strich ein paarmal über seinen Penis und hatte dann eine sehr starke Erektion. Dann stürzte er ins Schlafzimmer, wo Veronica mit ihrem aufgeklappten Laptop auf dem Bett saß, umgeben von einem Berg Papieren. „Schau nur, was ich für dich habe", rief Jack begeistert. Veronica, die am nächsten Morgen wegen einer wichtigen Geschäftsreise in aller Frühe am Flughafen sein musste, stand der Sinn überhaupt nicht nach Sex. Sie war unter Zeitdruck – jetzt bei der Arbeit unterbrochen zu werden, war wirklich das Letzte, was sie gebrauchen konnte. Als sie dementsprechend abweisend reagierte, war er ganz aufgebracht und erzählte ihr, was er getan hatte. Daraufhin wurde sie nur noch wütender, sodass er schließlich masturbieren und auf der Couch schlafen musste …

Als *Viagra* neu auf den Markt kam, führte dies – wie in unserem Beispiel – bei manchen Paaren zu unerwünschten Nebenwirkungen in ihrer Beziehung. Wenn ein Mann, ohne vorher mit seiner Partnerin darüber zu sprechen, einfach eine dieser kleinen blauen Pillen schluckte, um seine Frau anschließend nicht nur mit seiner Erektion, sondern auch mit entsprechenden Erwartungen zu überraschen, löste das bei ihr eher Ärger als sexuelle Erregung aus. Laut Eigenwerbung soll die Wirkung von *Cialis* inzwischen 36 Stunden anhalten. Somit wäre ein Paar nicht mehr dem Druck ausgesetzt, innerhalb einer kurzen Zeitspanne unbedingt miteinander schlafen zu müssen. Doch soweit ich gelesen habe, wirken diese Medikamente nicht bei jedem Mann gleich – ich kann Ihnen also nicht garantieren, dass *Cialis* für Sie die richtige Pille ist. Außerdem haben all diese Medikamente Nebenwirkungen (Kopfschmerzen, Verdauungsprobleme, verstopfte Nase ...). Jeder Mann reagiert anders. Niemand kann Ihnen sagen, welche Pille bei Ihnen eine stärkere oder länger andauernde Erektion hervorruft. Deshalb schlage ich vor – vorausgesetzt, Sie kommen als Kandidat für ein solches Medikament infrage –, Sie probieren alle drei Produkte aus und entscheiden selbst, welches Ihr Favorit ist.

Allerdings können diese Pillen immer noch Probleme in einer Beziehung hervorrufen, auch wenn der zeitliche Druck heute nicht mehr so stark ist wie zu Beginn der Markteinführung. Ein Mann fängt beispielsweise an, diese Medikamente zu nehmen und fühlt sich plötzlich wie ein Teenager – seine Frau macht aber nicht dieselbe emotionale Transformation durch. Das Sexualleben der beiden war vielleicht gerade im Begriff, allmählich zu versickern. Natürlich ist das nicht gut, aber der Mann kann auch nicht erwarten, dass seine Frau jetzt plötzlich wieder ganz wild auf Sex ist, nur weil er eine Pille nimmt. Druck ist Druck, und der bewirkt häufig das Gegenteil von dem, was man erreichen wollte. Selbst wenn sie gern häufiger Sex haben möchte, vergeht ihr wahrscheinlich die Lust, wenn sie sich dazu gedrängt fühlt.

Und dann gibt es wie erwähnt die Frauen, die glücklich sind, wenn ihre Männer keine Erektionen mehr haben können. Sie hatten nie Spaß am Sex, und das würde sich wohl auch in Zukunft nicht mehr ändern, also hatten sie sich darauf gefreut, dass dieser Teil ihrer Partnerschaft nun endlich abgeschlossen war. Ihrer Meinung nach sollten die Männer der Natur nicht ins Handwerk pfuschen, indem sie Pillen nehmen. Einige von ihnen werden weiterhin mit ihren Männern schlafen, obwohl sie keine Lust dazu haben. Andere werden zu ihrem Mann sagen: „Ich will keinen Sex, also hör auf, diese Pillen zu schlucken und lass mich in Frieden!"

Sollten Sie hier Parallelen zu Ihrer eigenen Partnerschaft entdecken, ist der Zeitpunkt gekommen, ein paar Reparaturarbeiten an Ihrer Beziehung durchzuführen. Denn in diesem Fall beschränkt sich das Problem nicht nur auf den Bereich Sexualität, sondern hat weitere Kreise gezogen. Ich vermute, dass Sie professionelle Hilfe brauchen, denn in diesem Stadium können Sie die Schwierigkeiten wahrscheinlich nicht allein lösen.

Ein weiteres Problem ergibt sich, wenn sie plötzlich Angst hat, ihr Partner könnte aufgrund seiner wiedergewonnenen Manneskraft in Versuchung geraten, sie mit einer anderen Frau zu betrügen. Ich bin sicher, einige Männer denken darüber nach, sich mal wieder wie einst in ihrer Jugendzeit die Hörner abzustoßen, wenn sie ihr erstes Rezept in Händen halten. Was allerdings nicht heißt, dass sie diese Fantasie auch in die Tat umsetzen. Doch allein die Tatsache, dass ihre Partnerin diese Befürchtung hegt, kann die Beziehung belasten. Und sollte er tatsächlich losziehen und sich in ein oder zwei Liebesabenteuer stürzen, kann dies natürlich die Partnerschaft zerstören.

Selbstverständlich gibt es auch Männer, die nie gern mit ihren Ehefrauen geschlafen haben – meist, weil es unterschwellig Probleme in ihrer Beziehung gab – und die den Tag herbeisehnen, wo sich das Thema endlich erledigt hat. In diesen Fällen drängt *sie* ihn möglicherweise dazu, sich doch etwas verschreiben zu lassen. Der Konflikt, der sich aus dieser vertauschten Rollenkonstellation ergibt, kann zu demselben traurigen Resultat führen.

Paare mit einer grundsätzlich gesunden Beziehung können diese Probleme vermeiden, indem sie im Vorfeld darüber sprechen, wie sie das Medikament in ihr Liebesleben einbauen. Die Planung, die bei Einnahme dieser Pillen erforderlich ist, zerstört vielleicht ein gewisses Maß an Spontaneität, doch davon geht die Welt nicht unter. Wenn eine Frau das Gefühl hat, dass sie in gleichem Maße an der Entscheidung beteiligt ist, wird diese neue Entwicklung viel weniger Angst in ihr auslösen.

Und ehrlich gesagt: Auch er wird sich besser fühlen. Für jeden Mann ist es unangenehm, abgewiesen zu werden – vor allem dann, wenn sein Penis gerade unter dem Einfluss einer Pille steht. Die Alternative wäre, dass er – wie in unserem Beispiel – die Tablette schluckt, ohne seiner Partnerin etwas davon zu sagen, und sie dann dazu drängt, mit ihm zu schlafen. Damit wird er über kurz oder lang die Partnerschaft zerstören.

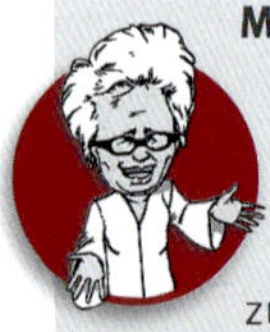

Mein Rat

Wenn ein Paar ernsthafte Beziehungsprobleme hat – und das muss sich nicht unbedingt auf den sexuellen Bereich beziehen –, rate ich dringend dazu, sich an einen Ehe- oder Beziehungsberater zu wenden, ehe der Mann auf Medikamente zurückgreift, um seine Erektionsfähigkeit zu verbessern. Sonst könnte der zusätzliche Druck, der durch diese Pillen ausgelöst wird, der sprichwörtliche Tropfen sein, der das Fass zum Überlaufen bringt und die Beziehung zerstört.

Nichtsdestotrotz: Pillen können wunderbar sein

Auch wenn ich Ihnen hier die negativen Seiten dieser Medikamente aufgezeigt habe, möchte ich damit nicht den Eindruck erwecken, ich sei dagegen – ganz im Gegenteil! Ich betrachte diese Entwicklung als wunderbaren Fortschritt. So können doch Millionen von Männern, für die kein Geschlechtsverkehr mehr möglich war, wieder ein ziemlich normales Sexualleben mit ihren Partnerinnen genießen. Sie haben zwar keine psychogenen Erektionen mehr beim Anblick jedes hübschen Mädchens, das an ihnen vorbeispaziert, aber bei Bedarf können sie eine dieser Pillen nehmen und mithilfe einer angemessenen erotischen Stimulation (visueller oder gegebenenfalls auch körperlicher Art) eine ziemlich beachtliche Erektion erzielen.

Psychisch bedingte erektile Dysfunktion

Wie bereits erwähnt, ist die Anzahl der Männer, bei denen die erektile Dysfunktion physische Ursachen hat, relativ gering – selbst bei älteren Männern. Und nicht in jedem Fall ist die Einnahme einer Pille erforderlich oder möglich. Es gibt sehr viele Patienten, deren Erektionsprobleme gar nicht körperlich, sondern psychisch bedingt sind. Diese Männer könnten ihre Sexualfunktion sehr viel effektiver durch eine Sexualtherapie verbessern als durch Medikamente. Denn eine Pille verhilft ihnen zwar zu einer Erektion, aber nicht zu sexuellem Begehren. Wenn ein Mann nur schwer in sexuelle Erregung gerät, werden Medikamente nicht den gewünschten Effekt haben.

In manchen Fällen liegt sowohl ein psychisches als auch ein körperliches Problem zugrunde. Doch solange die seelischen Ursachen nicht geklärt sind, kann auch niemand beurteilen, ob das körperliche Problem medikamentös behoben werden kann.

Wenn ein Patient in meine Sprechstunde kommt, untersuche ich zunächst einmal den sogenannten Sexualstatus, so wie ein Arzt auch beim ersten Besuch eine Anamnese erhebt. Ich stelle zahlreiche Fragen, um mir ein genaues

Bild vom Sexualleben des Patienten oder der Patientin zu machen. Ehe Sie sich entscheiden, ob Sie Ihre erektile Dysfunktion medikamentös behandeln sollten oder nicht, schlage ich Ihnen vor, mithilfe des folgenden dreiteiligen Fragenkatalogs Ihren Sexualstatus einmal selbst zu überprüfen:

1. Stellen Sie fest, inwieweit Sie noch zu Erektionen fähig sind. Haben Sie leicht psychogene Erektionen? Oder nur ab und zu? Können Sie mithilfe physischer Stimulation eine Erektion erlangen? Können Sie sich selbst durch Masturbation zu einer Erektion verhelfen? Wenn Sie auf diese Weise Erektionen erzielen, brauchen Sie wahrscheinlich kein Medikament. Aber seien Sie ehrlich zu sich selbst! Wenn Sie sich vormachen, dass Ihre sexuelle Ausrüstung in einem besseren Betriebszustand ist, als es den Tatsachen entspricht, verzögern Sie damit nur die Suche nach einer echten Lösung.

2. Sprechen Sie mit Ihrer Partnerin über Ihr Sexualleben und darüber, wie es mit Ihrer Erektionsfähigkeit steht. Finden Sie heraus, ob Ihrer Partnerin irgendwelche Veränderungen aufgefallen sind und inwieweit sie bereit wäre, Sie zu unterstützen, falls es ein Problem gibt. Wäre zum Beispiel oraler Sex eine Option? Wie steht Ihre Partnerin zu Ihrem Vorhaben, *Viagra* oder ein ähnliches Medikament auszuprobieren? Dieser Teil der Untersuchung ist sehr wichtig, denn wenn Sie sich mit Ihrer Partnerin offen austauschen, finden Sie vielleicht bereits die Lösung für Ihr Problem und können sich Schritt Nummer 3 sparen!

3. Lassen Sie sich körperlich untersuchen und feststellen, ob diese Medikamente überhaupt für Sie infrage kommen. Informieren Sie sich über mögliche Nebenwirkungen. Wenn Sie und Ihr Arzt zu dem Schluss kommen, dass Sie ein solches Medikament ausprobieren sollten, bitten Sie um eine Gratisprobe oder lassen Sie sich erst einmal nur eine kleine Packung verschreiben.

An dieser Stelle muss ich ein paar mahnende Worte einschieben: Glauben Sie nicht, dass Ihr Problem automatisch dadurch gelöst ist, dass Sie die Türschwelle der Arztpraxis überschreiten. Das könnte sich als große Illusion erweisen und die Enttäuschung wäre vorprogrammiert.

Was ist, wenn die Untersuchung zum Beispiel ergibt, dass bei Ihnen zwar eine erektile Dysfunktion vorliegt, Sie aber nicht die Voraussetzungen für eine medikamentöse Behandlung erfüllen? Überlegen Sie noch einmal in Ruhe, ob Sie wirklich alle anderen Lösungsmöglichkeiten ausgeschöpft haben. Sagen wir, Sie und Ihre Frau kommen insgesamt gut zurecht, hier und da gibt es aber gelegentlich das eine oder andere Problem. Sie hilft Ihnen vielleicht dabei, eine Erektion zu erlangen, allerdings nicht mit allzu großer Begeisterung. Wenn Sie alles in Ihrer Macht Stehende unternehmen, um Ihre Beziehung zu stärken, könnte das die Kooperationsbereitschaft Ihrer Partnerin fördern.

Da ich schon mehrfach oralen Sex erwähnt habe, denken Sie vielleicht, dass ich auch hier wieder darauf anspiele. Stimmt, oraler Sex könnte ein Teil der Lösung sein, aber es ist nicht die einzige Möglichkeit, wie Ihre Partnerin Sie unterstützen kann – und wie Sie sich selbst helfen können. Mehr zu diesem Thema werden Sie in den Kapiteln 10 und 11 finden – lesen Sie also fleißig weiter!

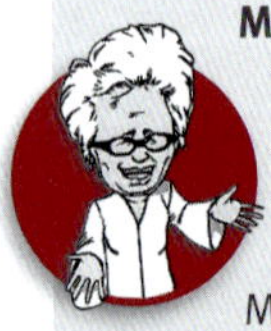

Mein Rat

Um herauszufinden, ob das Problem organisch bedingt ist, müssen Sie überprüfen, ob nächtliche Erektionen stattfinden. Alle Männer haben Erektionen im Schlaf, auch wenn sie älter sind. Meist geschieht dies während der REM-Phase – bei älteren Männern allerdings nicht immer. Hat ein Mann im Schlaf Erektionen, im Wachzustand aber nicht, so ist sein Problem psychisch bedingt. Eine einfache Methode, um dies festzustellen, ist der „Briefmarken-Test": Befestigen Sie vor dem Einschlafen mehrere Briefmarken, die noch miteinander verbunden sind, rund um Ihren Penis – sind die Marken beim Aufwachen auseinandergerissen, hat wahrscheinlich eine Erektion stattgefunden. Wenn Sie nicht sicher sind, ob Sie nachts Erektionen haben, können Sie dies in einem Schlaflabor überprüfen lassen. Dort werden Elektroden an Ihrem Penis befestigt und aufgrund der Messergebnisse haben Sie dann am nächsten Morgen einen eindeutigen Befund.

Oder angenommen, Ihr Arzt teilt Ihnen mit, Ihre körperliche Verfassung verbiete es derzeit, dass Sie solche Medikamente einnehmen. Wenn Sie jedoch Ihren Lebensstil etwas ändern, sich besser ernähren und mehr Sport treiben würden, könnten Sie vielleicht Ihren Gesundheitszustand so weit verbessern, dass Sie in Zukunft eventuell auf diese Pillen zurückgreifen können. Solche Veränderungen des Lebensstils werden mit Sicherheit dafür sorgen, dass sich Ihr Leben in vielerlei Hinsicht zum Besseren wendet – und das natürlich auch in Bereichen, die gar nichts mit stärkeren Erektionen zu tun haben. Aber häufig ist dazu eine gemeinsame Anstrengung nötig. Es ist schwer, wenn man eine Diät ganz allein durchhalten muss. Und wenn Sie Sport treiben, geht das wieder von der Zeit ab, die Sie mit Ihrer Partnerin verbringen könnten. Wenn Ihre Partnerin also mit Ihnen gemeinsam am selben Strang zieht, könnte das entscheidend zum Erfolg beitragen. Ein Grund mehr, sich ebenso um eine Stärkung Ihrer Beziehung zu bemühen wie um stärkere Erektionen.

Die Frage ist auch, wie es mit der Zufriedenheit Ihrer Partnerin in puncto Sexualität aussieht. Egal, welche Lösung Sie finden – es kann immer Zeiten geben, wo Ihre Erektionsfähigkeit auf wackeligen Beinen steht. Wenn Sie möchten, dass Ihre Partnerin dann so geduldig und kooperativ wie möglich ist, liegt es an Ihnen, dafür zu sorgen, dass sie zu einem Orgasmus kommt, wenn sie das möchte. Dieses Bemühen wird sich sehr positiv auf Ihre Beziehung und Ihr Sexualleben auswirken.

Alternativen zu Viagra

Natürlich gibt es Männer, die diese Tabletten aus bestimmten medizinischen Gründen nicht einnehmen können, die sich so schnell nicht beheben lassen. Heißt das, sie können keine Erektionen mehr haben? Heißt es nicht: Es gab schon Behandlungsmöglichkeiten bei erektiler Dysfunktion, ehe *Viagra* auf den Markt kam – und die gibt es immer noch.

Die Testosteron-Therapie

Testosteron ist das wichtigste männliche Geschlechtshormon. Wenn ein Mann älter wird, geht die Produktion dieses Hormons zurück, etwa ab dem 50. Lebensjahr. Im Durchschnitt produziert ein Mann dann jedes Jahr etwa 1 Prozent weniger Testosteron. Hinzu kommt, dass ältere Männer über weniger biologisch wirksames Testosteron, das sogenannte „freie Testosteron", verfügen.

Es gibt zwar keine männliche Menopause in dem Sinne (das hatte ich ja bereits erwähnt), weil es keinen festen Zeitpunkt gibt, wo der männliche Körper die Testosteron-Produktion vollkommen einstellt, was vergleichbar wäre mit dem Erlöschen der Ovarialfunktion bei Frauen. Dennoch treten bei Männern, deren Testosteron-Produktion deutlich reduziert ist, zahlreiche Symptome auf, unter denen auch Frauen zu leiden haben. Dazu gehören Hitzewallungen, erhöhte Reizbarkeit, Rückgang der Knochensubstanz, Konzentrationsschwäche, Depressionen – und vor allem: verminderter sexueller Antrieb.

Einige sprechen bei dieser Symptomatik von „Andropause", da die männlichen Hormone auch als Androgene bezeichnet werden. Wie auch immer Sie es nennen: Wenn

es so weit ist, sollten Sie die Probleme am besten sowohl medikamentös als auch psychotherapeutisch angehen. Da bestimmte Erkrankungen die Symptomatik verstärken und die Testosteron-Produktion noch weiter reduzieren können, ist es wichtig, mit Ihrem Arzt darüber zu sprechen.
Die Hormonersatztherapie ist nicht nur für Frauen (wo sie in letzter Zeit für viel Verwirrung gesorgt hat, was Schaden und Nutzen angeht), sondern auch für Männer eine Alternative. Männer können zwischen Tabletten, Injektionen, Gel oder Pflaster wählen, wenn sie die Menge an freiem Testosteron in ihrem Blut erhöhen möchten.
Tut mir leid, dass ich auch hier wieder kneifen muss und mich nicht eindeutig dafür oder dagegen ausspreche – ebenso wenig wie bei der Hormonersatztherapie für Frauen. Aber dieses Thema ist zu komplex und sprengt einfach den Rahmen dieses Buches. Erstens gibt es potenzielle Gefahren, weil ein Übermaß an Testosteron das Risiko erhöht, an Prostatakrebs zu erkranken. Außerdem kann nach allem, was ich gelesen haben, niemand mit Sicherheit sagen, wie man die Hormone am besten verabreicht. Entscheidend ist auch hier wieder, Risiken und Nutzen gegeneinander abzuwägen.
Die meisten Männer genießen auch im Alter ihr Sexualleben, ohne auf zusätzliche Hormongaben zurückzugreifen. Und die Erschöpfung, die durch Hormonmangel verursacht wird, kann man größtenteils auch durch einen kurzen Mittagsschlaf kurieren. Die Entscheidung hängt von jedem Einzelfall ab – und davon, was Ihr Arzt Ihnen rät.

Caverject

Eine andere Möglichkeit bei erektiler Dysfunktion ist die Injektion eines Wirkstoffs namens *Alprostadil*, der unter dem Markennamen *Caverject* verkauft wird. Männer injizieren sich dieses Medikament selbst in den Penis, wenn sie Sex haben möchten. Dieses Arzneimittel war bereits vor *Viagra* auf dem Markt.

Natürlich würden die meisten Männer lieber eine Tablette schlucken, als sich eine Spritze zu verpassen, aber *Caverject* ist nicht nur eine Möglichkeit für diejenigen, die *Viagra* oder ein anderes entsprechendes Produkt aus medizinischen Gründen nicht nehmen dürfen. Es gibt auch Männer, die damit stärkere Erektionen haben als mit jeder der drei einschlägigen Tablettensorten.

Mechanische Alternativen

Männer, für die keines dieser Medikamente infrage kommt – sei es, weil ihre Impotenz durch die Entfernung der Prostata oder durch Diabetes verursacht wird, sei es, dass andere Gründe dagegensprechen, wie etwa die Nebenwirkungen –, können auf zwei mechanische Alternativen zurückgreifen: Penisimplantate und Vakuumerektionshilfen.

Penisimplantate: Dabei handelt es sich um semirigide oder biegsame Kunststoffzylinder, die operativ in das männliche Glied eingesetzt werden. Semirigide Implantate ändern ihre Größe nicht, sie sind also schwieriger zu verbergen. Biegsam sind sie allerdings auch, das heißt, der Penis steht nicht die ganze Zeit steif ab, er wird nur beim Sex nach oben gebogen. Bei den biegsamen Systemen wird zusätzlich eine Pumpe eingesetzt, sodass der Patient das Implantat ausdehnen und zusammenziehen kann. Dies entspricht also am ehesten der natürlichen Funktionsweise des Penis. Allerdings ist dazu einige Geschicklichkeit im Umgang erforderlich. Bei Betätigung der Pumpe wird Kochsalzlösung aus einem Reservoir in den implantierten Zylinder gepumpt.

Natürlich besteht bei diesen Hilfsmitteln immer die Gefahr, dass die Mechanik versagt; die überwiegende Mehrheit der Männer scheint jedoch rundum zufrieden mit dieser Lösung. Die Kosten liegen um einiges höher als bei einem Medikament (für die hydraulischen Systeme belaufen sich die Operations- und Materialkosten auf 4.000 bis 6.000 Euro, bei den biegsamen Penisimplantaten auf etwa 1.000 Euro), werden in der Regel jedoch von den gesetzlichen Krankenkassen übernommen. Bei den hydraulischen Penisimplantaten ist wegen der erheblichen Mehrkosten eine Einzelfallprüfung bei der Krankenkasse notwendig. Bitte erkundigen Sie sich bei Ihrer Kasse nach dem aktuellen Stand der Dinge. Die Operation dauert drei Stunden und erfolgt stationär. Sie müssen damit rechnen, dass Sie etwa drei Wochen lang leichte Beschwerden haben; grünes Licht für Sexualverkehr gibt es erst nach etwa sechs Wochen.

Falls Sie sich fragen, inwieweit eines dieser Hilfsmittel Ihre sexuelle Funktionsfähigkeit beeinträchtigen wird, so kann ich Sie beruhigen: Ihr Penis sollte genauso empfindsam sein wie vorher. Nach wie vor sind Sie sexuell erregbar, können Orgasmen erleben und ejakulieren – vorausgesetzt,

Sie sind nicht an der Prostata operiert worden. Auch dann sind Sie noch orgasmusfähig, haben aber keinen Samenerguss mehr. Ein Implantat wird Ihre Orgasmus- und Ejakulationsfähigkeit nicht wieder auf den Stand eines jungen Mannes bringen. Dennoch kann es für Ihre Psyche eine Art Jungbrunnen sein: Sie können wieder Geschlechtsverkehr haben und Ihre Sexualität genießen. Die meisten Männer, die sich dieser Behandlung unterzogen haben, sind glücklich damit. Und viele von denjenigen, die nicht zufrieden sind, hatten einfach zu hohe Erwartungen.

Vakuumerektionshilfen: Diese Geräte bestehen aus einer Pumpe, die mit einem Kunststoffzylinder verbunden ist. Der Zylinder wird mit seiner offenen Seite über den Penis gestülpt, bis zur Penisbasis. Es gibt batteriebetriebene Pumpen und solche, die manuell bedient werden. Mithilfe der Pumpe wird ein Unterdruck erzeugt und die Luft aus dem Zylinder gesaugt, dadurch fließt vermehrt Blut in den Penis und es kommt zu einer Erektion. Anschließend wird ein Spannungsring um die Penisbasis gelegt, damit das Blut nicht wieder zurückfließt und die Erektion während des Geschlechtsaktes erhalten bleibt. Auf diese Weise kann man die Erektion etwa 30 Minuten aufrechterhalten. Viele Männer berichten, dass diese Methode sehr effektiv sei. Es kann allerdings ein paar Wochen dauern, bis man den Dreh heraushat. Die Methode ist ziemlich sicher, und fast jeder Mann kann sie anwenden – ausgenommen diejenigen, die an der Peyronie-Krankheit leiden. Diese Erkrankung führt

zu einer Krümmung des erigierten Penis, sodass er nicht mehr in den Kunststoffzylinder passt.
Vakuumerektionshilfen kosten zwischen 150 und 400 Euro. Sie sind nicht rezeptpflichtig, Ihr Arzt kann Ihnen aber ein solches Gerät verschreiben. Die Kosten werden derzeit von den gesetzlichen Krankenkassen übernommen. Da sich die Bestimmungen, in welchen Fällen welche Kosten übernommen werden, häufig ändern, bitte ich Sie auch hier, die aktuellen Informationen bei Ihrem Arzt beziehungsweise Ihrer Krankenkasse zu erfragen.
Natürlich erfordert der Einsatz einer Vakuumerektionshilfe etwas Vorbereitung, sodass Sie Ihre Sexualität nicht mehr so spontan ausleben können wie früher. Wenn Sie aber schon lange mit Ihrer Partnerin zusammen sind und eine stabile Beziehung aufgebaut haben, sollte dies kein Problem sein, weil Sie sich in dieser Situation gegenseitig unterstützen. Einige Männer geben an, dass sie nach dem Gebrauch dieses Gerätes Ejakulationsprobleme hatten. Wenn ein Mann jedoch durch Masturbation oder oralen Sex zu einer Erektion mit anschließendem Samenerguss gelangen kann, muss er die Erektionshilfe ja nur einsetzen, wenn er mit seiner Partnerin den Sexualakt gemeinsam genießen möchte.

Pflanzliche Mittel

Immer wieder treten Hersteller pflanzlicher „Heilmittel" für sexuelle Probleme mit der Bitte an mich heran, doch ihre Produkte zu empfehlen. Ich habe diese Anfragen immer abgelehnt, trotz der hohen Geldsummen, die mir für meine Unterstützung angeboten wurden. Daraus können Sie bereits schließen, wie ich zu diesen Mitteln stehe. Wenn man die Sache nachprüft, stellt sich auch heraus, dass es keine wissenschaftlichen Daten gibt, die die Behauptungen der Hersteller belegen. Es ist also nicht nur meine persönliche Meinung. Mir ist schon klar, dass mit dem Verkauf von Kräutern längst nicht so viel Geld verdient wird wie mit dem Vertrieb rezeptpflichtiger Arzneimittel. Somit können auch keine wissenschaftlichen Studien finanziert werden, um die Wirksamkeit zu beweisen. Vielleicht sind einige dieser Kräuter tatsächlich hilfreich, und es wäre traurig, wenn die Menschen nicht darüber informiert würden. Andererseits ist eben nie überprüft worden, ob und welche Nebenwirkungen sie eventuell haben. Und da möchte ich Sie als meine Leser fragen: Wollen Sie sich wirklich als Versuchskaninchen zur Verfügung stellen?

Die Verlegenheit überwinden

Nicht alle Männer leiden an erektiler Dysfunktion. Bei Millionen von Männern ist es aber bekanntermaßen der Fall – und wie wir gesehen haben, gibt es verschiedene Mittel, mit deren Hilfe die meisten von ihnen wieder Geschlechtsverkehr haben könnten. Ein hoher Prozentsatz der Betroffenen leidet aber weiter still vor sich hin, weil bei ihnen noch ein weiteres Problem hinzukommt: die Verlegenheit. Es ist diesen Männern einfach zu peinlich, einen Arzt aufzusuchen und mit ihm über ihre Schwierigkeiten zu sprechen. Also leiden sie, vermeiden jeglichen Geschlechtsverkehr, verbannen damit diese Quelle des Genusses aus ihrem Leben und zerstören die Beziehung zu ihrer Partnerin.

Ich fand es sehr lobenswert, dass der amerikanische Senator Bob Dole Werbung für *Viagra* gemacht hat, denn ich weiß: Wenn eine geachtete Persönlichkeit des öffentlichen Lebens sich im Fernsehen zu diesem Problem bekennt, werden viele Männer, die diesen Schritt sonst nie wagen würden, ermutigt, sich ebenfalls behandeln zu lassen. Es gibt auch andere bekannte Persönlichkeiten, die sich bereit erklärt haben, gegen Bezahlung Werbung für diese Produkte zu machen, das ist sehr anerkennenswert. Da in der Öffentlichkeit inzwischen sehr viel mehr über erektile Dysfunktion gesprochen wird, gehen sicherlich auch mehr Männer, die unter diesem Problem leiden, zu ihrem Hausarzt. Dennoch ist die Zahl derjenigen, denen die Sache zu peinlich ist, immer noch viel zu hoch.

Speziell diesen Männern möchte ich gern ein paar Ratschläge mit auf den Weg geben, wie sie ihre Verlegenheit überwinden können:

Gehen Sie zu einem Urologen. Zunächst einmal müssen Sie ja nicht zu Ihrem Hausarzt gehen, der Sie kennt und demgegenüber Sie vielleicht die größten Hemmungen haben. Manchen von Ihnen fällt es unter Umständen sehr viel leichter, zu einem Arzt zu gehen, den sie nicht kennen. Am besten gehen Sie zu einem Urologen, der für dieses Fachgebiet zuständig ist. Wenn Ihre Krankenkasse die Kosten für den Arztbesuch nur übernimmt, wenn Sie sich von Ihrem

Hausarzt dahin überweisen lassen, ist das natürlich wiederum ein Handicap. Falls Ihre Hemmschwelle tatsächlich so groß ist, sollten Sie jedoch lieber die Kosten für den Besuch beim Urologen in Kauf nehmen, als gar nicht zu gehen, nur weil Sie dazu die Überweisung Ihres Hausarztes bräuchten. Zwar müssen Sie Ihrem Hausarzt später wahrscheinlich sowieso mitteilen, dass Sie eine dieser Pillen nehmen, zum Beispiel wenn er Ihnen ein anderes Medikament verschreiben will. Dazu muss er wissen, ob sich dieses Arzneimittel mit dem verträgt, was Sie sonst regelmäßig einnehmen. Aber wenn Sie die erste Hürde genommen haben und inzwischen an Ihr Medikament gewöhnt sind, ist Ihnen diese Enthüllung wahrscheinlich längst nicht mehr so peinlich.

Schildern Sie dem Arzt vorab schriftlich Ihr Problem. Eine andere Möglichkeit, mit Ihrer Verlegenheit umzugehen, wäre, vor dem vereinbarten Termin einen Brief an Ihren Arzt zu schicken, in dem Sie ihm Ihr Problem schildern. Auf diese Weise liegt der Brief in Ihrer Patientenakte und Ihr Arzt ist schon informiert, wenn Sie in die Praxis kommen. Er wird Ihnen also nicht so viele peinliche Fragen stellen. Auch dann müssen Sie Ihr Geheimnis preisgeben und die Arzthelferin – oder wer immer Ihren Brief öffnet – wird ebenfalls Bescheid wissen. Doch wissen Sie was? Für sie ist das gar keine große Sache. Das eigentliche Problem ist Ihre Verlegenheit, und wenn es Ihnen leichter fällt, sich zu diesem Thema schriftlich zu äußern statt mündlich, dann machen Sie das. Wenigstens haben Sie dann das größte Hindernis bereits hinter sich, wenn Sie in die Praxis kommen – nämlich die Antwort auf die Frage des Arztes: „Nun, was führt Sie zu mir?" Der Arzt weiß es schon …

Sprechen Sie vor dem Arzttermin mit Ihrer Partnerin über die Sache. Erstens kann sie Ihnen vielleicht helfen, sich an bestimmte Einzelheiten zu erinnern, die hilfreich sein könnten. Und wenn Sie mit ihr darüber sprechen können, wird es auch etwas leichter für Sie sein, mit Ihrem Arzt zu reden. Wenn Sie zu große Hemmungen haben, mit Ihrer Partnerin über dieses Thema zu sprechen, führen Sie wenigstens ein paar Selbstgespräche, damit Sie einige Antworten gleich parat haben.

Was sich sonst noch ändert

Da Männer immer sehr um ihre Erektionsfähigkeit besorgt sind, und weil es inzwischen die berühmten „Pillen" gibt, habe ich den Schwerpunkt meiner Ausführungen bisher auf dieses Thema gelegt. Doch es gibt zwei weitere Bereiche der männlichen Sexualität, über die ich ebenfalls sprechen möchte: den Orgasmus und die Ejakulation.

Orgasmus- und Ejakulationsprobleme

Wenn ein Mann älter wird, kann es länger dauern, bis er zum sexuellen Höhepunkt gelangt, und seine Empfindungen während des Orgasmus sind vielleicht nicht mehr so intensiv wie früher. Doch wenn keine Erkrankung vorliegt, können Männer weiterhin Orgasmen erleben – und zwar ganz

unabhängig davon, ob es nun zu einer Erektion kommt oder nicht. Es ist tatsächlich so, dass viele Männer, die gar keine Erektionen mehr haben und somit keinen Geschlechtsverkehr ausüben können, trotzdem Orgasmen erleben, wenn ihr Penis mit der Hand oder oral stimuliert wird.
Einige ältere Männer beklagen sich darüber, dass sie zwar Erektionen hätten, aber keinen Orgasmus mehr. Meistens ist das psychisch bedingt. Nehmen wir einmal an, ein Mann hatte normalerweise immer so nach etwa fünf Minuten einen Orgasmus. Wenn es nun ein paar Minuten länger dauert wird er anfangen, sich Sorgen zu machen: Kommt er nun noch zu einem Orgasmus oder nicht? Diese innere Unruhe wird mit Sicherheit dafür sorgen, dass dies nicht der Fall ist – zumindest nicht während dieses Sexualaktes. Und wenn er sich beim nächsten Mal wieder den Kopf darüber zerbricht, wird dies zu einer sich selbst erfüllenden Prophezeiung.
Männer, die sich in einer solchen Situation befinden, müssen sich zuallererst einmal untersuchen lassen, um sicherzugehen, dass keine Erkrankung zugrunde liegt. Fällt diese Ursache weg, besteht Ihre nächste Aufgabe darin, sich ganz darauf zu konzentrieren, einen Orgasmus auszulösen. Die einfachste Methode wäre, zu masturbieren und sich dabei erotische Fotos anzuschauen. Erotika können als Stimulus ausreichen. Und wenn Sie sich keine Sorgen darüber machen, was Ihre Partnerin wohl davon halten würde, könnten Sie sich die Sache erleichtern. Sobald Ihr Vertrauen in Ihre Orgasmusfähigkeit wiederhergestellt ist, werden

Sie wahrscheinlich auch keine Probleme mehr haben, gemeinsam mit Ihrer Partnerin den Höhepunkt zu erreichen. Sollten sich während des Geschlechtsverkehrs wiederum Bedenken einschleichen, rate ich Ihnen, sich eine sexuelle Fantasie vorzustellen, die Sie erregt, und sich darauf zu konzentrieren.

Was die Ejakulation betrifft, so haben ältere Männer seltener einen Samenerguss und sondern dabei auch weniger Flüssigkeit ab als vorher. Es gibt auch ältere Männer, die bei einem Orgasmus gar nicht ejakulieren. All dies kann natürlich Verwirrung auslösen, aber im Alter kommt es beim Sex eben nicht mehr auf Reproduktion an, sondern allein auf den Genuss. Und solange ein Mann die Befriedigung eines Orgasmus erlebt, sollte er sich keine Gedanken darüber machen, wie viel Samenflüssigkeit er dabei abgibt.

Probleme, die Männer mit ihrem Körperbild haben

Neben Erektions- und Ejakulationsproblemen gibt es ein weiteres Problem, mit dem sich beide Partner auseinandersetzen müssen und das ich an dieser Stelle behandeln möchte, weil es sich für Männer und Frauen jeweils ein bisschen anders darstellt.

Ich meine das Körperbild. Zum einen sind Mann und Frau grundsätzlich verschieden „ausgestattet“. Zum anderen verändern sich zwar auch die weiblichen Genitalien im Alter, sind aber nicht so sichtbar wie die des Mannes.

Probleme mit dem eigenen Körperbild werden zwar von körperlichen Veränderungen ausgelöst, im Grunde sind sie aber psychisch bedingt. Der Penis eines älteren Mannes sieht einfach nicht mehr so viril aus wie der eines Zwanzigjährigen, und das ist ein Teil des Problems. Wenn Männer älter werden, legen sie häufig an Gewicht zu, und das hat zur Folge – ob Sie es glauben oder nicht –, dass der Penis kürzer wirkt. Das liegt daran, dass er nicht ganz zu sehen ist. Bei einem Mann mit Normalgewicht ist etwa ein Drittel seines Geschlechtsorgans unter der Haut verborgen. Je dicker ein Mann wird, umso weniger ist sein Penis zu sehen. Und wenn ein Mann sehr starkes Übergewicht hat, schrumpft nicht nur der sichtbare Teil seines Gliedes deutlich zusammen, sodass bestimmte sexuelle Stellungen nicht mehr möglich sind, sondern der vorstehende Bauch kann die Sache noch zusätzlich verschlimmern – bis ein Mann schließlich gar keine Lage mehr findet, in der ein Sexualakt möglich wäre.

Der Ausweg aus dieser heiklen Situation besteht schlicht und ergreifend darin, abzunehmen. In dem Maße wie der Bauch dahinschmilzt, wächst im wahrsten Sinne des Wortes die Nähe zur Partnerin – und der Penis verlängert sich auch, weil nämlich dann wieder ein größerer Teil des Geschlechtsorgans ans Tageslicht gelangt. Die Gewichtsabnahme führt zu neuer Energie, und das sexuelle Verlangen wird wieder stärker. Wie Sie dieses Ziel erreichen können, erfahren Sie in Kapitel 6.

Wenn ein Mann natürlich mit seinem Spiegelbild nicht zufrieden ist – unabhängig davon, ob diese Veränderungen seine sexuelle Leistungsfähigkeit beeinträchtigen oder nicht –, wird er wahrscheinlich Hemmungen haben, sich nackt vor seiner Partnerin zu zeigen und sexuell aktiv zu werden. Das eigene Körperbild spielt also eine wichtige Rolle. Probleme in diesem Bereich können ernsthafte Folgen nach sich ziehen. Wenn Sie sich selbst wieder in Form bringen, wird dies Ihrem Ego Auftrieb geben und auf diese Weise gleichzeitig Ihre Sexualfunktionen verbessern – so schlagen Sie gleich zwei Fliegen mit einer Klappe.

Das männliche Ego

Die Veränderungen, die mit dem Älterwerden verbunden sind, können das männliche Ego in vielfacher Hinsicht beeinträchtigen. Sie alle – vom Haarausfall bis hin zum Verlust der Muskelspannung – erschüttern das männliche Selbstbewusstsein. Sie sind jedoch nicht zu vermeiden. Und da sich dieser Prozess schleichend vollzieht, lernen die meisten Männer mit der neuen Situation umzugehen, ohne allzu großen psychischen Schaden zu erleiden. Doch es gibt andere Schläge, die das Ego des Mannes treffen und ernstere Auswirkungen auf sein sexuelles Verlangen haben können. Der stärkste Angriff richtet sich auf die Fähigkeit des Mannes, für Einkommen zu sorgen. Eine häufige Nebenwirkung, wenn ein Mann seinen Job verliert, ist daher der Verlust des sexuellen Verlangens. Die Fähigkeit, seine Familie finanziell abzusichern, ist ein wichtiger Bestandteil des männlichen Egos. Und wenn das Ego durch den Verlust des Arbeitsplatzes in sich zusammenfällt, schwindet auch das sexuelle Verlangen des Mannes.

Im Allgemeinen gibt es zwei Gruppen von älteren Männern, die nicht mehr berufstätig sind: erstens diejenigen, die zwar im erwerbsfähigen Alter sind, jedoch ihren Job verloren haben. Für diese Männer wird es schwer sein, eine neue Stelle mit entsprechendem Gehalt zu finden, und das wissen sie. Verständlicherweise ist dies ein erheblicher Schlag für ihr Selbstwertgefühl. Auf diese Weise gefeuert zu werden, kann der erste Wink mit dem Zaunpfahl sein, dass man älter wird – auch das ist besorgniserregend. Die andere Gruppe bilden die Männer, die in den Ruhestand eintreten. Diese Lebensphase bietet ganz besondere Herausforderungen und Chancen (Näheres über „Die heimlichen Tücken des Ruhestandes" erfahren Sie in Kapitel 10). Wie können Sie nach einem solchen Schlag Ihre Libido wieder auf Vordermann bringen?

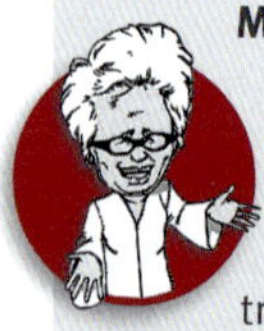

Mein Rat

Gestehen Sie sich und Ihrer Partnerin das Problem offen ein! Wenn Sie so tun, als sei alles in Ordnung und als hätten Sie einfach nur momentan keine Lust auf Sex – und das Abend für Abend –, treiben Sie damit einen Keil zwischen sich und Ihre Partnerin. Dadurch wird es nur noch schwieriger, das Problem zu lösen. Wenn Sie jedoch das Thema gemeinsam besprechen und zugeben, dass der Verlust des Arbeitsplatzes Ihr sexuelles Verlangen momentan dämpft und Ihre Partnerin Verständnis für diese Situation zeigt, wird Ihr Begehren in den meisten Fällen rasch zurückkehren.

Außerdem empfehle ich in solchen Fällen immer so viel körperlichen Kontakt wie möglich, auch ohne Sex. Sie sollten sich häufig umarmen, zusammen kuscheln, sich küssen, eng aneinander geschmiegt schlafen – das wirkt sehr positiv und heilsam auf Ihr verletztes Ego. Da Männer Berührungen häufig gleich mit Sex in Verbindung bringen, kann es sein, dass ein Mann, der Sex vermeiden möchte, sich auch vor jedem Körperkontakt scheut und sich zurückzieht. Wenn die Partnerin weiß, dass er sie damit nicht zurückstoßen möchte, sondern nur sehr niedergeschlagen ist, weil sein Selbstwertgefühl durch den Verlust des Arbeitsplatzes gelitten hat, kann sie Wege suchen, den Körperkontakt wiederherzustellen, ohne ihm den Eindruck zu vermitteln, sie wolle ihn zum Sex drängen. Wenn er zum Beispiel auf dem Sofa sitzt und fernsieht, könnten Sie sich zu ihm legen und den Kopf sanft auf seinen Schoß betten. Ich wette, er wird dann automatisch ein wenig über Ihr Haar streicheln. Selbst so eine kleine Geste kann der Anfang sein, um das Problem mit der Zeit zu lösen. Wenn Sie dagegen schwungvoll auf seinen Schoß hopsen, könnte er dies als Einladung zum Sex missverstehen und Sie beiseiteschieben. Wenn er Sie also zurückweist, versuchen Sie es einmal mit einer sanften Annäherung und schauen Sie, was passiert. Sollte ein Mann sich tatsächlich ganz in sein Schneckenhaus zurückziehen und nach einem Monat immer noch keine Besserung in Sicht sein, ist wahrscheinlich therapeutische Hilfe erforderlich. Ich weiß: Wenn Ihr Familieneinkommen gerade drastisch reduziert wurde, ist es nicht unbedingt naheliegend, nun zusätzlich Geld für eine Therapie auszugeben. Doch unabhängig davon, ob die Aussichten auf eine neue Arbeitsstelle nun gut oder schlecht sind – wichtig ist, dass Sie Ihre Beziehung schützen. Auf jeden Fall so wichtig, dass Sie sich ein oder zwei Besuche bei einem professionellen Berater leisten sollten. Die Welt wird es nicht kosten, und meistens zahlen die gesetzlichen Krankenkassen sogar eine gewisse Anzahl von Therapiestunden. Erkundigen Sie sich ruhig!

Sie sehen: Viele Ursachen können zugrunde liegen, wenn ein Mann nicht mehr mit seiner Frau schlafen will. Es kann sein, dass er einfach nicht darüber informiert ist, wie sein Körper im Alter funktioniert; es kann mit mangelnder Kommunikation zusammenhängen, vermindertem sexuellen Verlangen oder Problemen mit dem eigenen Körperbild. Wie auch immer: Falls er sein sexuelles Verlangen nicht vollständig eingebüßt hat, sollte er in jedem Falle zumindest auf Masturbation zurückgreifen, um die sexuelle Befriedigung zu finden, nach der er sich sehnt.

Den zahlreichen Fragen nach zu urteilen, die mich per Brief oder über meine Homepage (www.drruth.com) zu diesem Thema erreichen, ist Masturbation mittlerweile zunehmend eine gängige Praxis bei Männern aller Altersstufen. Als Stimulation dienen oftmals Erotika aus dem Internet. Unter welchen Umständen dieses Verhalten zu einer Bedrohung für die Partnerschaft werden kann, werde ich in Kapitel 9 besprechen. Sollten Sie den Verdacht hegen, in Ihrem Fall treffe dies möglicherweise zu, lesen Sie bitte dort nach.

5 Gesundheitliche Probleme, die beide Partner betreffen

Einige altersbedingte Veränderungen betreffen nur das eine Geschlecht. So tritt die Menopause ausschließlich bei Frauen auf, und nur Männer sind mit einem Geschlechtsteil ausgestattet, das ihnen bei ihrer Lieblingsbeschäftigung den Dienst versagen kann. Dies sind ganz normale Bestandteile des Alterungsprozesses, und wenn Sie lange genug leben, werden Sie unweigerlich damit konfrontiert werden. Es gibt jedoch noch andere gesundheitliche Probleme, die beide Geschlechter betreffen und die nicht direkt mit den Sexualfunktionen zu tun haben. Dennoch können sie das Sexualleben stark beeinträchtigen. Auch wenn nur einer der Partner ein solches gesundheitliches Problem hat, wird sich das störend auf das Liebesleben des Paares auswirken. Natürlich können auch beide dasselbe Leiden haben, oder jeder hat eine andere Erkrankung. Entsprechend komplizierter wird die Angelegenheit. Hinzu kommt, dass viele relativ verbreitete Erkrankungen mit Medikamenten behandelt werden, die sich negativ auf die Libido auswirken. Dazu gehören Erkrankungen wie Arthritis, Herzerkrankungen, Bluthochdruck, Krebs, Depressionen und Diabetes.

Heißt das, mit Ihrem Sexualleben ist es vorbei, sobald einer dieser Faktoren auf Sie zutrifft? Das liegt ganz an Ihnen. Ehe ich auf Einzelheiten zu sprechen komme, möchte ich von einem Mann erzählen, der vor vielen Jahren einmal Gast in meiner Fernsehsendung war. Er war Quadriplegiker, also an allen vier Extremitäten gelähmt. Wahrscheinlich denken Sie, dass er unmöglich Sex haben konnte – Irrtum. Er war verheiratet und genoss trotz seiner Behinderung mit seiner Frau ein erfülltes Sexualleben. Sex spielte in ihrer Beziehung sogar eine sehr große Rolle. Natürlich schliefen sie nicht so miteinander wie andere Paare, doch egal welche Schwierigkeiten es auch gab, sie haben stets eine gemeinsame Lösung gefunden. Dieser Mann ist der lebende Beweis, dass man in Bezug auf Sex fast alle Hürden überwinden kann, die Mutter Natur einem in den Weg stellt – Sie müssen sich nur ernsthaft bemühen und sich etwas einfallen lassen.

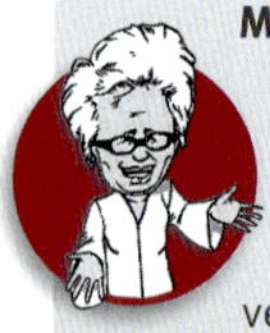

Mein Rat

Ich habe Sie bereits davor gewarnt, den Besuch bei Ihrem Arzt ständig aufzuschieben, wenn Sie den Verdacht haben, dass bei Ihnen irgendeine Erkrankung vorliegt. Das könnte die Sache nur verschlimmern. Ein weiterer Grund, der gegen eine Verzögerung spricht, kommt in der bekannten Lebensweisheit zum Ausdruck: „Der Feigling stirbt tausend Tode, der Mutige nur ein einziges Mal." Wenn Sie sich jeden Tag Sorgen darüber machen, ob irgendetwas mit Ihnen nicht stimmt, dann quälen Sie sich nur unnötig selbst, indem Sie nicht zum Arzt gehen. Die Beschwerden werden höchstwahrscheinlich nicht von selbst verschwinden; je eher Sie also zum Arzt gehen, desto besser – denn umso schneller werden Sie sich besser fühlen.

Depressionen

Ich habe mehrfach darauf hingewiesen, dass der Schlüssel zur Lösung Ihrer Probleme in Ihrer inneren Einstellung liegt. Bei bestimmten Erkrankungen wie etwa Alzheimer haben wir unsere geistige Verfassung nicht unter Kontrolle. Auch bei Depressionen kann dies der Fall sein. Diese Erkrankung betrifft nicht nur Menschen über 50, allerdings sind ältere Menschen stärker gefährdet. Eine unbehandelte Depression wirkt sich sehr negativ auf Ihre Libido aus. Und je ernster das Krankheitsbild ist, desto weniger werden Sie Lust haben, mit irgendjemandem sexuell zu verkehren, egal zu welcher Tages- oder Nachtzeit.

Eine klinische Depression können Sie nicht allein bewältigen. Ich spreche hier nicht von der tiefen Traurigkeit, die Sie für einen bestimmten Zeitraum befällt, wenn Sie zum Beispiel einen geliebten Menschen verloren haben. Eine Tragödie wie diese kann eine Trauerphase von einigen Wochen oder sogar Monaten nach sich ziehen, doch schließlich werden Sie aus dieser Art Depression mithilfe Ihrer Familie und Ihrer Freunde wieder herausfinden. Und die meisten von uns sind von Zeit zu Zeit einmal niedergeschlagen. Wenn Sie jedoch ohne ersichtlichen Grund über längere Zeit ständig deprimiert sind, brauchen Sie ärztliche Hilfe. Einmal ganz abgesehen vom Sex – das Leben ist einfach viel zu kurz, um es mit Depressionen zu verbringen.

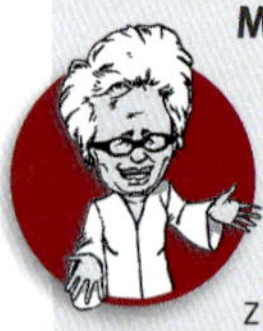

Mein Rat

Alle rezeptpflichtigen Arzneimittel können Ihre Libido beeinträchtigen – vor allem aber Medikamente gegen Depressionen. Sollten Sie diese spezielle Nebenwirkung bei sich feststellen, setzen Sie das Medikament nicht einfach ab. Suchen Sie stattdessen erneut Ihren Arzt auf und hören Sie sich an, was er Ihnen empfiehlt. Manchmal lässt sich das Problem ganz einfach lösen, weil es ein anderes Mittel gibt, das sich genauso zur Behandlung Ihrer Erkrankung eignet, ohne jedoch diese Nebenwirkung bei Ihnen hervorzurufen. Vielleicht sagt Ihr Arzt auch, Sie könnten an den Tagen, an denen Sie Sex haben, auf das Medikament verzichten. Oder er verordnet Ihnen eine geringere Dosis. Es gibt eine ganze Reihe möglicher Lösungen, aber experimentieren Sie nicht allein herum, ohne Ihren Arzt zu fragen – Sie könnten sich damit mehr schaden als nutzen. Und es muss Ihnen überhaupt nicht peinlich sein, dem Arzt zu erzählen, dass dieses Medikament sich negativ auf Ihr Sexualleben auswirkt. Die Aufgabe des Arztes ist es, dafür zu sorgen, dass Nebenwirkungen Ihre Lebensqualität so wenig beeinträchtigen wie möglich.

Bob und Patty

Bob erlitt mit 62 Jahren einen Herzinfarkt. Nachdem er im Krankenhaus behandelt worden war, konnte er nach Hause zurückkehren, sollte aber noch einen Monat warten, bis er seine sexuelle Aktivität wieder aufnahm. Bob freute sich sehr darauf, wieder mit seiner Ehefrau Patty zu schlafen, aber als er nach einem Monat das Thema ansprach, wich sie ihm mit irgendeiner fadenscheinigen Begründung aus. Am nächsten Tag unternahm Bob einen erneuten Versuch, und am übernächsten ebenfalls. Doch jedes Mal erhielt er eine Abfuhr. Schließlich war es ihm zu dumm und er bestand darauf, dass Patty ihm erzählte, was los war. Sie gestand ihm, sie hätte einfach schreckliche Angst davor, dass Bob einen zweiten Herzinfarkt bekam, während sie Sex hatten. Und vor lauter Angst war ihr die Lust gründlich vergangen. Bob versicherte ihr, der Arzt habe ihm Sex ausdrücklich erlaubt, es bestünde keine Gefahr. Da Patty dieses Gespräch jedoch nicht mitgehört hatte, beruhten ihre Ängste einfach auf Unkenntnis. Bob bat sie, seinen Kardiologen anzurufen, um sich die Sache vom Arzt persönlich bestätigen zu lassen. Nach diesem Anruf nahmen sie ihre sexuelle Beziehung wieder auf und beide genossen die Begegnungen, auch wenn Patty während der ersten Wochen zugegebenermaßen immer noch etwas beklommen zumute war.

Ein krankes Herz

Das Herz ist zwar das Symbol der Liebe, konkret ist es aber das zentrale Organ, das Sie am Leben erhält. Wenn Sie Probleme mit dem Herzen haben, so wirkt sich dies auf Ihr Sexualleben aus – insbesondere dann, wenn es um so schwerwiegende Erkrankungen geht wie einen Herzinfarkt. Ich werde oft gefragt, wie viele Kalorien man eigentlich beim Sex verbraucht. Auf diese Frage antworte ich grundsätzlich nicht, weil das vollkommen irrelevant ist. Entscheidend ist hier einzig und allein, dass Sex keine übermäßige Belastung für Ihr Herz darstellt, ganz unabhängig davon, wie viele Kalorien Sie nun dabei verbrennen. Wenn sich jedoch einer der Partner diesbezüglich Sorgen macht, wirkt sich das ziemlich dämpfend auf das Liebesleben aus.

Wenn ein Partner eine Zeit lang außer Gefecht ist

Selbst ein kleines gesundheitliches Problem kann Ihr Sexualleben beeinträchtigen. Es kann vorkommen, dass der oder die Betroffene monatelang kein Verlangen nach Sex hat, der Partner oder die Partnerin aber sehr wohl. In einer solchen Situation ist Selbstbefriedigung ganz offensichtlich das Mittel der Wahl.

Selbstverständlich müssen Sie Ihrem Partner nicht erzählen, dass Sie vorhaben zu masturbieren. Aber wenn Sie viel Zeit gemeinsam verbringen, kann es schwierig sein, die erforderliche Privatsphäre zu finden. Das gilt vor allem für Frauen, die mehr Zeit benötigen, um einen Orgasmus zu bekommen (und falls sie einen Vibrator benutzen auch mehr Privatsphäre wegen potenzieller Geräusche). Natürlich bin ich für Zurückhaltung, denn Sie möchten ja keinen Druck auf Ihren Partner ausüben; andererseits sollten Sie auch nicht so tun, als hätten Sie plötzlich gar keine sexuellen Bedürfnisse mehr. Schließlich hoffen Sie ja, dass Sie bald wieder mit Ihrem Partner Sex genießen können – je eher, desto besser. Seien Sie also diskret, aber vermitteln Sie nicht den Eindruck, Sie könnten auf Sex verzichten.

Wenn Sie die- oder derjenige sind, der vorübergehend lahmgelegt ist, nehmen Sie Rücksicht auf Ihren Partner und geben Sie ihm genügend Freiraum, damit er sein sexuelles Verlangen durch Selbstbefriedigung stillen kann.

In so einer Situation ist es besonders wichtig, dass Sie gegenseitigen Körperkontakt haben. Sie sollten sich umarmen, küssen und miteinander kuscheln, um dem anderen zu vermitteln, dass Sie ihn trotz allem lieben. Wenn Sie das nicht tun – weil Sie zum Beispiel keine falschen Erwartungen wecken möchten, da Sex im Moment ja nicht möglich ist –, können Sie Ihrer Partnerschaft erheblichen Schaden zufügen.

Der Arzt sollte Ihnen genaue Anweisungen in puncto Sex geben, wenn bei Ihnen eine Herzerkrankung diagnostiziert wurde. Manche Ärzte gehen jedoch über diese Frage einfach hinweg – entweder sind sie zu beschäftigt oder es ist ihnen peinlich. In unserem Beispiel hatte der Arzt nur mit Bob gesprochen, statt Patty zu diesem Gespräch ebenfalls einzuladen. Vielleicht hatte er Hemmungen, vor beiden Partnern über ihr Sexualleben zu sprechen. Lassen Sie sich jedoch durch derartige Gefühle der Verlegenheit (vonseiten des Arztes oder bei Ihnen selbst) nicht davon abschrecken, die Antworten auf Ihre Fragen einzufordern!
Wenn Ihr Kardiologe den Eindruck vermittelt, er sei zu beschäftigt oder Sie von oben herab behandelt und Sie ihn deshalb nicht gern fragen möchten, bitten Sie Ihren Hausarzt, mit dem Kardiologen zu sprechen. Vielleicht reite ich Ihnen zu sehr auf diesem Punkt herum: Aber lassen Sie hier keine Ausrede gelten. Sorgen Sie unter allen Umständen dafür, dass Sie in dieser Angelegenheit umfassend informiert werden. Die Alternative wäre, dass Ihre ständige

Angst, Ihrem Herzen oder dem Ihres Partners weiteren Schaden zuzufügen, wenn Sie Sex haben, Ihr Sexualleben zugrunde richten wird. Dieser Preis wäre viel zu hoch und steht in keinem Verhältnis zu der Überwindung, die Sie aufbringen müssen, um Ihrem Arzt ein paar Fragen zu stellen, für deren Beantwortung er ausgebildet sein sollte.

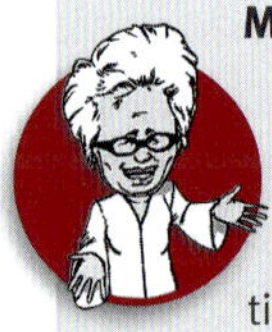

Mein Rat

Ich habe gelesen, dass in den meisten Fällen, in denen jemand während des Sexualaktes an einem Herzinfarkt gestorben ist, die ärztliche Anordnung nicht befolgt wurde. Natürlich ist das keine Garantie, aber es sollte doch die Befürchtungen, die Paare diesbezüglich hegen, ein wenig beschwichtigen.

Das erste Mal danach

Ein sehr wichtiger Meilenstein ist das erste Mal, wenn Sie nach einem Herzinfarkt oder einer Bypass-Operation Sex haben. Auch wenn der Arzt noch so sehr versichert hat, es bestünde keine Gefahr, wird ein Patient oder eine Patientin, der oder die gerade Probleme mit dem Herzen hatte, jeglicher Art von körperlicher Aktivität zunächst einmal mit ziemlicher Zurückhaltung gegenüberstehen – selbst wenn es nur darum geht, zum ersten Mal wieder eine Treppe hinaufzugehen. Deshalb wird der Betroffene auch ängstlich sein, wenn er zum ersten Mal wieder Sex hat. Das ist für die sexuelle Erregung natürlich nicht gerade förderlich. Und wenn derjenige, der eine Herzerkrankung erlitten hat, nur schwer in sexuelle Erregung gerät – oder sein Partner –, wird die ganze Geschichte natürlich noch komplizierter. Deshalb kommt es bei Ihrer ersten sexuellen Begegnung nach einem Herzinfarkt oder einem kardiovaskulären Eingriff vor allem darauf an, dass Sie langsam und behutsam vorgehen. Nehmen Sie sich besonders viel Zeit, um einander zu streicheln und zu umarmen und kommen Sie nicht gleich zur Sache. Vereinbaren Sie vorher, dass es vollkommen in Ordnung ist, wenn einer von Ihnen abbrechen und es ein anderes Mal wieder versuchen möchte. Das Wichtigste ist, dass der Prozess überhaupt wieder in Gang kommt, auch wenn Sie beim ersten Mal nicht gleich einen Orgasmus haben. Vielleicht könnten Sie auch neue Praktiken und Stellungen ausprobieren. Patienten nach einer Bypass-Operation müssen zum Beispiel vorsichtig sein mit ihren Operationswunden, also wäre oraler Sex die bessere Option während der Heilungsphase.

Weitere Vorschläge, wie Sie Ihr Liebesleben sicher gestalten können, nachdem Sie oder Ihr Partner einen Herzinfarkt erlitten haben, betreffen den Zeitpunkt, wann Sie miteinander schlafen. Wenn der Patient aus irgendeinem Grund gerade viel Stress hat, wäre es besser abzuwarten, bis diese Situation vorbei ist. Und wenn dem oder der Betroffenen eine anstrengende Tätigkeit bevorsteht – wobei ich in diesem Fall meine: anstrengend für den aktuellen Gesundheitszustand –, so sollte er nicht unmittelbar vorher oder nachher Sex haben. Dasselbe gilt nach einer schweren Mahlzeit sowie nach dem Genuss von mehr als einem Glas Alkohol.

Bluthochdruck

Natürlich kann jemand auch andere gesundheitliche Probleme haben, ehe er einen Herzinfarkt bekommt. Eine typische Vorerkrankung ist zum Beispiel Bluthochdruck. Es gibt viele Medikamente, die Menschen helfen können, ihre Blutdruckwerte auf einem gesunden Niveau zu erhalten. Diese Arzneimittel können aber wie bereits erwähnt Nebenwirkungen haben, von denen einige sich möglicherweise negativ auf Ihr Sexualleben auswirken – sei es, dass sie körperliche Veränderungen verursachen, die Ihre Libido dämpfen, sei es, dass sie zu Erschöpfung oder psychischen Beeinträchtigungen führen, wie etwa Depressionen. All dies ist nicht besonders förderlich für die Sexualfunktionen.
Die pharmazeutische Industrie weiß sehr wohl, dass Menschen nicht auf ihr Sexualleben verzichten wollen, bloß weil sie Bluthochdruck haben. Andererseits müssen Ärzte den Blutdruck ihrer Patienten regulieren, und bis heute ist noch kein Arzneimittel auf dem Markt, das vollkommen frei wäre von Nebenwirkungen. Auch hier gilt aber: Da ein spezielles Arzneimittel bei verschiedenen Menschen ganz unterschiedlich wirken kann, besteht manchmal die Lösung schon darin, einfach das Medikament zu wechseln.

Man kann zwar bislang noch nicht viel dagegen unternehmen, dass man die Veranlagung zum Bluthochdruck erbt; eine Möglichkeit, die Erkrankung zu vermeiden oder zumindest zu lindern besteht jedoch darin, seinen Lebensstil zu ändern. So lassen sich zunächst einmal einige der Faktoren reduzieren, die zu Bluthochdruck führen können. Dazu gehören Übergewicht, mangelnde körperliche Bewegung und das Rauchen.

Mein Rat

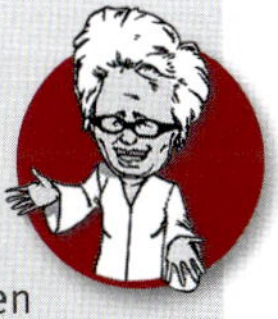

Falls möglich, verlassen Sie sich nicht voll und ganz auf Arzneimittel gegen Bluthochdruck. Setzen Sie all Ihre Energie dafür ein, Ihren Lebensstil so zu ändern, dass Ihr Arzt ohne Bedenken die Medikamente auf ein Minimum beschränken kann. Da ein gesunder Lebenswandel mit Sicherheit Ihr Befinden verbessert und die Reduzierung der Medikamente auch deren negative Auswirkungen auf Ihr Sexualleben vermindert, werden Sie für Ihre Bemühungen gleich doppelt belohnt. Reduzieren Sie Ihre Medikamente jedoch nicht einfach auf eigene Faust und starten Sie kein Trainingsprogramm, ohne zuvor mit Ihrem Arzt gesprochen zu haben.

Schlaganfall

Die Folgen eines Schlaganfalls können leichte bis schwere Probleme verursachen. Häufig treten Erinnerungslücken sowie Lähmungserscheinungen unterschiedlichen Ausmaßes auf. Das bedeutet aber nicht unbedingt, dass kein Interesse an Sex mehr besteht. Beim Liebesspiel sollte man seine Aufmerksamkeit ganz besonders auf die Körperpartien konzentrieren, die nicht betroffen sind. Wie bei anderen Herausforderungen für Ihr Sexualleben auch, kommt es in dieser Situation ebenfalls vorrangig auf Einfallsreichtum, Kommunikation und Geduld an, wenn Sie Ihr Liebesleben fortsetzen möchten.

Schmerzhafte Arthritis

Arthritis ist eine weitere Erkrankung, die eher ältere Menschen befällt. Da diese Krankheit sehr schmerzhaft ist und Schmerzen die Lust auf Sex deutlich reduzieren, kann sie das Liebesleben eines Paares zerstören – vor allem dann, wenn beide Partner betroffen sind.
Bei den meisten Menschen beschränkt sich die Arthritis auf einen begrenzten Bereich ihres Körpers, sodass nur bestimmte Bewegungen schwerfallen oder schmerzhaft sind. Häufig können Sie die Erkrankung durch ein einfaches Schmerzmittel in Schach halten. Es kann auch hilfreich sein, beim Liebesspiel andere Stellungen auszuprobieren. Vielleicht bemerken Sie, dass eine bestimmte Position durch die Arthritis zu große Schwierigkeiten bereitet, Sie dafür aber andere Stellungen einnehmen können. Wenn Sie etwas Neues ausprobieren, sollten Sie besonders vorsichtig sein mit solchen Positionen, die schmerzhaft oder sogar gefährlich sein könnten. Hüftgelenke, die von Arth-

ritis befallen sind, müssen sehr sorgsam behandelt werden; Sie sollten also keine Stellung ausprobieren, bei der Sie sich im Hüftgelenk mehr als 90 Grad beugen müssten.

Es ist wichtig, offen miteinander zu sprechen, wenn man mit Arthritis fertig werden muss. Mangelnde Kommunikation kann die Sache nur verschlimmern. Sie müssen sich gegenseitig mitteilen, was schmerzhaft ist und was nicht. Wenn jemand beim Sex die ganze Zeit Schmerzen hat, wird er diese Situation möglichst vermeiden wollen. Wenn Sie jedoch darüber sprechen und ausprobieren, welche Stellungen für Sie beide am angenehmsten sind, sollte die Erkrankung Ihr Liebesleben eigentlich nur geringfügig beeinträchtigen.

Warum der richtige Zeitpunkt so wichtig ist

Wenn Sie Arthritis haben, kann es eine größere Rolle spielen als jemals zuvor, wann Sie Sex haben. Ein Patient mit Arthritis hat meist zu bestimmten Tageszeiten stärkere Schmerzen als zu anderen. Deshalb sollten Sie Ihr Liebesleben auf die Zeiten verlegen, in denen die Gelenkschmerzen am geringsten sind. Vielleicht sind das nicht genau die Zeiten, zu denen Sie sonst Sex hatten. Aber das könnte einer der Kompromisse sein, die Sie eingehen müssen, wenn Sie Ihr Sexualleben erhalten möchten. Solche Anpassungen können nur stattfinden, wenn Sie offen mit Ihrem Partner darüber sprechen.

Ein weiterer Grund, warum Sie die sexuellen Begegnungen mit Ihrem Partner planen sollten, besteht darin, dass Sie auf diese Weise die Einnahme Ihrer Medikamente so organisieren können, dass die Schmerzen etwa zum geplanten Zeitpunkt am stärksten gelindert werden. Vielleicht führen Sie auch ein heißes Bad oder gemeinsames Duschen als Teil des Vorspiels ein, falls Sie zu den Patienten gehören, denen Wärme Schmerzlinderung verschafft.

Eine zusätzliche Möglichkeit wäre, sich ein Wasserbett anzuschaffen. Das Prinzip dieser Betten besteht darin, dass das Körpergewicht gleichmäßig verteilt wird. Das kann Menschen mit Arthritis das Liebesspiel erleichtern, denn die gleichmäßige Gewichtsverteilung nimmt den Druck von den entzündeten Gelenken. Und da in allen Wasserbetten gleichzeitig ein Heizgerät eingebaut ist, empfinden Sie die Wärme des Wasserbetts vielleicht ebenfalls als schmerzlindernd. Sie können sich auch in einem normalen Bett unter einer elektrischen Heizdecke lieben, auch das kann hilfreich sein. Falls Sie Probleme haben, in einem Wasserbett zu schlafen, aber über einen zusätzlichen Raum verfügen, stellen Sie das Wasserbett einfach dort auf.

Sie können außerdem Kissen verwenden, um die Gelenkschmerzen zu lindern. Wenn Sie zum Beispiel Arthritis im Knie haben, legen Sie ein Kissen unter Ihr Knie, so haben Sie es bei bestimmten Stellungen bequemer. Legen Sie ein paar kleine Kissen im Schlafzimmer zu diesem Zweck bereit, dann müssen Sie nicht mitten im Liebesspiel herumsuchen, wenn plötzlich die Arthritis wieder aufflackert.

Wie bei allem anderen, was Sie beunruhigt, gilt auch hier: Haben Sie keine Angst, mit Ihrem Arzt darüber zu sprechen, welche Auswirkungen die Arthritis auf Ihr Sexualleben hat. Vielleicht kann er Ihnen ein Medikament verschreiben, das Sie zwar nicht jeden Tag einnehmen dürfen, das Sie aber kurzzeitig von Schmerzen befreit – zum Beispiel dann, wenn Sie mit Ihrem Partner Sex genießen möchten.

Diabetes

Diabetes ist eine furchtbare Krankheit, wenn sie nicht gut eingestellt ist. Diabetes kann zum Beispiel zu Herzinfarkt, Schlaganfall, Nierenversagen und Blindheit führen. Ein schlecht eingestellter Diabetes kann unter anderem jene Nerven schädigen, die bei Männern die Erektion auslösen. Daher leiden viele Diabetiker unter erektiler Dysfunktion. Besonders schlimm ist, dass Männer sexuelles Verlangen empfinden, aber keine Möglichkeit haben, es zu befriedigen, weil sie keine Erektion haben können. *Viagra* und ähnliche Medikamente könnten zwar helfen, häufig haben diese Patienten jedoch aufgrund ihres Diabetes zusätzlich kardiovaskuläre Probleme. Dann sind diese Arzneimittel kontraindiziert. Vakuumerektionshilfen wären eine Möglichkeit, doch wenn Herz und Gefäße zu sehr beeinträchtigt sind, reicht der Blutfluss möglicherweise selbst mit einem solchen Gerät nicht aus für eine Erektion.

Manche Diabetiker haben Angst, dass durch die Anstrengung beim Sex ein hypoglykämischer Schock ausgelöst werden könnte, ein Schwächezustand, der auf Unterzuckerung zurückzuführen ist; und diese Sorge vermindert natürlich ihre Lust auf Sex.

Auch bei Frauen kann die Libido reduziert sein, wenn sie an Diabetes leiden, obwohl die Auswirkungen nicht so schwerwiegend sind wie bei Männern. Vaskuläre Schäden können zu Scheidentrockenheit führen, und Frauen, deren Nerven geschädigt sind, können zunehmend Schwierigkeiten haben, einen Orgasmus zu bekommen. Diabetes kann außerdem Depressionen verursachen, betroffene Frauen empfinden dann kaum noch sexuelle Erregung. Auch Nervenschädigungen in den weiblichen Sexualorganen aufgrund von Diabetes können ein Hindernis für sexuelle Erregung darstellen, weil weniger Scheidenflüssigkeit produziert wird. Auch das erschwert den Sexualakt. Paare sollten sich bewusst machen, dass eine Frau in dieser Situation mehr Stimulation braucht, damit sie sexuell erregt ist. Ein Gleitmittel hilft gegen die Scheidentrockenheit.

Gewiss lassen sich diese negativen Begleiterscheinungen der Erkrankung reduzieren, wenn Sie Ihren Diabetes sorgfältig einstellen lassen. Wenn Sie also noch einen weiteren Ansporn brauchen, um sich wirklich gewissenhaft darum zu kümmern – bitte sehr, da ist er.

Krebs

Einige Krebserkrankungen können behandelt werden, sie stellen also nur eine vorübergehende Belastung für das Sexualleben eines Paares dar. Andere sind schwerwiegender. Sowohl die Erkrankung als auch die Behandlung können sich verheerend auf das Liebesleben eines Paares auswirken.

Einige Krebserkrankungen betreffen direkt die Sexualfunktionen; die genauen Auswirkungen hängen davon ab, wie schwerwiegend die Symptome sind. Doch es gibt eine Krebserkrankung, die sehr häufig vorkommt und das Sexualleben eines Paares ernsthaft beeinträchtigen kann: der Brustkrebs. Bei dieser Erkrankung ergibt sich zum einen das Problem, dass eine Frau sich entstellt fühlt, wenn sie eine Brust verliert oder sogar beide. Sie wird sich weniger begehrenswert finden, und ihr Partner wird das vielleicht ebenso sehen. Während ich im Allgemeinen eher gegen die Schönheitschirurgie bin, gehört die plastische Rekonstruktion der Brust doch zu den Operationen, die ich befürworte. Die weiblichen Brüste dienen zwar der Milchproduktion und werden in dieser Funktion nach der Menopause nicht mehr benötigt, gleichzeitig sind sie aber Objekte sexueller Begierde, und es ist unmöglich, sie losgelöst von dieser Funktion zu sehen. Eine rekonstruierte Brust sieht vielleicht nicht genauso aus wie ihr natürliches Vorbild, aber sie ersetzt doch die verlorene Brust. Und wenn auf diese Weise ein Paar leichter wieder zu einem natürlichen Sexualleben zurückfindet, dann sollte die Frau sich zu diesem Schritt entschließen.

Und wenn eine solche Operation aus medizinischen oder finanziellen Gründen nicht möglich ist? Ist es dann mit dem Sexualleben eines Paares ein für alle Mal vorbei? Überhaupt nicht. Den meisten Paaren in dieser Situation gelingt es, auch damit fertig zu werden. Ich sage nicht, dass es leicht ist – weder für die Frau noch für den Mann. Aber zum Glück ist das Bedürfnis nach Sex normalerweise ziemlich stark; und der Drang, dieses Bedürfnis zu befriedigen, bringt beide meist wieder zusammen.

Es kommt sehr darauf an, wie sie die ersten Male mit der Situation umgehen, aber es gibt keine bestimmte Methode, die für alle Paare die beste wäre. Das muss jedes Paar selbst entscheiden. Wenn beide sich wohler fühlen, wenn sie für eine bestimmte Zeit das Licht ausgeschaltet lassen, bis ihr Sexualleben sich wieder eingespielt hat, dann sollten sie das tun. Und wenn sie die Hürde, mit der veränderten äußeren Erscheinung zurechtzukommen, lieber schnell hinter sich bringen möchten, ist das auch vollkommen in Ordnung.

Falls das aber nicht der Fall ist und weder Sie noch Ihr Partner sich an die körperliche Veränderung gewöhnen können, sollten Sie einen Therapeuten aufsuchen, der mit dieser Problematik vertraut ist. Sehr oft kann der innere Widerstand abgebaut werden, doch der erste Schritt ist der schwerste, und dabei kann ein professioneller Berater Sie sehr gut unterstützen.

Natürlich ist nicht in jedem Fall eine Amputation der Brust erforderlich, wenn eine Krebserkrankung diagnostiziert wurde. Aber jede Frau, die an Brustkrebs erkrankt ist, wird sich wahrscheinlich einer Chemotherapie und Strahlenbehandlung unterziehen. Sie muss sich darauf einstellen, dass sie für den Zeitraum der Behandlung wahrscheinlich kein Bedürfnis mehr nach Sex haben wird. Während dieser Zeit ist es ungeheuer wichtig, dass ihr Partner den körperlichen Kontakt nicht abbrechen lässt, sie häufig umarmt und zärtlich zu ihr ist. Damit bietet er ihr einerseits psychische Unterstützung, ebnet aber auch den Weg für die spätere Wiederaufnahme der sexuellen Begegnungen.

Die Folgen dieser Therapie reichen allerdings weit über den konkreten Behandlungszeitraum hinaus. Die renommierte Sexualtherapeutin Helen Singer Kaplan, bei der ich meine Ausbildung gemacht habe und die 1995 an Brustkrebs gestorben ist, äußerte zu diesem Thema: „Die verheerenden Folgen, die die Begleittherapien bei Brustkrebs auf das Sexualleben der Patientinnen haben können, hat man praktisch ignoriert." Eine Nebenwirkung der Bestrahlung ist zum Beispiel die Scheidentrockenheit, wie sie auch bei Frauen nach der Menopause auftritt. Je weniger eine Patientin darauf vorbereitet ist, welche Schwierigkeiten auftauchen können, desto problematischer wird sich die Rückkehr zu einem normalen Sexualleben gestalten.

Es gibt Hilfe für Frauen mit Brustkrebs. Nicht jede Frau wird sie gerne in Anspruch nehmen wollen, vor allem nicht, solange die Therapie noch andauert. Aber irgendwann sollte jede Patientin, die dem Brustkrebs zum Opfer gefallen ist, mit ihrem Ärzteteam das Thema Sexualität ansprechen – zumindest kann ich das nur dringend empfehlen. Denn es wird schwierig sein, die Folgen dieser Behandlungen auf Ihr Sexualleben ohne jede Anleitung zu bewältigen.

Demenz

Eine andere Situation, in die ältere Menschen geraten können und auf die ich eingehen möchte, hängt mit dem Verfall der geistigen Leistungsfähigkeit zusammen. Das Spektrum dieses Krankheitsbildes reicht von leichter Vergesslichkeit bis hin zur Alzheimerkrankheit. Demenz kann sich in vielfältiger Weise auf die Libido eines Menschen auswirken. Die einen verspüren überhaupt kein sexuelles Verlangen mehr, bei anderen ist es so extrem gesteigert, dass sie ihre Ehepartner mit unanständigen und dreisten Handlungen oder Forderungen behelligen, manchmal sogar auch andere Menschen, mit denen sie in Kontakt kommen.

Natürlich ist es traurig, wenn jemand, der körperlich noch vollkommen gesund ist, die Kontrolle über sich verliert; doch leider kann man bisher nicht viel dagegen unternehmen. Die Folgen für den Ehepartner können sogar noch verheerender sein, da er bei klarem Verstand ist und trotzdem auf sein Sexualleben verzichten soll.

Jemand, der unter Demenz leidet, wird zwar in ärztlicher Behandlung sein, aber – wie gesagt – viel wird die Medizin gegen diese Krankheit nicht ausrichten können. Das heißt jedoch nicht, dass dem Partner nicht geholfen werden kann. Wenn Ihr Partner oder Ihre Partnerin demenzkrank ist, empfehle ich Ihnen dringend, sich in zweifacher Hinsicht beraten zu lassen. Zum einen sollten Sie einen Psychotherapeuten aufsuchen, um für ihre eigene emotionale Stabilität zu sorgen. Zum anderen sollten Sie sich informieren, wo Sie Hilfe für die Pflege Ihres Partners finden. Versuchen Sie nicht, alles alleine zu schaffen: Es gibt Behörden, die Sie dabei unterstützen können, ob es nun um Pflegeleistungen bei Ihnen zu Hause geht oder um einen Platz in einem Pflegeheim. Ihr Arzt oder die Klinik, in der Ihr Partner behandelt wird, kann Ihnen Ansprechpartner in der Nähe Ihres Wohnortes nennen, an die Sie sich wenden können.

Soweit die medizinische Wissenschaft Menschen mit körperlichen oder geistigen Erkrankungen helfen kann, sollten Sie jegliche zur Verfügung stehende Behandlungsmöglichkeit nutzen, um Ihre eigene Gesundheit oder die Ihres Partners wiederherzustellen. Vorausgesetzt, Sie können sich die modernsten Therapiemöglichkeiten leisten – was nicht immer der Fall ist, ich weiß. Und Ärzte können zwar viele Wunder vollbringen, aber auch die Medizin ist keine perfekte Wissenschaft. Und deshalb gibt es einfach Erkrankungen, gegen die man machtlos ist, die dem Sexualleben eines Paares definitiv ein Ende setzen. Das ist sicherlich ziemlich traurig für den Partner, der erkrankt ist und nun noch diese zusätzliche Last tragen muss. Doch was ist mit dem gesunden Partner? Muss der deshalb auch auf Sexualität verzichten? Meine Antwort lautet: nein! Wenn Sie mit Ihrem Partner keine intime Beziehung mehr haben können, aber noch sexuelles Verlangen spüren, so rate ich Ihnen zur Masturbation. Wenn Sie früher masturbiert haben, wird es Ihnen nicht schwerfallen, diesen Rat zu befolgen. Bei den meisten Männern ist dies der Fall, bei Frauen allerdings nicht unbedingt. Eine Witwe oder eine geschiedene Frau hat wenigstens die Möglichkeit, einen neuen Partner zu finden. Wenn Sie jedoch einen Partner haben, der so krank ist, dass keine sexuelle Beziehung mehr möglich ist, sollten Sie nicht nach einem neuen Partner Ausschau halten, nur um Ihre sexuellen Bedürfnisse zu befriedigen. Unter diesen Umständen ist Masturbation die richtige Lösung (mehr dazu in Kapitel 12).

Schwerhörigkeit

Schwerhörigkeit ist vielleicht nicht so katastrophal wie andere gesundheitliche Probleme, kann sich aber durchaus negativ auf eine Paarbeziehung auswirken, vor allem, wenn man nichts dagegen unternimmt. Schauen Sie sich nur einmal um – Sie werden feststellen, dass es sehr viele Menschen gibt, die eine Brille tragen. Wenn man also nicht mehr gut sehen kann, braucht man keine Angst vor einer Stigmatisierung zu haben, vor allem, weil dieses Problem auch schon in der Kindheit auftreten kann. Schwerhörigkeit dagegen betrifft meist erst Menschen über sechzig. Und da viele Menschen sich häufig nicht eingestehen wollen, dass sie älter geworden sind, steuern sie nicht gleich die Arztpraxis an, wie sie das beim ersten Anzeichen einer Sehbehinderung sofort tun würden, sondern zögern bei einem Problem mit der Hörfähigkeit den Arztbesuch so lange wie möglich hinaus. Natürlich sind Hörgeräte teurer als eine Brille, und es dauert auch länger, bis sie angepasst sind. Es gibt also kein unmittelbares Erfolgserlebnis wie bei einer

Brille. Doch machen wir uns nichts vor: Der wesentliche Grund, warum Menschen diesen Schritt hinauszögern, ist ihre Eitelkeit. Ich habe absolut nichts dagegen, wenn man versucht, dem Zahn der Zeit so lange wie möglich auszuweichen – in diesem Fall ist der Preis jedoch so hoch, dass Sie den Kürzeren ziehen.

Guy und Sue

Guy war 62 und während der letzten zwei Jahre hatte sich seine Hörfähigkeit zunehmend verschlechtert. Mittlerweile war jedem klar, dass er ein Hörgerät brauchte – jedem außer Guy. Bei Gesprächen musste er die Leute ständig unterbrechen, um sie zu bitten, das Gesagte zu wiederholen. Beim Fernsehen bestand er darauf, das Gerät so laut zu stellen, dass es für jeden anderen im Raum unerträglich war. Und Telefongespräche vermied er soweit dies nur möglich war, weil er große Schwierigkeiten hatte, seinen Gesprächspartner zu verstehen. Seine Frau Sue hatte ihn immer wieder gebeten, zum Arzt zu gehen, doch er hatte sich hartnäckig geweigert. Darüber war sie ziemlich wütend, weil seine Schwerhörigkeit auch ihr Leben beeinträchtigte. Langjährige Freunde wollten nicht mehr mit ihnen essen gehen, weil es ihnen peinlich war, im Restaurant mit Rücksicht auf Guy so laut reden zu müssen. Aus demselben Grund blieben Einladungen zu Partys aus. Ihre sozialen Kontakte, die für Sue so wichtig waren, brachen immer mehr ab, nur weil Guy sich so starrsinnig verhielt. Sue war innerlich so aufgebracht, dass der Gedanke, mit Guy Sex zu haben, nur noch Widerwillen in ihr auslöste. Und das wiederum führte dazu, dass ihr Sexualleben

zum Stillstand kam. Sue hatte panische Angst, dass sie durch die Schwerhörigkeit ihres Mannes in völlige Isolation geraten würde und dachte bereits darüber nach, ob sie sich nicht scheiden lassen sollte – und all dies nur, weil er sich kein Hörgerät besorgen wollte!
Als ich mit Guy sprach, erfuhr ich, dass sein Großvater fast taub gewesen war, und zu dieser Zeit waren die Hörgeräte noch nicht so weit entwickelt, dass sie ihm hätten helfen können. Der Hauptgrund, warum Guy nicht zum Arzt gehen wollte, war die Angst davor, zu erfahren, dass es keine Hoffnung für ihn gab. Deshalb tat er einfach so, als sei die Situation nicht so schlimm. Schwerhörigkeit kann zwar immer noch nicht in jedem Fall therapiert werden, aber die Hersteller von Hörgeräten haben doch große Fortschritte gemacht, sowohl was die Effizienz als auch was die Größe dieser Hilfen angeht. Es gelang mir, Guy davon zu überzeugen, wie ernst diese Situation in Hinblick auf seine Beziehung zu Sue war. Sie wäre nicht so wütend, wenn sie wüsste, dass es keine Therapiemöglichkeit gab – aber da er sich weigerte, überhaupt nach Lösungsmöglichkeiten zu suchen, brachte er sie schier zur Verzweiflung. Er erklärte sich bereit, einen Arzt aufzusuchen, und der konnte ihm dann die Hilfe anbieten, die sie als Paar so dringend brauchten.

Nach dem, was Sie bis hierher gelesen haben, ist vielleicht der Eindruck entstanden, dass Ihre Zukunft recht trostlos aussieht, auch wenn Ihr Sexualleben im Moment noch völlig okay ist. Von diesem Gedanken möchte ich Sie abbringen, denn wenn Sie Probleme erwarten, werden Sie wahrscheinlich auch auf welche stoßen. Einige von Ihnen werden bestimmte Probleme mit Ihrem Sexualleben haben, und dieses Buch habe ich geschrieben, um Ihnen in diesen Situationen zu helfen. Um möglichst viele potenzielle Schwierigkeiten zu erfassen, musste ich ziemlich viele Schlaglöcher auflisten, in die Sie eventuell geraten könnten. Aber allein die Tatsache, dass es solche Schlaglöcher da draußen gibt, heißt ja noch nicht, dass Sie dort auch vorbeikommen werden. Und selbst wenn Sie in ein solches Loch geraten sollten, ist damit nicht gesagt, dass es mit Ihrem Sexualleben oder Ihrer Beziehung ein für alle Mal vorbei ist. Deshalb möchte ich Sie am Ende dieses Kapitels ermuntern, all diese Informationen mit einer hoffnungsvollen Grundstimmung zu betrachten.

6 Körperliche Fitness

Auch Übergewicht und mangelnde körperliche Fitness gehören zu den Faktoren, die Ihre Fähigkeit, Sex zu genießen, einschränken können. Um zu verhindern, dass Ihr Sexualleben langweilig wird, brauchen Sie schon etwas Kondition – wenn Sie bei der kleinsten Anstrengung immer gleich keuchen und prusten, wird die Sache schwierig …

Da dies jedoch, Berichten zufolge, auf sehr viele Menschen zutrifft, ist es natürlich nicht so leicht, unser Verhalten zu ändern. Wir leben in Ländern, in denen die Wirtschaft blüht und gedeiht – wer kann da schon der Fülle an guten Nahrungsmitteln widerstehen oder sich vom Fernseher losreißen, um etwas Sport zu treiben? Ich weiß nicht, ob ich Sie damit motivieren kann: Aber durch eine Diät und etwas sportliche Betätigung können Sie Ihr Sexualleben deutlich verbessern! (Sie müssen zugeben, dass dies kein schlechter Köder ist, mit dem ich da vor Ihrer Nase herumwinke …)

Ich bin allerdings kein Fitnesstrainer; erwarten Sie also nicht zu viele Ratschläge von mir, was Sie nun genau tun sollen, um diese überschüssigen Pfunde loszuwerden und Ihren Körper wieder in Form zu bringen. Nichtsdestotrotz habe ich ein paar Weisheiten auf Lager, die ich gerne weitergeben möchte und die ich für geeignet halte. Selbstverständlich sollten Sie mit Ihrem Arzt sprechen, ehe Sie irgendein Übungsprogramm starten, vor allem, wenn es um Ihre Fitness ziemlich schlecht bestellt ist.

Sex ist ja nicht nur wegen der körperlichen Empfindungen beim Orgasmus ein solcher Genuss, sondern auch, weil man eine gemeinsame seelische und körperliche Erfahrung mit seinem Partner teilt. Dieselbe Art der Befriedigung können Sie erleben, wenn Sie gemeinsam eine Diät einhalten oder zusammen Sport treiben. Indem Sie beide ein Team bilden – selbst wenn einer von Ihnen mehr Hilfe braucht als der andere –, werden Sie sich gegenseitig motivieren und sehr viel mehr erreichen, als Sie alleine schaffen würden. Ich möchte Ihnen noch ein paar Gründe nennen, warum Abnehmen zu zweit sich besser aushalten lässt.

Essen Sie gemeinsam weniger

Wenn Sie beide versuchen, Gewicht zu verlieren, ist die Planung der Mahlzeiten sehr viel unkomplizierter. Bemüht sich dagegen der eine darum, abzunehmen, während der andere sich ständig vollstopft, können die gemeinsamen Mahlzeiten zu einer Quelle unangenehmer Reibereien werden. Wenn Sie beide abnehmen wollen, werden Sie auch beide dankbar sein für kalorienarme Gerichte mit wenig Kohlenhydraten und wenig tierischen Fetten, dafür aber mit vielen Ballaststoffen. Und wenn Sie sich beim Wiegen jedes Mal gegenseitig ermutigen, kann diese Begeisterung schließlich eine Art Vorspiel werden – und die Kalorien, auf die Sie am Esstisch verzichtet haben, zahlen sich später im Bett aus. Selbst wenn Ihre Ziele in puncto Gewichtsverlust unterschiedlich sein sollten, ist das kein Problem.

Nehmen wir an, Sie möchten vierzig Pfund verlieren und Ihr Mann nur zehn. Die Wahrscheinlichkeit, dass er sein Ziel schneller erreichen wird als Sie, ist groß. Für den Fall schlage ich vor, dass er nicht zu seinen alten Essgewohnheiten vor der Diät zurückkehrt, sondern weiter seine Nahrungsaufnahme beschränkt, damit Sie sich nicht im Stich gelassen fühlen – zumindest, wenn Sie zusammen sind. Falls er ein bisschen mehr essen möchte, wenn Sie nicht dabei sind oder eine Kleinigkeit zu sich nimmt, wenn Sie gerade nicht hinschauen, so ist das vollkommen in Ordnung – solange er nicht wieder Pfunde ansetzt.

Treiben Sie gemeinsam Sport

Wenn man sich wieder in Form bringen will, spielt Bewegung eine ganz wesentliche Rolle. Es ist schwer, so viele Kalorien zu verbrennen, dass es sich auf das gesamte Körpergewicht auswirkt. Doch wenn Sie Ihren Stoffwechsel durch Bewegung ankurbeln, wird Ihr Körper 24 Stunden am Tag mehr Kalorien verbrennen – selbst wenn Sie schlafen! Und Bewegung regt auch Ihren Blutfluss an, was in puncto Sex äußerst wichtig ist: Der Genitalbereich benötigt zusätzliches Blut, um gut zu funktionieren. Vor allem bei Männern – eine Erektion ist nichts weiter als ein Blutstau im Penis.

Wie bei der Diät gilt auch beim Sport: Wenn Sie das Training nutzen, um gleichzeitig mehr Zeit mit Ihrem Partner zu verbringen, wird Sie das motivieren und den ganzen

Prozess sehr viel angenehmer gestalten. Selbst ein einfacher Spaziergang nach dem Abendessen kann Sie Ihrem Ziel, Gewicht zu verlieren, näher bringen. Und wenn Sie gemeinsam spazieren gehen, können Sie sich in Ruhe unterhalten, was wiederum einen sehr positiven Effekt auf Ihre Beziehung haben wird.

Sobald Sie sich fit genug fühlen, um die Anforderungen zu steigern, sollten Sie sich für eine Sportart wie Tennis oder Squash entscheiden, damit Sie mit Ihrem Partner zusammen spielen können. Sie können auch gemeinsam joggen oder Rad fahren. Sollten Sie lieber zusammen ins Fitness-Studio gehen, so dient auch das der gegenseitigen Motivation: Selbst wenn Sie nicht nebeneinander trainieren, weil Sie an unterschiedlichen Geräten üben, helfen Sie sich doch dabei, den Schritt aus dem Haus zu schaffen. Für viele ist das oft das Schwerste. Und wenn Sie zurückkommen, können Sie das Maßband heraussuchen und gegenseitig überprüfen, an welchen Körperpartien bereits Fortschritte zu verzeichnen sind. Vielleicht bringt dieser körperliche Kontakt Sie sogar in Stimmung, alle Hüllen fallen zu lassen und gemeinsam eine Dusche zu genießen, an die sich noch ein weiteres „körperliches Training“ anschließt …

Ich persönlich fahre gern Kajak, bestehe aber immer auf einem Zweier-Kajak, sodass ich mich beim Paddeln mit meinem Partner unterhalten kann. Falls Sie gern Rad fahren, wählen Sie vielleicht ein Tandem. Ski fahren ist auch ein Sport, der mir gefällt. Der Nachteil dabei ist nur, dass beide Partner schließlich verschiedene Pisten hinunterfah-

ren, weil sie unterschiedliche Schwierigkeitsgrade bewältigen können. Und wenn Sie auf derselben Piste fahren, ist es natürlich auch ein bisschen problematisch – Sie werden sich kaum unterhalten, während Sie den Hang hinuntersausen. Also spielt es eigentlich keine Rolle, ob Sie zu zweit Ski fahren oder allein. Doch abends sollten Sie sich in einer Hütte treffen und beim Glühwein Ihre besten und schlimmsten Abfahrten Revue passieren lassen. So teilen Sie am Ende doch eine gemeinsame Erfahrung, und so viel ist gewiss: Die Begeisterung, die Sie im Verlauf des Tages erlebt haben, wird auch auf die Nacht abfärben …
Ich biete Ihnen hier keine genauen Regeln für ein gemeinsames Trainingsprogramm an. Ich rate Ihnen nur, sich so viel wie möglich gegenseitig anzuspornen und zu ermutigen – das erhöht eindeutig die Erfolgschancen!

Vermeiden Sie Wettkampfstimmung

Selbstverständlich gibt es auch Menschen, die im Traum nicht auf die Idee kämen, gemeinsam mit ihrem Partner zu trainieren. Meistens sind diese Leute sehr ehrgeizig: Sie treiben ein oder zwei Sportarten, sind dabei aber einzig und allein daran interessiert, zu gewinnen. Es geht ihnen dabei nicht darum, Zeit gemeinsam mit ihrem Partner zu verbringen. Solange sich dies in Grenzen hält, ist es auch vollkommen in Ordnung. Doch es muss die Bereitschaft vorhanden sein, ein paar Kompromisse einzugehen. Wenn ein Partner nur dazu in der Lage ist, einen zügigen Spaziergang zu machen, dann sollte der andere sich Zeit nehmen, ihn dabei zu begleiten. Sportlicher Wettkampf macht Spaß, aber er ist doch kein Ersatz für die Freizeit, die Sie mit Ihrem Partner verbringen könnten – zumal heutzutage die gemeinsame Zeit sowieso sehr begrenzt ist, wenn beide berufstätig sind und außer Haus arbeiten. Der Körper desjenigen, der Leistungssport betreibt, profitiert vielleicht davon, dass er sich seinem Lieblingssport widmet. Doch die Beziehung wird darunter leiden.

An dieser Stelle möchte ich gern ein paar Worte über eine ganz spezielle Sportart einfügen – das Golfspielen. Wenn Sie beide Golf spielen können, ist das natürlich großartig. Aber Golf beansprucht sehr viel Zeit, und wenn einer von Ihnen Golfer ist und der andere nicht, wird dies ganz sicher negative Auswirkungen auf Ihre Beziehung haben. Derjenige, der Golf spielt, genießt sicher die schöne Zeit auf dem Golfplatz – aber der Partner sitzt vielleicht traurig zu Hause. Der Ausdruck „Golf-Witwe" kommt schließlich nicht von ungefähr! Ich will damit nicht sagen, dass Golfer ihren Sport aufgeben sollen. Aber sie sollten auch nicht vergessen, dass ihr Partner dafür ein großes Opfer bringt. Golfspielen ist kein Geburtsrecht, es sollte also in angemessener Weise als Freizeitaktivität eingestuft und nicht auf ein Podest gehoben werden. Wenn einer von Ihnen regelmäßig spielt, schlage ich vor, dass Sie auf andere Weise für Ausgleich sorgen. Falls zum Beispiel Regen angekündigt ist und Sie wissen, dass Sie deshalb nicht auf den Golfplatz gehen können, besorgen Sie doch Karten für eine Nachmittagsvorstellung im Theater oder einen Museumsbesuch – für irgendeine Unternehmung, über die Ihr Partner sich freuen würde. Und begleiten Sie ihn, auch wenn die Veranstaltung nicht gerade Ihr Fall ist. Sie müssen sich bewusst machen, dass auch Ihr Partner ein Opfer bringt – jedes Mal, wenn Sie zum Golfspielen gehen, muss er auf gemeinsame Zeit mit Ihnen verzichten.

„Aber Dr. Ruth“, höre ich einige Golfer sagen, „während ich auf dem Golfplatz bin, kann meine Frau doch machen, was immer sie möchte!“ Wenn Sie beide pensioniert sind und sehr viel Zeit gemeinsam verbringen, dann muss ich Ihnen Recht geben. Aber wenn Ihre Zeit als Paar begrenzt ist, dann ist es viel verlangt, wenn Sie regelmäßig am Wochenende den ganzen Vormittag oder Nachmittag allein verbringen. Doch ich wiederhole: Ich sage nicht, dass Sie nicht Golf spielen sollten! Wenn Sie aber zurückkommen und den Rest des Tages damit verbringen, sich ein Fußball- oder Baseballspiel anzuschauen, und von Ihrer Partnerin keine Notiz nehmen, dann haben Sie den Bogen überspannt. Wenn Sie eine Runde Golf gespielt haben, sollten Sie anschließend so viel guten Willen wie möglich zeigen und Ihren Partner bei einer anderen Aktivität begleiten.

Fitnessübungen

Ich bin natürlich keine Fitnesstrainerin, möchte Ihnen aber trotzdem ein paar Vorschläge machen, wie Sie Ihr körperliches Training unterhaltsam und anregend gestalten können. Als ich gesagt habe, dass Sie zusammen üben sollten, habe ich nur darüber gesprochen, dass Sie die meiste Zeit zusammen sind, während Sie üben. Jetzt geht es darum, dass Sie als Team trainieren. Es gibt Übungen, die Sie wirklich zu zweit machen können – und das kann ziemlich antörnend sein!

Im Folgenden beschreibe ich ein paar Übungen, die Sie gemeinsam einmal ausprobieren können. Selbstverständlich sollten Sie diese Übungen nur machen, wenn Sie körperlich dazu in der Lage sind. Im Zweifelsfall sprechen Sie bitte zuerst mit Ihrem Arzt.

Mein Rat

Manche dieser Übungen können Sie auch nackt machen – was die sexuelle Wirkung natürlich enorm steigert, das kann ich Ihnen garantieren!

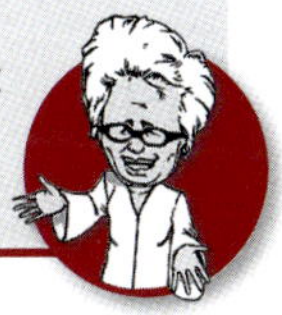

Die Schaukel Beide Partner setzen sich mit ausgestreckten Beinen auf den Boden, beide Fußsohlen berühren die des Partners. Halten Sie Ihren Partner an beiden Händen oder Handgelenken und lehnen Sie sich abwechselnd jeweils langsam vor und zurück. Ihr Partner muss genügend Widerstand leisten, um zu verhindern, dass Sie nach hinten fallen. Dann lehnt Ihr Partner sich zurück, und Sie halten ihn – und so weiter. Wenn einer von Ihnen Probleme hat, das Gewicht des anderen zu halten, so teilen Sie dies dem Partner mit, damit dieser beim Zurücklehnen seine Muskelspannung ausreichend kontrolliert, um Sie nicht zu sehr zu belasten. Diese Übung müssen Sie sehr langsam ausführen, sowohl um Verletzungen zu vermeiden, als auch, um optimal von dieser Übung zu profitieren. Neben dem körperlichen Nutzen fördert diese Übung auch das gegenseitige Vertrauen – denn jeder von Ihnen beiden ist abwechselnd darauf angewiesen, dass der oder die andere ihn hält. Es ist praktisch der körperliche Beweis, dass Sie sich aufeinander verlassen können.

Rücken an Rücken Diese Übung ist vielleicht nicht für jedes Paar geeignet, ganz sicher nicht für diejenigen mit Rückenproblemen. Und wenn Ihr Gewichtsunterschied zu groß ist, wird es wahrscheinlich auch nicht funktionieren. Setzen Sie einfach Ihren gesunden Menschenverstand ein, um zu entscheiden, ob Sie diese Übungen ausprobieren möchten oder nicht.

Stellen Sie sich Rücken an Rücken gegeneinander und haken Sie Ihre Arme jeweils in die des Partners. Abwechselnd lehnt sich nun einer von Ihnen nach vorn und hebt damit den anderen vom Boden – nur so hoch, wie es ohne Überanstrengung möglich ist. Selbst wenn Sie Ihren Partner gar nicht vom Boden heben, ist doch das Bemühen darum eine gute Übung. Wie bei der Schaukel wird auch hier derjenige, der vom Boden gehoben wird, ein bisschen nervös sein. Aber wenn Sie locker lassen und Ihrem Partner vertrauen, wird auch diese Übung mit größerer Vertrautheit belohnt.

Bauchtraining zu zweit Legen Sie sich beide auf den Boden, strecken Sie die Beine nach oben und rutschen Sie mit dem

Po zueinander, sodass Sie beide praktisch ein umgedrehtes T bilden. (Falls Sie nackt sind, lassen Sie sich nicht dadurch irritieren, dass Ihre Geschlechtsteile sich berühren.) Dann verschränken Sie die Arme hinter dem Kopf, richten Ihren Oberkörper so weit wie möglich auf und rollen dann langsam, Wirbel für Wirbel ab, bis sie wieder auf dem Rücken liegen. Wie oft Sie diese Übung wiederholen können, wird davon abhängen, wie gut Ihre Bauchmuskeln trainiert sind. Beginnen Sie einfach mit wenigen Wiederholungen, die Sie dann zunehmend steigern.

In der Luft Rad fahren Nach dem Bauchtraining rücken Sie etwas voneinander ab, sodass Ihre Fußsohlen sich berühren, und fahren in der Luft Rad, indem Sie jeweils das Bein des Partners wegdrücken, aber nicht zu schnell. Rücken Sie stattdessen so nah aneinander, dass Sie einen Widerstand spüren, um auf diese Weise die Beinmuskeln des Partners zu trainieren. Auch hier gilt: Falls einer von Ihnen stärker ist als der andere, sollte er „ein bisschen kürzer treten".

Stramme Schenkel Es ist schwer, Übungen zu finden, die die hintere Oberschenkelmuskulatur trainieren. Aber nicht für Paare, die als Team arbeiten! Legen Sie sich auf den Bauch, während Ihr Partner sich neben Ihre Fußgelenke kniet und mit seinen Händen so viel Druck auf sie ausübt, dass Sie Ihre Unterschenkel nur schwer heben können. Sie versuchen natürlich, gegen den Druck anzukommen. Mit der Zeit sollte der Druck immer mehr verstärkt werden, bis Sie schließlich in der Lage sind, diese Übung zehnmal hintereinander durchzuführen, und das insgesamt dreimal.

Ringkampf Hierbei empfehle ich keineswegs, dass Sie aus dem Bett springen und übereinander herfallen oder versuchen, dem anderen mit einem Stuhl ordentlich eins auf die Rübe zu geben ... Sie sollen keinen Actionfilm drehen, sondern miteinander ringen: sich aneinander herantasten und Ihren „Gegner" nach Kräften durch die Gegend schieben, wobei der Stärkere sich etwas zurückhält. Sie werden feststellen, dass dies ein ziemlich gutes Training ist! Und falls Sie nackt miteinander ringen, könnte sogar noch ein Fitnesstraining ganz anderer Art folgen ... Wie auch immer – vergessen Sie auf keinen Fall, dass es sich hier nicht um einen Wettkampf handelt. Sie wollen beide nur etwas Sport treiben, Kalorien verbrennen und Ihre Ausdauer trainieren. Und genau das erreichen Sie, wenn Sie auf diese Weise miteinander herumtollen. Sie werden sich danach frisch und munter fühlen. Wenn Sie dagegen versuchen, den anderen zu verletzen, statt die Übung zu nutzen, um den Partner „anzutörnen", erreichen Sie genau das Gegenteil.

Tanzen „Tanzen ist doch kein Sport", werden Sie vielleicht denken – dabei können Sie ganz schön ins Schwitzen kommen, wenn Sie in den Armen Ihres Partners über die Tanzfläche wirbeln! Sie können zu Hause Ihre Stereoanlage einschalten und in trauter Zweisamkeit tanzen, oder aber in ein Tanzlokal gehen. Vielleicht nehmen Sie sogar Tanzstunden, um ein abwechslungsreiches Repertoire auf Lager zu haben. Wenn Sie sich keinen Profi leisten möchten, können Sie auch auf Tanzkurse per Video oder DVD zurückgreifen und so Ihre Tanzkünste verbessern, ohne dass Ihnen jemand dabei zuschaut, wie Sie anfangs vielleicht noch über Ihre beiden linken Füße stolpern …

Nordic Walking Nordic Walking hat sich in den letzten Jahren immer mehr zu einem Trend entwickelt und erfreut sich zunehmender Beliebtheit. Vielleicht haben Sie die Leute, die mit Skistöcken durch die Gegend marschierten, bislang eher belächelt. Doch angenommen, Sie sind beide nicht besonders fit, dann ist das eine geeignete Sportart, der Sie gemeinsam nachgehen können und die nicht zu strapaziös ist. Und während Sie die Stöcke schwingen, sind Sie an der frischen Luft und haben Ihr Vergnügen. Bevor Sie loslegen, empfiehlt es sich jedoch, gemeinsam einen Einführungskurs zu besuchen, der von Volkshochschulen oder Sportvereinen angeboten wird.

Kegel-Übungen 1952 hat Dr. Arnold Kegel eine Übungsreihe entwickelt, um Frauen nach einer Geburt zu helfen, ihre Beckenbodenmuskulatur aufzubauen und so wieder Kontrolle über ihre Blase zu gewinnen. Nachdem Frauen mit diesen Übungen begonnen hatten, entdeckten sie, dass sie dadurch auch den Sexualakt sehr viel intensiver erleben – dasselbe galt für ihre Partner, wenn sie beim Sex seinen Penis mit diesen Muskeln umschließen konnten.

Um ein Gespür dafür zu bekommen, wo die Beckenbodenmuskeln liegen, versuchen Sie einfach das nächste Mal beim Wasserlassen den Harnstrahl zu unterbrechen. Der Muskel, den Sie dabei einsetzen, ist genau der Muskel, den Sie trainieren möchten. Sie sollten damit beginnen, ihn anzuspannen und wieder loszulassen, und das fünfmal hintereinander. Wenn die Muskulatur stärker wird, können Sie jede Anspannung über einen längeren Zeitraum ausdehnen und die Anzahl der Wiederholungen steigern. Vielleicht fangen Sie mit sechs Wiederholungen an und steigern das Ganze schließlich bis auf 25. Ich empfehle Ihnen, die Kegel-Übungen zweimal am Tag durchzuführen, wenigstens solange, bis Sie diese Muskeln optimal gestärkt haben. Dann können Sie auf dreimal pro Woche reduzieren, um sie in Form zu halten. Wenn Sie die Übungen jeden Tag zur selben Zeit machen – zum Beispiel, wenn Sie aufstehen und bevor Sie ins Bett gehen –, ist die Wahrscheinlichkeit größer, dass Sie sie nicht vergessen. Natürlich kann es auch Spaß machen, einfach so zwischendurch zu üben – in dem Bewusstsein, dass keiner um Sie herum weiß, dass Sie gerade diese besondere Muskelgruppe trainieren …

Eine Frau mit gut trainierter Beckenbodenmuskulatur wird in der Lage sein, den Penis ihres Mannes ab und zu einmal so zärtlich zu „drücken", dass ihr Partner das sehr genießen wird.

Diese Übungen sind aber auch eine Hilfe für jede Frau, die unter Inkontinenz leidet – aus diesem Grund hat Dr. Kegel sie ja ursprünglich entwickelt. Und sie sind nicht nur für Frauen geeignet, auch Männer können davon profitieren! Ein Mann benutzt genau denselben Muskel, den er auf dieselbe Weise findet, indem er nämlich den Harnstrahl während des Wasserlassens unterbricht. Wenn er diesen Muskel trainiert, gewinnt er damit mehr Kontrolle über seine Ejakulationsfähigkeit. Das kann sehr hilfreich sein für Männer, die unter frühzeitigem Samenerguss leiden – ebenso wie ihre Partnerinnen, die deshalb nur einen sehr kurzen Sexualakt genießen können. So ist bei beiden Geschlechtern der jeweilige Partner ein wesentlicher Nutznießer einer starken Beckenbodenmuskulatur. In Anbetracht dieser Umstände ist es sehr sinnvoll, die Übungen gemeinsam durchzuführen.

Meine Geheimtipps

Im Laufe der Jahre bin ich verschiedenen Fitnessstudios beigetreten, habe mich zu Tennisstunden angemeldet und mich schuldig gefühlt, weil ich diese Bemühungen jedes Mal wieder aufgegeben habe. Meine Entschuldigung war ein übervoller Terminkalender. Aber da so viele Menschen Entschuldigungen dafür finden, dass sie keinen Sport treiben, habe ich wahrscheinlich einfach in die alte Leier „Ich habe jetzt wirklich keine Zeit für Sport" mit eingestimmt. Ich bin mir sicher, dass dies zumindest ein Grund war, warum ich nicht mehr hingegangen bin. Trotzdem denke ich, dass ich ziemlich fit bin für meine 80 Jahre. Und jeder sagt, ich hätte mehr Energie als manche Zwanzigjährige. Was ist also das Geheimnis meines Trainingsprogramms? Von einem Programm zu sprechen, ist sicherlich übertrieben. Es ist einfach meine persönliche Art des Fitnesstrainings.

Ich verbringe viel Zeit am Telefon. Das trainiert zwar meine Wangenmuskulatur, ist aber nicht mein Tipp. Doch

ich bewege mich meistens, während ich telefoniere. Dabei ist es hilfreich, ein schnurloses Telefon zu besitzen; doch selbst wenn ich auf ein Telefonkabel angewiesen bin, marschiere ich hin und her. Wenn Sie eine Stunde am Tag telefonieren und sich dabei von Ihrem Hinterteil erheben, um während des Gesprächs herumzulaufen, werden Sie wahrscheinlich 1 bis 2 Kilometer pro Tag hinter sich bringen!
Ich lebe in New York City und habe damit die Möglichkeit, sehr viel zu Fuß zu gehen. Mein zweiter Tipp für alle, die in irgendwelchen Vororten wohnen, lautet also: Ziehen Sie in eine Großstadt! Dieser Rat ist vielleicht für manche von Ihnen problematisch. Sollten Sie aber ohnehin einen Umzug in Erwägung ziehen, dann wählen Sie die Stadt nicht nach dem Klima aus. Achten Sie vielmehr darauf, dass es in Ihrer neuen Stadt genügend interessante Plätze gibt, die einen ordentlichen Fußmarsch lohnen. Und schließlich muss ich vielleicht darauf hinweisen, dass ich mit „gehen" nicht „bummeln" meine oder „gemütlich schlendern". Ich marschiere „Volldampf voraus", sodass ich eigentlich eher laufe als gehe. Wenn ich bei einer Tagung bin, haben die Leute, die mich begleiten, häufig Schwierigkeiten, mit mir Schritt zu halten – vor allem, weil ich meine geringe Körpergröße zu meinem Vorteil nutze und problemlos durch die Menschenmenge sausen kann. Wenn Sie flott gehen, kommen Sie nicht nur schneller an Ihr Ziel, sondern absolvieren gleichzeitig ein Konditionstraining. Mein dritter Rat an Sie lautet also: Gehen Sie nicht einfach, sondern legen Sie ein ordentliches Tempo vor!

Schließlich möchte ich Ihnen empfehlen, Ihren Geist genauso zu trainieren wie Ihren Körper. Dazu müssen Sie abends so oft wie möglich ausgehen, also praktisch das genaue Gegenteil von einer *Couch-Potatoe* werden. Wenn Sie häufig ausgehen, trainieren Sie Ihren Geist viel mehr, als wenn Sie vor dem Fernseher sitzen. Außerdem kommunizieren Sie mit anderen Menschen, und das wird Ihren Geist ebenso fit halten wie Ihren Körper. Wenn also das nächste Mal eine Einladung ins Haus flattert, denken Sie nicht „Oh je!", sondern betrachten Sie sie als willkommene Gelegenheit, Ihren Körper, Ihren Geist und Ihre Beziehung in Schwung zu bringen!

7 Emotionale Fitness

Wenn Sie körperlich fit werden wollen, ist es relativ einfach, einen Aktionsplan zu entwerfen. Ich sage nicht, dass es leicht ist, sich an einen Trainingsplan für körperliche Fitness zu halten – aber es ist leicht, einen aufzustellen. Zum Beispiel können Sie in ein Fitnessstudio gehen oder beschließen, jeden Morgen 4 Kilometer zu walken. In jeder Buchhandlung finden Sie Regale voller Bücher zum Thema „Körperliche Fitness", und wenn Sie sich für eine bestimmte Sportart entschieden haben, gibt es Läden in Hülle und Fülle, die Ihnen die entsprechende Ausrüstung dazu anbieten. Doch was ist, wenn Sie Ihre „emotionale Fitness" verbessern wollen? Wüssten Sie dann, wo Sie anfangen sollten? Wahrscheinlich nicht. Mit den Gelben Seiten kämen Sie jedenfalls nicht weiter.

Da ich als Autorin eines Ratgebers natürlich keine rhetorischen Fragen stellen darf, ohne eine Antwort darauf zu liefern, werde ich in diesem Kapitel erklären, was Sie tun können, um neue Spannkraft in Ihre emotionale Fitness zu bringen. Ehe wir damit anfangen, ist zunächst einmal eine Bestandsaufnahme erforderlich: Wie ist denn der aktuelle Stand Ihrer emotionalen Fitness? Und wenn ich *Ihrer* sage, dann meine ich Sie als Paar. Denn bis zu einem gewissen Grad ist es derjenige Partner, dessen emotionale Fitness auf dem niedrigeren Stand ist, der die größte Auswirkung auf das gemeinsame Sexualleben eines Paares hat.

Sie können nur schwer zu emotionalen Höhenflügen ansetzen, wenn Ihr Partner sich weigert, überhaupt erst einmal aufzustehen.

Wie steht's um Ihre Beziehung?

Das ist ein Bereich, der sich nicht objektiv messen lässt. Wenn ich Sie frage, wie die Temperatur draußen ist, so würden Sie auf ein Thermometer schauen und mir die genaue Temperatur mitteilen. Aber es gibt kein Instrument, an dem man den Zustand einer Beziehung ablesen kann. Die Antwort wird immer subjektiv sein. Ihr Partner sagt vielleicht, er empfinde die Atmosphäre in Ihrer Beziehung als warm, während Sie sie als viel zu kalt erleben. Dennoch haben subjektive Angaben ihren Wert. Ich will Ihnen ein Beispiel geben.

Sehr wahrscheinlich haben Sie ein Thermostat in Ihrer Wohnung oder an Ihrem Arbeitsplatz. Und Sie wissen, dass so ein automatischer Temperaturregler häufig zu Problemen führt, weil der eine den Raum für zu kalt hält, während es dem anderen zu heiß ist. Nun kann zwar das Thermometer 20 Grad Celsius angeben, aber diese Temperatur wird von jedem unterschiedlich empfunden. Sie können die Temperatur in Ihrer Beziehung zwar nicht in „Grad" angeben, aber Sie können in gewissem Sinne doch quantifizieren, ob die Beziehung zufriedenstellend ist oder nicht. Sie können eine Bewertung vornehmen auf einer Skala zwischen 1 und 10. Wenn Sie Ihre Beziehung mit 8 einstufen und Ihr Partner ebenfalls, so sind Sie zum selben Ergebnis gelangt, selbst wenn Sie verschiedene Bewertungskriterien anwenden – 8 für Sie also etwas anderes bedeutet als für Ihren Partner –, und Ihre Beziehung ist in ziemlich guter Verfassung. Wenn Sie aber die Beziehung mit 2 bewerten, Ihr Partner dagegen mit 8, dann wissen Sie, dass es da einiges zu regeln gibt …

Da keiner vollkommen ist, erwarte ich nicht, dass Sie beide Ihre Beziehung mit 10 einstufen. 8 oder höher ist gut. Doch sagen wir, einer von Ihnen oder Sie beide würden Ihre Beziehung mit 5 bewerten. In diesem Fall werden Sie vermutlich zugeben, dass Sie an Ihrer Beziehung arbeiten und Ihre emotionale Fitness verbessern müssen.

Wäre dies ein Artikel für eine Frauenzeitschrift, würde ich Sie jetzt bitten, einen Fragebogen auszufüllen, um *genau* zu ermitteln, was schiefläuft, und *genau* herauszufinden, was Sie brauchen, um Ihre Beziehung zu verbessern. Das werde ich hier nicht tun, weil ich das in diesem Rahmen nicht für sinnvoll halte Wenn Sie beide keine Möglichkeit finden, Ihre Beziehung insgesamt zu verbessern, sollten Sie einen Therapeuten aufsuchen. (Ich werde am Ende dieses Kapitels darüber sprechen, wie ein Paartherapeut oder ein Eheberater helfen kann, und wann es sinnvoll ist, einen aufzusuchen.)

Mein erster Rat ähnelt der Empfehlung, die man Menschen gibt, die abnehmen wollen. Im Fernsehen haben Sie sicher schon Werbung für irgendein Produkt gesehen, mit dem Sie angeblich einen flachen Bauch bekommen oder schlanke Oberschenkel. In Wahrheit können Sie sich aber nicht aussuchen, an welcher Stelle Ihr Körper Fett verliert. Mit anderen Worten: Sie können eine Diät nicht gezielt auf eine bestimmte Körperpartie richten. Sie müssen insgesamt abnehmen, und Ihre verschiedenen Körperteile werden unterschiedlich darauf reagieren. Genauso ist es mit Ihrer emotionalen Fitness. Wenn Sie daran arbeiten, Ihre Beziehung insgesamt aufzubauen, werden sich automatisch auch die Teile verbessern, die es am nötigsten haben – und dies sogar, ohne dass Sie ihnen besondere Aufmerksamkeit widmen.

Mein Rat

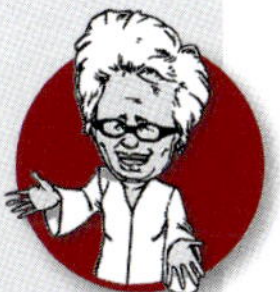

Verbringen Sie mehr Zeit zusammen – wobei ich die Wörter „mehr" und „zusammen" noch genau definieren möchte. Wenn Sie mehr Zeit im selben Raum vor dem Fernseher verbringen, so bedeutet das nicht, dass Sie qualitativ mehr Zeit zusammen verbringen. Wenn Sie beide ins Kino gehen, aber schon: weil Sie gemeinsam dorthin gehen, in der Schlange stehen und vielleicht auf dem Heimweg noch ein Eis essen oder ein Glas Wein trinken und über den Film sprechen.

Ein eindeutiger Hinweis, dass Sie nicht genügend Zeit miteinander verbracht haben, ist, dass Sie sich nur sehr wenig zu sagen haben, wenn Sie dann einmal zusammensitzen. Zwei Menschen, die gut befreundet sind und viel miteinander reden, haben sich immer etwas zu sagen, selbst wenn sie gerade eine Unterhaltung beendet haben. Doch stellen Sie sich zwei Fremde im selben Raum vor: Wahrscheinlich wird es sehr lange Gesprächslücken mit peinlicher Stille geben. Das liegt daran, dass sie nichts gemeinsam haben – und deshalb haben sie sehr wenig, über das sie sprechen können.

Sprechen Sie miteinander

Wenn ein Paar sich auseinandergelebt hat – ganz unabhängig davon, wie lange beide Partner schon zusammen wohnen –, stellt sich meist eine gewisse Verlegenheit ein, wenn sie plötzlich Zeit miteinander verbringen. Sollte das bei Ihnen der Fall sein, so bedeutet das nur, dass Sie einfach mehr Gelegenheiten schaffen müssen, um ungestört zusammen zu sein. Dann wird es mit der Kommunikation wieder leichter. Mit „Kommunikation" meine ich übrigens nicht unbedingt, dass Sie dem anderen Ihr Herz ausschütten. Manchmal braucht man das, selbstverständlich; aber bei einer guten Kommunikation müssen beide Partner beteiligt sein, es muss hin und her gehen. Wenn der eine die ganze Zeit redet und der andere sich damit begnügt, gelegentlich ein „Na, so was …" oder „Ach, komm …" einzuschieben, kann man das nicht als Kommunikation bezeichnen. Wenn Sie in letzter Zeit nur wenig miteinander gesprochen haben, schlage ich vor, Sie wählen für den Anfang ein Thema, das keine besonderen Emotionen auslöst. Nein, nicht das Wetter. Damit würden Sie vermutlich nicht weit kommen. Aber sagen wir, einer von Ihnen hat ein Problem an seinem Arbeitsplatz. Wenn Sie darüber diskutieren, wie man dieses Problem lösen könnte, so ist das eine gute Möglichkeit, gegenseitig seine Gedanken auszutauschen. Vielleicht haben Sie auch einen interessanten Artikel in einer Zeitung oder in einer Zeitschrift gelesen. Später muss die Unterhaltung natürlich persönlicher werden, aber anfangs sollten Sie ein paar Themen in petto haben, damit es nicht zu peinlichen Gesprächspausen kommt.

Stellen Sie sich den Prozess so vor wie das Frühlingstraining einer Baseball- oder Fußballmannschaft (die Sportart spielt dabei keine Rolle) – das erste Treffen der Spieler also, ehe die neue Saison anfängt. Am Anfang gibt es noch keine Harmonie unter den Spielern. Sie müssen erst eine gewisse Zeit zusammen trainieren, um herauszufinden, wie jeder von ihnen in gewissen Situationen reagiert. Je länger sie als Team arbeiten, desto stärker wird der Zusammenhalt. Entsprechend wird auch Ihnen die Kommunikation umso leichter fallen, je häufiger sie miteinander sprechen. Sobald die Gespräche über alltägliche Themen gut laufen, können Sie allmählich dazu übergehen, auch ernstere Punkte anzusprechen. Fassen Sie aber in der Anfangsphase keine heißen Eisen an, denn darauf ist wahrscheinlich keiner von Ihnen beiden vorbereitet. Verbessern Sie ganz allmählich Ihre Fähigkeit, aufeinander einzugehen, dann sind Sie später auch in der Lage, mit schwierigen Themen umzugehen. Wenn Sie sich um bessere Kommunikation bemühen,

fühlen Sie sich auch eher als Teil eines Teams und nicht mehr als Einzelkämpfer, der sich gegen einen Konkurrenten behaupten muss. Ein Team bildet eine Einheit, die auf ein gemeinsames Ziel hin arbeitet – mit anderen Worten: Die Mannschaft will das Spiel gewinnen. Wenn Sie sich als Team fühlen, werden Sie bei einem schwierigen Thema instinktiv zusammenarbeiten, um gemeinsam eine Lösung zu finden. In einer Beziehung sollte immer eine Situation angestrebt werden, bei der jeder gewinnt: Es soll also am Ende nicht einen Gewinner und einen Verlierer geben. Ich verwende hier die Analogie zum Sport, weil Männer häufig (aber nicht immer!) mehr Probleme mit der Kommunikation haben. Vielleicht verstehen Sie, meine Herren, besser, worauf es mir ankommt, wenn ich eine Terminologie verwende, die Ihnen vertraut ist.
Männer haben gelernt, ihre Gefühle für sich zu behalten. Doch wenn der Siedepunkt erreicht ist, schnellt ihr Adrenalinspiegel in die Höhe und statt zu kommunizieren, werden sie laut. (Dasselbe kann natürlich auch Frauen passieren.) Am Ende kommt es nicht zu einem Gespräch, sondern zum Streit. Doch Sie beide sind keine Gegner, sondern Mannschaftskameraden. Und das Gefühl müssen Sie beide auch haben. Sie müssen dem anderen helfen wollen, es darf Ihnen nicht darum gehen, als Sieger aus diesem Streit hervorzugehen. Jeder weiß, dass eine Mannschaft das Spiel verliert, wenn es Probleme unter den einzelnen Spielern gibt. Wenn mehrere Superstars auf dem Spielfeld zusammentreffen und ihr Ego ihnen in die Quere kommt, kann

die gegnerische Mannschaft haushoch gegen sie gewinnen, selbst wenn in ihren Reihen kein einziger Superstar spielt – vorausgesetzt, sie bildet eine echte Einheit. Genauso müssen Sie in einer Liebesbeziehung Ihr Ego beiseiteschieben. Sie müssen versuchen, zu einer gemeinsamen Lösung zu kommen, und nicht immer alle Punkte für sich verbuchen wollen.

Mein Rat

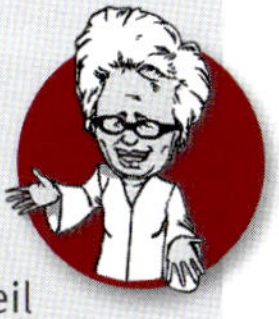

Meine Damen, *Sie* müssen sich aber auch etwas mit Sport auskennen! Erstens ist diese Art der Kommunikation in gewisser Weise zielorientiert. Es geht nicht einfach nur darum, seine Gefühle mitzuteilen und sich dann besser zu fühlen, weil man sich Luft gemacht hat. Wenn ein Mann in diesem Szenario auftaucht, dann wird er sehen wollen, dass Sie zusammen Fortschritte gemacht haben. Wenn Gefühle in Ihnen rumoren, mit denen Sie nicht fertig werden, sprechen Sie mit einer Freundin oder mit einem Therapeuten darüber – zumindest am Anfang. Trüben Sie die Atmosphäre nicht mit allen möglichen Themen, die nicht relevant sind. Und Sie beide dürfen eins nicht vergessen: Wenn das Spiel vorüber ist, schüttelt man sich die Hände und bleibt Freunde! Falls Ihr Partner etwas angesprochen hat, über das Sie sich sehr ärgern, müssen Sie das nachher vergessen. Schmollen bringt ein Team nicht weiter.

Alan und Selma

Alan und Selma waren seit 26 Jahren verheiratet. Als ihre Kinder ein bestimmtes Alter erreicht hatten, veranstalteten sie ein ziemliches Brimborium, wenn sie sahen, wie ihre Eltern sich küssten oder umarmten. Und statt die Kinder aufzufordern, sich um ihre eigenen Angelegenheiten zu kümmern oder in einen anderen Raum zu gehen, verzichteten Alan und Selma bald ganz darauf, in Anwesenheit der Kinder Zärtlichkeiten auszutauschen. Selbst als diese später ausgezogen waren, hielt Alan seine Frau weiterhin auf Abstand. Im Laufe der Jahre war ihm das dermaßen zur Gewohnheit geworden, dass er überhaupt nicht merkte, wie überflüssig das jetzt war. Selma dagegen erklärte sich seine Reaktion damit, dass seine Gefühle ihr gegenüber sich eben verändert hatten. Sie hatte etwas zugenommen und dachte, dass er ihr auswich, weil er sie nicht mehr attraktiv fand. Das stimmte aber gar nicht. An ihrem Hochzeitstag, nachdem er ihr ein sehr schönes Geschenk überreicht hatte, brach sie in Tränen aus. So kam das Gespräch auf das ganze Problem. Seit Alan klar geworden ist, wie sehr er durch die mangelnde Zuneigung die Gefühle seiner Frau verletzt hat, achtet er darauf, sie regelmäßig zärtlich in seine Arme zu nehmen.

Ganz wichtig: Körperkontakt

Um noch einmal auf das Wort „zusammen“ zurückzukommen: Denken Sie daran, dass nicht nur geistige Gemeinsamkeit zählt, sondern auch die konkrete Berührung. (Ich habe vorher die Analogie zum Sport benutzt, aber Ihr Team ist keine Sportmannschaft. Berührung, sogar unter der Dusche, ist nicht nur erlaubt, sondern ausdrücklich erwünscht!)

Es gibt Paare, die zwar sexuell miteinander verkehren, sich aber ansonsten selten berühren. In solchen Fällen kann man nicht von einer guten Beziehung reden. Sie müssen sich so viel wie möglich umarmen, miteinander kuscheln, sich küssen und Händchen halten. Falls nötig, nehmen Sie sich extra Zeit für solche „Aktivitäten". Sie können diese Idee natürlich ins Lächerliche ziehen, nach dem Motto: „8.30 Uhr, auf geht's zum Umarmen und Küssen!" Doch wenn Sie sich tagelang nicht berühren, dann hat dieser Vorschlag überhaupt nichts Lächerliches. Sie könnten zum Beispiel problemlos Ihren Wecker fünf Minuten vorstellen und diese fünf Minuten nutzen, um sich gegenseitig in den Armen zu halten. Niemand kann ernsthaft behaupten, es mache einen großen Unterschied, ob man nun fünf Minuten weniger schläft oder dass es sich entscheidend darauf auswirke, ob man sich für den Rest des Tages ausgeschlafen fühlt oder nicht. Ich schlage vor, Sie probieren es einmal eine Woche aus. Wenn es für Sie beide ein großes Problem ist, schauen Sie sich den Abschnitt am Ende dieses Kapitels an, wo es um die Therapie geht. „Moment mal, Dr. Ruth, unser Tagesrhythmus ist aber wirklich sehr unterschiedlich: Ich stehe über eine Stunde früher auf als meine Frau!" Diese Entschuldigung nehme ich Ihnen nicht wirklich ab, aber ich akzeptiere sie, solange Sie diese fünf Minuten zu einem anderen Zeitpunkt einplanen und sich daran halten. Wenn Sie derjenige sind, der immer zuerst ins Bett geht, gehen Sie vorher zu Ihrem Partner und umarmen Sie ihn fünf Minuten. Sollten Sie im Laufe des Tages keine freien fünf Minuten finden, kann ich nur wiederholen: Zeit für eine Therapie! Es gibt junge Paare mit kleinen Kindern – er arbeitet nachts, sie tagsüber –, die vielleicht tatsächlich Schwierigkeiten haben, fünf gemeinsame Minuten am Tag zu finden. Aber wenn Sie dieses Buch lesen, sind Sie wahrscheinlich über dieses Stadium hinaus. Ihre Kinder brauchen bestimmt nicht mehr Ihre ständige Aufmerksamkeit. Und selbst wenn Sie zu unterschiedlichen Zeiten arbeiten, sollte sich doch ein schmales Zeitfenster finden lassen, das Sie nutzen können, um einander näher zu kommen. Wenn jedoch Entschuldigungen, warum das bei Ihnen nicht möglich ist, alles sind, was Ihnen dazu einfällt – dann haben Sie ein echtes Problem.

Nun sind Sie also so weit, dass Sie regelmäßig miteinander sprechen und Zärtlichkeiten austauschen. Sollten Sie das bisher nicht getan haben, müsste der Pegel Ihrer emotionalen Fitness demnach bereits ordentlich gestiegen sein.

Für Romantik muss man etwas tun

Der nächste Faktor, mit dem wir uns beschäftigen müssen, ist Romantik. Ich bin mir sicher, dass alle Frauen intuitiv wissen, was ich mit Romantik meine. Bei Männern habe ich da allerdings so meine Zweifel. Selbst diejenigen, die wissen, wie man sich romantisch verhält, haben vielleicht kein richtiges Gefühl dafür, worum es bei Romantik eigentlich geht. Sie haben sich zwar mit der Zeit eine bestimmte Routine angeeignet und ihre Partnerinnen erkennen die Bemühungen auch an, vermissen aber doch eine gewisse Tiefe.

Liebe ist ein Gefühl, und wir alle haben es schon einmal erlebt – ich denke, das kann ich mit fester Überzeugung von Ihnen behaupten, die Sie dieses Buch lesen. Sie, meine Herren, haben Ihre Partnerinnen angesehen und einen süßen Schmerz in der Herzgegend verspürt, von dem Sie wussten: Das ist Liebe! Das berauschende Gefühl, wie auf Wolken zu schweben, das einen im Anfangsstadium des Verliebtseins überkommt, nimmt gewöhnlich mit der Zeit ab. Zuerst trägt Ihre Liebe Sie in schwindelnde Höhen, doch schließlich sinkt man immer weiter nach unten. Wenn sich die Gefühle einpendeln und es zu einer gewissen Stabilität kommt, so ist alles gut. Manchmal ist das aber nicht der Fall, sondern es geht immer weiter bergab. Die Frage ist also, wie man das verhindern kann. Wie bringen Sie Ihre Liebe wieder in Schwung? Die Antwort lautet: durch Romantik!

Stellen Sie sich ein Boot auf einem See vor. Wenn der Wasserpegel sinkt, so sinkt auch das Boot – bis es schließlich auf Grund stößt und nicht mehr vom Fleck kommt. Romantik ist wie das Wasser in diesem See. Wenn Sie sich darum bemühen, frisches Wasser in Ihren persönlichen See zu leiten, kann das Boot, in dem Sie sitzen, seine Fahrt fortsetzen. Vernachlässigen Sie aber diese Arbeit, wird Ihr See austrocknen und Ihre Beziehung wird schließlich im Schlamm stecken bleiben.

Wenn Sie Ihre Partnerin an der Hand nehmen, ihr Blumen mitbringen, ihr Lieblingsgericht kochen oder gemeinsam mit ihr den nächsten Urlaub planen, Sie mit einem kleinen Geschenk überraschen, den Arm um sie legen, ihr sagen, dass Sie sie lieben – dann sind Sie romantisch und sorgen dafür, dass Ihre Liebe nicht „austrocknet".
Bestimmt fragen sich jetzt einige Männer – praktisch, wie sie sind –, wo denn dieses ganze Wasser eigentlich bleibt. Da muss doch irgendwo eine undichte Stelle sein, sagen sie, das bringe ich schnell in Ordnung … Das Problem ist jedoch, dass der Wasserstand nicht deswegen sinkt, weil irgendwo ein Loch ist, sondern weil das Wasser verdunstet. Jede Sekunde steigen Wassermoleküle auf, weil es in Ihrem Leben so hektisch zugeht. Sie hasten von einer Aktivität zur nächsten und kommen gar nicht mehr dazu, Ihren Partner wirklich aufmerksam wahrzunehmen. So lösen sich immer mehr Liebesmoleküle in Luft auf … Wenn Sie nicht innehalten und sich Zeit füreinander nehmen, wenn Sie – um im Bild zu bleiben – kein frisches Wasser mehr in den See leiten, wird Ihr Boot über kurz oder lang unten auf Fels stoßen.
Was mit dem Wasser in unserer kleinen Metapher gemeint ist? Romantische Gesten. Eine romantische Geste ist etwas, das Sie speziell für Ihren Partner tun, um ihm zu zeigen, dass Sie ihn lieben. Dabei kommt es gar nicht darauf an, was Sie genau tun – es muss nur speziell auf Ihren Partner gerichtet sein. Wenn Sie den Müll hinuntertragen oder ein Hemd bügeln oder einen platten Reifen auswechseln, so ist

das nicht romantisch. Natürlich sind das selbstlose Handlungen, aber es sind keine Gesten der Liebe. Doch wenn Ihre Partnerin gerade Zeitung liest und Sie schälen Ihr eine Orange, die Sie ihr liebevoll hinstellen – DAS ist romantisch. Ihre Partnerin brauchte diese Orange nicht unbedingt, vielleicht hat sie auch überhaupt gar nicht daran gedacht. Aber Sie wussten, dass Sie ihr damit eine Freude machen können, und ohne zu fragen, sind Sie hingegangen, haben die Orange geschält und sie ihr auf einem Teller serviert.

Manche Menschen glauben anscheinend, je mehr Geld sie ausgeben, desto romantischer ist die Geste. Da möchte ich widersprechen. Das Preisschild auf einem Geschenk erhöht nicht notwendigerweise seinen romantischen Wert. In Wirklichkeit sind es manchmal die ganz einfachen Dinge, die Freude bereiten. Teure Geschenke können auch ganz schön ins Auge gehen: Wenn der Betreffende zum Beispiel ein Gegengeschenk erwartet, das genauso teuer war, oder wenn er meint, ein oder zwei Geschenke dieser Art pro Jahr müssten ausreichen – da täuscht er sich aber gewaltig! Romantische Gesten sind sehr viel wirkungsvoller, wenn sie in regelmäßigen kleinen Dosen verabreicht werden. Die Liebe ist eine sehr empfindliche Pflanze, die jeden Tag ein bisschen besprüht werden möchte – wer ein- oder zweimal im Jahr einen ganzen Eimer Wasser über ihr ausleert, darf sich nicht wundern, wenn sie eingeht …

Romantisch zu sein ist also wirklich sehr einfach: Sie müssen nur liebevoll an Ihren Partner denken und ihm das mit-

teilen – mit Worten oder mit kleinen Gesten. Wenn Sie viel Zeit gemeinsam verbringen und Ihren Partner wissen lassen, dass Sie ihn lieben, dann sind Sie romantisch!
Wenn Sie Ihrem Partner jedoch die ganze Zeit aus dem Weg gehen und wenn Sie dann doch einmal zusammen sind, an allem herumnörgeln – dann sind Sie sehr unromantisch.

Sex fördert Ihre emotionale Fitness

Ist das alles, was zu einer emotionalen Beziehung gehört – miteinander sprechen, kuscheln und romantisch sein? Wenn Sie das denken, haben Sie etwas nicht ganz mitbekommen: Natürlich gehört auch Sex dazu. Ich habe ein ganzes Kapitel dem Thema gewidmet, wie Sie Ihrer Beziehung wieder mehr Erotik verleihen können. Aber ich möchte an dieser Stelle noch ein paar Worte dazu sagen, inwiefern auch Ihre emotionale Fitness Auftrieb erhält, wenn Sie „sexy" sind.
Der menschliche Sexualtrieb dient dazu, Nachwuchs zu zeugen. Sobald Sie also das Stadium hinter sich haben, in dem es darum geht, Kinder in die Welt zu setzen, besteht keine Notwendigkeit mehr, weiterhin Sex zu haben. Oder? Ich bin sicher, Sie haben gute Freunde beiderlei Geschlechts, mit denen Sie gerne zusammen sind, sich gut unterhalten und die Sie auch gerne mal in den Arm nehmen. Was unterscheidet also die verschiedenen Freundschaften von Ihrer einen, wahren Liebe? Sexuelle Anziehung!

Nun stimmt es natürlich, dass Menschen einfach gelegentlich mal mit jemandem ins Bett gehen können, sogar mit vollkommen fremden Leuten. Wir alle haben diesen Trieb in uns, den man Lust nennt und der auf verschiedene Weise befriedigt werden kann. Aber wenn Sie sich umschauen, werden Sie feststellen, dass Sex als reine Lustbefriedigung nicht ausreicht – die meisten Menschen haben das Bedürfnis nach einem festen Partner. Es ist etwas ganz Besonderes, mit jemandem zu schlafen, den man wirklich liebt. Sex mit jemandem, den man liebt, ist sehr viel befriedigender als eine reine Bettgeschichte. Und wissen Sie was – wenn Sie diesen Bereich aus Ihrer Beziehung streichen, können Sie damit ziemlichen Schaden anrichten. Sex gehört zu den entscheidenden Elementen in Ihrer Beziehung, die sie zusammenhalten. Ich sage nicht: Paare, die keinen Sex mehr haben, können auch nicht zusammenbleiben. Viele bleiben ja zusammen, auch wenn sie wegen einer körperlichen Behinderung keinen Sex mehr haben können. Aber wenn zwei Menschen nicht mehr miteinander schlafen, so ist das eine starke Belastung für die Beziehung. Und wenn es keine körperlichen Gründe dafür gibt, können kleine Risse in der Beziehung schnell zu so großen Bruchstellen werden, dass keine Reparatur mehr möglich ist.

Warum ich überhaupt über dieses Thema sprechen muss? Wenn Sie älter werden, nimmt das Bedürfnis nach Sex ab, und wenn Sie sexuell langsam immer mehr auseinanderdriften, kann die Trennung so weit gehen, dass sie endgültig ist. Selbst wenn Sie als Paar zusammenbleiben, werden

Sie nicht mehr dasselbe Paar sein wie zu der Zeit, als Sie noch eine sexuelle Beziehung hatten. Und wenn einer von Ihnen Sex möchte, der andere sich aber weigert, wird der frustrierte Partner irgendwann ärgerlich und das Leben für Sie beide sehr unangenehm. Solche Paare bleiben manchmal zusammen, weil sie einander aus anderen Gründen brauchen. Aber die täglichen Reibereien zermürben sie, und ihre letzten Jahre sind schließlich voller Bitterkeit statt voller Liebe.

Wenn Sie nicht in der Lage sind, sich selber wieder in Form zu bringen, engagieren Sie am besten einen Fitnesstrainer. Das Wissen, über das der Trainer verfügt, ist zwar wichtig – noch wichtiger aber ist die Tatsache, dass Sie sich an Ihre Vereinbarungen halten müssen. Das ist ein sehr motivierender Faktor, der Sie dazu bringt, das Übungsprogramm auch tatsächlich einzuhalten.

Wenn Sie zu einem Eheberater oder einem Sexualtherapeuten gehen, so hat dies denselben Effekt. Es motiviert Sie, sich mit Ihren Problemen auseinanderzusetzen und daran zu arbeiten.

Zusammenbleiben um jeden Preis?

Einige Paare vermeiden es, einen Therapeuten aufzusuchen, weil sie tief in ihrem Innern Angst haben, dass dieser Schritt der Anfang vom Ende ihrer Beziehung sein könnte. Haben beide Partner sich selbst erst einmal eingestanden, wie weit sie sich voneinander entfernt haben, so ist tatsächlich manchmal die Trennung die einzig sinnvolle Konsequenz. Es sei denn, es sind kleine Kinder da, dann ist es eventuell besser, die Sache durchzustehen. Aber als Leser oder Leserin dieses Buches sind Sie wahrscheinlich über diese Phase hinaus.

Für eine ältere Frau kann es ein Problem sein, einen neuen Partner zu finden. Da Männer früher sterben als Frauen, verringert sich natürlich die Auswahl an verfügbaren Partnern, je älter eine Frau wird. Sollte eine Frau angesichts dieser trüben Aussichten da nicht besser mit ihrem Partner zusammenbleiben, auch wenn es schwerwiegende Probleme in ihrer Beziehung gibt? Meine Antwort auf diese Frage lautet: nein!

Veränderungen können Angst auslösen, ich weiß. Aber in den meisten Fällen verspürt eine Frau oder ein Mann eine enorme Erleichterung, wenn er oder sie sich aus einer unglücklichen Ehe gelöst hat. Sie trauern der Partnerschaft vielleicht ein oder zwei Monate nach, aber schließlich hat doch die überwiegende Mehrheit das Gefühl, die richtige Entscheidung getroffen zu haben. Es kann Schwierigkeiten geben mit dem Alleinsein, aber alles in allem ist das bei weitem nicht so schlimm, wie tagein, tagaus unter seinem Partner zu leiden.

Im ersten Kapitel habe ich den Singles unter Ihnen Ratschläge gegeben, wie Sie einen neuen Partner finden können. Wie immer die Dinge auch stehen, vergessen Sie nicht: Die Sache ist nicht ganz hoffnungslos!

Wie Sie beurteilen, ob Sie professionelle Hilfe brauchen

Sind Sie schon einmal mit einem kleinen Wehwehchen, einem leichten Schmerz oder einer Hautverletzung zu einem Arzt gegangen, weil Sie dachten, es könnte etwas Ernstes sein und haben dann später erleichtert die Praxis verlassen, weil Ihre Sorge unbegründet war? Ich glaube, das haben die meisten von uns schon erlebt. Es war nur ein kleines Problem – was immer es auch war –, aber es hat Sie beschäftigt und schließlich dazu veranlasst, einen Arzt aufzusuchen.

Viele Menschen erliegen dem Irrglauben, sobald man einen Schritt in die Praxis eines Therapeuten setze, sei man über Jahre hinweg zu einer Therapie verdammt. Auf eine Sexualtherapie trifft das jedoch überhaupt nicht zu.

Es kommt vor, dass ich Patienten nur ein- oder zweimal in meiner Praxis habe und ihnen damit schon sehr helfen kann. Natürlich gibt es sehr unterschiedliche Therapeuten, und die brauchen unterschiedlich lange für ihre Behandlung. Aber insgesamt ist es doch so, dass Therapie nicht notwendigerweise eine Behandlung sein muss, in die Sie ungeheuer viel Geld und Zeit investieren müssen. Wenn Sie also irgendein Beziehungsproblem haben, sollten Sie wissen, dass Sie mit einem Therapeuten genauso umgehen können wie mit einem Arzt: Sollte sich herausstellen, dass das Problem nicht schwerwiegend ist, so ist auch die Behandlung schnell abgeschlossen.

Sie sollten sich die Entscheidung, wann Sie einen Therapeuten um Hilfe bitten, nicht unnötig schwer machen. Sie müssen nicht erst das Gefühl haben, Ihre Beziehung sei im Begriff, vollkommen auseinanderzubrechen. (Es ist traurig – aber wenn Menschen so lange warten, ist es leider meist für jede Hilfe zu spät.) Sobald Sie den Eindruck haben, dass in Ihrer Beziehung etwas nicht stimmt und sich darüber Sorgen machen – selbst wenn Sie meinen, es sei nur eine Kleinigkeit –, sollten Sie ruhig einen Therapeuten oder Berater aufsuchen.

Ist das Problem erst so bedrückend geworden, dass es Ihnen schlaflose Nächte bereitet, Sie ständig mit Ihrem Partner streiten und sich fragen, ob Sie überhaupt noch zusammengehören, wenn Sie in Tränen ausbrechen oder traurig anderen Paaren hinterherschauen – dann haben Sie ein Stadium erreicht, in dem sich nicht mehr die Frage stellt, *ob* Sie einen Termin ausmachen sollten, sondern nur noch, *wie bald* Sie das tun. Nach meiner Einschätzung: je eher, desto besser – wie wär's heute noch?

Den besten Nutzen aus der Therapie ziehen

Die Ursache der Probleme zu erkennen, ist nicht immer der schwierigste Teil, wenn man sich um emotionale Fitness bemüht. Am schwierigsten ist es meist, den ersten Schritt zu tun und überhaupt zuzugeben, dass es Probleme gibt. Indem Sie einen Therapeuten aufsuchen, tun Sie dies laut und deutlich – zumindest sich selbst gegenüber.

Darüber hinaus kann ein Therapeut auch als Schiedsrichter fungieren: Er wird normalerweise mit jedem Partner einzeln sprechen, um sich ein Bild davon zu machen, was in der Beziehung los ist. In den meisten Fällen stellt jeder Partner die Situation aus einer völlig anderen Sicht dar, und diese Einschätzungen können so unterschiedlich sein wie Tag und Nacht. Kennt der Therapeut die Perspektive jedes Partners, kann er versuchen, die beiden Sichtweisen zusammenzubringen. Meistens gelingt es mir, Paare zu veranlassen, ihre Unterschiede zu klären. Aber leider ist das nicht immer der Fall.

Wie man einen Therapeuten findet

Eine Frage, die mir häufig gestellt wird, lautet: „Wie komme ich denn an einen guten Therapeuten?" Die Antwort auf diese Frage ist sowohl leichter als auch schwieriger geworden. Inwiefern leichter? Das Internet bietet jede Menge Verzeichnisse an, in denen Sie Adressen von Therapeuten finden. Und selbst wenn Sie nicht in einer größeren Stadt wohnen, wo man aus einer Vielzahl von Angeboten wählen kann, können Sie jemanden in Ihrer Nähe finden, ohne Dutzende von Telefonbüchern durchblättern zu müssen. Aber die wachsende Zahl an Wahlmöglichkeiten erschwert eben auch die Entscheidung.

Bitte schauen Sie im Anhang nach unter „Adressen, die weiterhelfen" – wenn Sie über einen Internetzugang verfügen, finden Sie dort direkt die nötigen Informationen.

Ehe Sie einen ersten Termin ausmachen, sollten Sie ein paar einfache Regeln befolgen:

Erkundigen Sie sich bei Ihren Freunden und Familienangehörigen nach einem geeigneten Therapeuten. Es stimmt schon, dass die meisten Menschen nicht gern zugeben, dass sie schon einmal einen Therapeuten in Anspruch genommen haben. Und Sie möchten Ihr Geheimnis vielleicht auch nicht preisgeben. Sie könnten jedoch einfach sagen, dass Sie die Adresse für einen Freund haben möchten. Und Ihr Freund oder Verwandter kann ebenfalls sagen, er habe über einen Bekannten von diesem oder jenem Therapeuten gehört. So muss sich niemand eine Blöße geben, und trotzdem erhalten Sie die Informationen, die Sie brauchen. Wenn es um solche Themen geht, darf man schon einmal auf eine Notlüge zurückgreifen.

Fragen Sie Ihren Hausarzt oder Pfarrer. Ihr Arzt hat vielleicht bereits anderen Patienten einmal einen Therapeuten empfohlen und wertvolle Rückmeldungen darüber erhalten, welcher Berater am Ort der Beste ist. Sie können sich auch an Ihren Pfarrer wenden, der manchmal sogar selbst die Beratung übernehmen kann oder aber weiß, welcher Therapeut sich bewährt hat.

Klären Sie alle Fragen mit dem Therapeuten bei einem Erstgespräch. Wenn Sie dann den Therapeuten anrufen, sollten Sie nicht zu schüchtern sein. Stellen Sie ruhig viele Fragen, zum Beispiel, wie lange er schon praktiziert und wie hoch der Prozentsatz der Patienten ist, die auch Ihr Problem haben. Sie können auch fragen, wie lange er normalerweise mit Paaren arbeitet. Ich glaube, Sie sollten mit einer Kurzzeittherapie anfangen, dann können Sie erst einmal beurteilen, ob Sie Fortschritte machen oder nicht. Wenn Sie nach einigen Sitzungen das Gefühl haben, dass es mit diesem Therapeuten nicht funktioniert, scheuen Sie sich nicht davor, die Therapie abzubrechen. Folgern Sie daraus aber nicht, eine Therapie sei eben nichts für Sie! Heutzutage holt man oft bei allen möglichen medizinischen Behandlungen eine zweite Meinung ein. Es ist wirklich vollkommen in Ordnung, wenn Sie dem Therapeuten sagen, dass Sie erst nach ein paar Probesitzungen eine endgültige Entscheidung treffen wollen. Die Chemie zwischen Ihnen und Ihrem Therapeuten spielt für den Erfolg der Therapie nämlich eine wichtige Rolle. Seien Sie also wählerisch – aber nicht so wählerisch, dass Sie nicht die Hilfe bekommen, die Sie brauchen.

Erkundigen Sie sich bitte bei Ihrer Krankenkasse nach den aktuellen Bedingungen für eine Kostenübernahme. Ein wichtiger Faktor sind natürlich die Kosten für die Therapiestunden, doch die sollten nicht den Ausschlag geben und werden von den meisten Krankenkassen übernommen.

8 Bringen Sie wieder Schwung in Ihr Liebesleben!

Wie bereits erwähnt, ist ein aktives Sexualleben sehr wichtig für eine gut funktionierende Beziehung. Und da dies mein Fachgebiet ist, werde ich mich diesem Thema jetzt etwas ausführlicher widmen.

Zunächst einmal möchte ich vorausschicken, dass ich hier keinerlei Haftung übernehmen kann: Bitte setzen Sie einfach Ihren gesunden Menschenverstand ein! Ich werde keinem Leser irgendwelche akrobatischen Kunststückchen abverlangen und empfehlen, den Sexualakt doch einmal auszuprobieren, während er mit beiden Händen an einem Kronleuchter hängt. Aber ich werde zum Beispiel den Vorschlag machen, dass Sie gelegentlich andere Räume nutzen als nur das Schlafzimmer. Wenn allerdings einer von Ihnen etwas gebrechlich ist und unbedingt in einem schönen weichen Bett liegen muss, dann vergessen Sie meinen Rat, ab und zu Experimente in der Küche oder im Bad zu machen. Erfahrungsgemäß sind dort normalerweise harte Böden und Waschtischplatten …

Nachdem dies geklärt ist, erlauben Sie mir, etwas zu wiederholen, auf das ich zu Beginn dieses Buches schon hingewiesen habe: Das wichtigste Organ für guten Sex liegt nicht zwischen Ihren Beinen, sondern zwischen Ihren Ohren: Ihr Gehirn. Natürlich müssen Ihre Geschlechtsorgane ordnungsgemäß funktionieren, und ohne Ihr Gehirn wären

Sie nicht in der Lage, die angenehmen Empfindungen, die Ihre Geschlechtsorgane auslösen können, wahrzunehmen. Aber das Gehirn kommt noch in einem größeren Ausmaß ins Spiel als einfach nur in der Rolle des Berichterstatters über das, was gerade mit Ihren Genitalien vor sich geht.

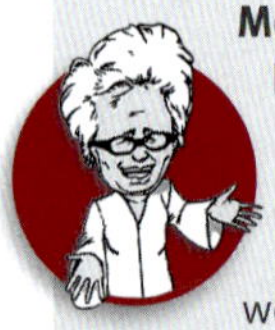

Mein Rat

Denken sie deshalb immer daran: Wenn Sie Ihr Sexualleben aufpeppen wollen, müssen Sie Ihre grauen Zellen einschalten! Sie sollten dafür sorgen, dass Ihr Gehirn nicht immer schon vorher weiß, was passieren wird. Wenn Sie beim Sex eine gewisse Routine entwickelt haben und jedes Mal alles gleich abläuft, wird sich Ihr Gehirn bald langweilen – und Langeweile ist ein sicheres Rezept, um sexuelle Lust im Keim zu ersticken. Damit will ich nicht sagen, dass Sie überhaupt keine Routine haben sollten. Es gibt Zeiten, wo das Altbewährte das Beste ist, weil Sie nicht mehr viel Energie für anderes haben. Aber wenn Sie gelegentlich Ihre gewohnten Verhaltensmuster durchbrechen, können Sie aus diesen Erfahrungen einen Vorrat an sexueller Energie anlegen, aus dem Sie schöpfen können, wenn Ihre Kraft einmal nur für die Routine ausreicht. Wenn Sie aber immer und immer wieder dieselbe Routine abspulen, kommt es nie zu einem solchen Überschuss.

Ich werde Ihnen sicherlich nicht davon abraten, in Ihrem Alter noch das Kamasutra zurate zu ziehen. Aber zunächst möchte ich Ihnen ein paar grundsätzliche Dinge mit auf

den Weg geben, wie Sie die Routine, die Sie vielleicht entwickelt haben, durchbrechen können.
Der erste Punkt ist, dass nicht immer derselbe Partner die Initiative ergreifen sollte. Wenn einer von Ihnen immer den ersten Schritt macht, so können verschiedene Probleme auftauchen. Derjenige, der die Initiative ergreift, ist auch derjenige, der sich gegebenenfalls eine Abfuhr holt. Wenn man abgewiesen wird, so ist das immer mit negativen Gefühlen verbunden. Und selbst wenn es nur geringe Anlässe sind, so schadet das auf Dauer einer Beziehung. Und der Partner, der nie die Initiative ergreift, könnte Gelegenheiten für sexuellen Genuss verpassen, wenn er oder sie am meisten Lust darauf hätte. Zwar müsste derjenige dann ebenfalls gelegentlich damit klarkommen, dass er abgewiesen wird – aber in einer gesunden Beziehung, in der beide Partner sich lieben, sollte das kein großes Problem sein.

Ein wichtiger Faktor: Vertrautheit

Wenn immer nur einer von Ihnen die Initiative ergreift, ist das auch ein Zeichen fehlender Vertrautheit. Es lässt darauf schließen, dass einer von Ihnen Angst hat, sich vor dem anderen eine Blöße zu geben. Wenn man dem Partner vorschlägt, miteinander zu schlafen, macht man sich verletzlich, und eine vertraute Beziehung zeichnet sich unter anderem dadurch aus, dass man dieses Risiko eingehen kann.
„Augenblick mal", höre ich Sie protestieren. „Schließlich haben wir Sex, da sind wir doch wohl miteinander ver-

traut!“ Wenn ein Mann mit einer Prostituierten schläft, sind sie dann miteinander vertraut? Natürlich nicht. Wenn eine Frau ihrem Partner erlaubt, mit ihr zu schlafen, es aber nie genießt, dann ist das auch keine Vertrautheit. Sie können Sex haben, ohne dass wirklich eine vertrauensvolle Beziehung entsteht. Sie sollten also eine Atmosphäre kultivieren, die genau das Gegenteil von diesen beiden Situationen darstellt: Der Sexualakt mit Ihrem Partner sollte im wahrsten Sinne des Wortes ein „Liebesakt“ sein. Sie beide teilen dieses Erlebnis miteinander, und jeder sollte liebevoll um den anderen bemüht sein – denn nur so können Sie den größtmöglichen Genuss erleben.

Dazu muss aber zwischen Ihnen ein großes Vertrauen herrschen. Wenn einer von Ihnen sich zurückhält oder sogar Sie beide – aus welchem Grund auch immer –, können Sie nicht die sexuellen Höhen erreichen, die Sie sich wünschen. Als Sie jünger waren, war Ihre sexuelle Begierde stärker. Da war es schon möglich, dass Sie befriedigenden Sex hatten, ohne ein hohes Maß an Vertrautheit. Die ersten sexuellen Begegnungen eines Paares, das frisch verliebt ist, sind tatsächlich von einem ganz besonderen Zauber begleitet. Aber der geht nach einer Weile verloren, und dann müssen Sie ihn durch etwas anderes ersetzen: durch Intimität.

Die kann im Laufe der Zeit zu- oder abnehmen. Wenn Sie verheiratet sind und Kinder haben, dann ist ein Teil der Intimität, die Sie vorher aufgebaut haben, um Eltern zu werden, zweifellos verflogen. Wie wir zuvor besprochen haben, nehmen Kinder ihren Eltern einen Teil ihrer Privatsphäre und beanspruchen eine ganze Menge Zeit. So gerät die intime Zweisamkeit für eine Weile ins Hintertreffen.

Im jetzigen Stadium Ihres Lebens jedoch sind die Kinder – falls Sie welche hatten – wahrscheinlich ausgezogen. Abgesehen davon sind sie längst keine Kinder mehr, diesbezüglich steht Ihrer Intimität also nichts mehr im Wege. Da Ihre Körper inzwischen gealtert sind, haben Sie möglicherweise Probleme mit Ihrem Körperbild und lassen sich davon beeinträchtigen. Doch wie wir gesehen haben, können Sie den Grad Ihrer Vertrautheit gerade dadurch steigern, dass Sie sich mit den Veränderungen beschäftigen, die die Menopause für die Frau mit sich bringt und der Verlust der psychogenen Erektion für den Mann. Ignorieren Sie jedoch diese Veränderungen, wird dies den gegenteiligen Effekt haben. Ganz egal, an welcher Stelle des Kontinuums Sie sich gerade befinden: Wenn Sie den Grad Ihrer Vertrautheit erhöhen, sind Sie damit einen großen Schritt weiter, was die Belebung Ihres Sexuallebens betrifft!

Ein paar Strategien, um den Grad Ihrer Vertrautheit zu erhöhen

Es gibt eine Übung, die Sexualtherapeuten als Body Mapping bezeichnen. Jeder Partner erkundet den nackten Körper des anderen und versucht dabei, dessen erogenen Zonen herauszufinden. Er kann die verschiedenen Partien ihres Körpers vom Kopf bis zu den Zehen streicheln, kitzeln, mit der Zunge berühren, liebkosen und küssen, und sie vermittelt ihm, wie jede Berührung oder Zärtlichkeit sich anfühlt – entweder durch Worte oder durch leises (oder vielleicht auch lautes) Stöhnen. Dann tauschen beide die Rollen. Diese Aktivität wird Sie garantiert beide in sexuelle Erregung versetzen, und natürlich werden Sie miteinander schlafen – aber das ist nicht das eigentliche Ziel. Sie wollen die verschiedenen Körperteile Ihres Partners entdecken, die ihr oder ihm die größte Lust verschaffen – zusätzlich zu denen, die Sie bereits kennen –, und dabei immer vertrauter miteinander werden.

Eine andere Möglichkeit, die Vertrautheit zu stärken, besteht darin, dass Sie Ihr Liebesspiel so langsam wie möglich durchführen – angefangen mit dem Ausziehen der Kleidung über den Liebesakt bis zu der Phase, wo Sie sich gegenseitig wieder anziehen. Beim tantrischen Sex, der auf der Grundlage östlicher Philosophien beruht, hält man sich an diese Praxis. Ich plädiere hier nicht dafür, dass Sie Ihr Liebesspiel jedes Mal im Schneckentempo absolvieren; ich sage nur, dass dies gelegentlich eine gute Übung ist, um die gegenseitige Vertrautheit zu steigern. Gehen Sie ganz langsam vor, sodass Sie sich auf jede Empfindung konzentrieren können.

Als Teil dieses langsamen Liebesspiels wählen Sie eine Stellung, bei der Sie einander gegenübersitzen, entweder auf einem Stuhl oder im Bett. Der Mann sollte seinen Penis in die Scheide der Partnerin einführen, aber er sollte dem Drang widerstehen, den Penis rhythmisch zu bewegen. Bleiben Sie einfach miteinander verbunden und schauen

Sie sich tief in die Augen. Natürlich werden Sie am Ende beide einen Orgasmus erleben wollen, und Sie sollten auch alles Nötige unternehmen, um das zu erreichen. Auf jeden Fall ist nach dieser äußerst behutsamen Begegnung der Grad Ihrer Vertrautheit garantiert um einige Teilstriche nach oben gerutscht.

Und schließlich möchte ich Sie auffordern, in einer ruhigen Gegend einen langen Spaziergang zu machen und über Ihr Sexualleben zu sprechen. Damit meine ich nicht, dass Sie sich gegenseitig Ihre wildesten Fantasien mitteilen sollten (obwohl das bestimmt zu einem anderen Zeitpunkt auch Stoff für eine großartige Unterhaltung liefern könnte), sondern dass Sie einfach Grundsätzliches besprechen. Sind Sie beide zufrieden damit, wie häufig Sie Sex haben? Mit der Art und Weise, wie Sie dies tun? Mit der Wahl des Zeitpunkts, des Ortes et cetera? Bitte fangen Sie nicht an, darüber zu streiten. Tauschen Sie nur Ihre Empfindungen aus, und wenn Sie Bereiche finden, an denen einer von Ihnen oder Sie beide gern arbeiten würden – wie dies wahrscheinlich der Fall sein wird –, einigen Sie sich darauf, ein paar Änderungen durchzuführen, die das berücksichtigen, worüber Sie gesprochen haben.

Sollten während dieser Unterhaltung Probleme an die Oberfläche kommen, die sich nicht so leicht klären lassen, ziehen Sie ruhig in Betracht, einen Berater aufzusuchen. Wahrscheinlich werden Sie es mit keinem dieser Themen leicht haben. Einer von Ihnen weigert sich vielleicht, eine bestimmte Stellung auszuprobieren; einige Leute streiten sich auch über oralen Sex. Meist geht es aber um ganz substanzielle Dinge, wie etwa Ihre Lust auf Sex. Wenn einer von Ihnen sehr viel häufiger Sex haben möchte als der andere, könnte das ein ernstes Problem sein. Wenn zum Beispiel einer von Ihnen ärgerlich auf den anderen ist, dann beeinträchtigt das natürlich Ihr Sexualleben. Deshalb meine ich, dass Sie für die Lösung einiger Probleme vielleicht die Unterstützung eines professionellen Beraters benötigen, vor allem, wenn es sich um ein Problem handelt, das schon über einen längeren Zeitraum besteht.

Eine weitere Veränderung, durch die Sie Ihrem Sexualleben wieder neuen Schwung verleihen können, bezieht sich auf das Timing: Lieben Sie sich einfach mal morgens statt abends! Dafür spricht sogar ein wissenschaftliches Argument: Da der Spiegel des männlichen Sexualhormons Testosteron morgens am höchsten ist, kommt diese Tageszeit den Männern besonders entgegen. Für die meisten Menschen ist es auch die Zeit, wo sie die meiste Energie haben – ein weiterer Grund also für eine gelegentliche Liebesorgie vor dem Mittagessen … Wie ich in diesem Kapitel betont habe, ist praktisch jede Veränderung gut, weil sie der Langeweile entgegenwirkt. Wenn Sie die Gewohnheit haben, sich morgens zu lieben, dann sollten Sie es eben manchmal auf abends verschieben. Und nicht immer auf die Zeit kurz vor dem Einschlafen, sondern manchmal auch früher, sogar vor dem Abendessen – nur zur Abwechslung!

Iris und Jeff

Iris und Jeff hatten normalerweise immer erst abends Sex, wenn sie schlafen gingen. Einmal waren sie mit einem befreundeten Ehepaar zum Abendessen verabredet und Jeff schlug vor, dass sie vorher noch Sex haben sollten. Iris zögerte zunächst ein bisschen, war dann aber einverstanden. Beide fanden den Gedanken, dass sie so kurz nach ihrem Liebesspiel ihre Freunde treffen würden, sehr erregend und erlebten den Sexualakt so beglückend wie lange nicht mehr. Den ganzen Abend über fühlten sie sich wie geheime Komplizen, die etwas angestellt haben und ihr Geheimnis hüten. Immer wieder tauschten sie wissende Blicke aus. Und als sie nach Hause kamen, liebten sie sich ein zweites Mal, was sie seit Jahren nicht mehr getan hatten.

Ich habe schon erwähnt, dass Sie sich neue Plätze für Ihr Liebesspiel suchen sollten. Lassen Sie mich das ein bisschen genauer erklären. Zunächst einmal ist Ihr Bett wahrscheinlich der einzige Ort, wo Sie Decken und Laken haben, wo Sie sich also lieben können, während Sie zugedeckt sind. Das ist sicher eine feine Sache, wenn es kalt ist und man sich so richtig in die Decken kuscheln kann. Aber es ist auch ein schönes Gefühl, ganz ungehindert die Luft auf dem Körper zu spüren. Und natürlich kann man den Körper des anderen auf diese Weise viel besser visuell genießen. Wenn Sie weder im Schlafzimmer noch im Badezimmer sind, ist die Versuchung geringer, sich zu bedecken. Sollte das Haus ein bisschen kühl sein, drehen Sie einfach für eine Stunde die Heizung höher. Das ist nicht gerade umweltbewusst, ich weiß – aber um Ihr Liebesleben zu retten, ist das jetzt einfach mal in Ordnung. Und wenn Sie in einer warmen Klimazone wohnen und eine Klimaanlage haben, dann schalten Sie sie aus, damit Sie keine Gänsehaut bekommen, wenn Sie nackt sind.

Badezimmer eignen sich bestens, um Sex zu haben, weil hier noch das Element Wasser ins Spiel kommt. Allerdings ist das Bad auch das gefährlichste Zimmer im Haus, Sie müssen also ein bisschen aufpassen. Doch wenn Sie die notwendigen Vorsichtsmaßnahmen treffen, erwartet Sie dort das „reine" Vergnügen.

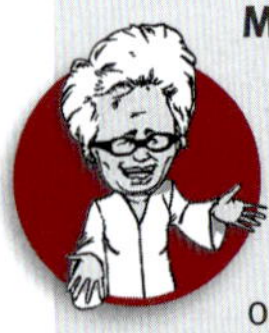

Mein Rat

Sich gegenseitig zu waschen ist ganz sicher eine Möglichkeit, miteinander vertraut zu werden. Es kann auch hilfreich sein, um andere Sorgen aus dem Weg zu räumen – vor allem Bedenken, was oralen Sex betrifft. Es gibt viele Leute, die keinen oralen Sex wollen, weil sie das Gefühl haben, dass die Geschlechtsteile des Partners nicht sauber sind. Doch wenn Sie den Penis Ihres Partners oder die Vagina Ihrer Partnerin zärtlich waschen, dann trägt das nicht nur dazu bei, sich gegenseitig sexuell zu erregen, sondern Sie vertreiben damit auch Ihre Befürchtungen in puncto Sauberkeit der betreffenden Bereiche. (Ich will damit nicht sagen, dass es immer ausreicht zu wissen, dass der Penis beziehungsweise die Vagina des Partners blitzsauber ist, um jemanden, der gegen oralen Sex ist, dazu zu bringen, seine Meinung zu ändern. Aber es ist zumindest einen Versuch wert.)

Ein weiterer Vorteil des Badezimmers ist, dass man dort leicht sauber machen kann. Natürlich bleibt eine gewisse Verschmutzung beim Sex nicht aus und ich rate Ihnen eigentlich, diesen Aspekt zu ignorieren. Doch wenn es Sie wirklich stört, ist das Badezimmer eine gute Lösung – denn dort müssen Sie sich keine Gedanken um schmutzige Bettlaken machen.

Mein Rat

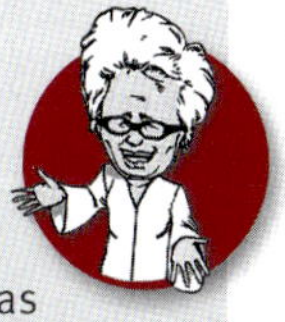

Wenn einer von Ihnen Probleme mit der Verschmutzung hat, die mit dem Geschlechtsakt verbunden ist, bewahren Sie einfach einen Stapel Handtücher unter dem Bett auf, und legen Sie ein Handtuch unter, wenn Sie sich lieben. Das wird Ihnen diese besondere Sorge nehmen. Schließlich sollen Sie während des Liebesaktes nicht an schmutzige Betttücher denken.

Manche Leute mögen es, wenn sie sich oder ihrem Partner beim Sexualakt zuschauen können. Einige gehen sogar so weit, dass sie einen Spiegel über ihrem Bett anbringen. Badezimmer bieten da vielleicht eine Alternative, weil dort meistens mehrere gut platzierte Spiegel hängen. Sollten Sie feststellen, dass Sie Spaß daran haben, eine Show füreinander zu inszenieren, können Sie problemlos zusätzliche Spiegel im Badezimmer anbringen, ohne die Neugier Ihrer Gäste zu wecken, wie das bei einem Spiegel über dem Bett ganz bestimmt der Fall wäre. Wenn Sie natürlich einen

Spiegel über Ihr Bett hängen wollen, tun Sie sich bitte keinen Zwang an – aber ich kann Ihnen versichern, dass Sie damit ordentlich für Gerede sorgen, vor allem, wenn Ihre Kinder Sie besuchen.

Ein anderer Raum im Haus, der normalerweise nicht für Sex gedacht ist, dem Liebesspiel jedoch einige überraschende Wendungen geben kann, ist die Küche. Je nach Größe der beteiligten Personen können die verschiedenen Arbeitsflächen und Tischplatten als stabile Grundlage für sexuelle Spielereien dienen, wobei der eine Partner sitzt und der andere steht. Ein Schemel kann die Sache erleichtern, ist allerdings nicht ganz ungefährlich. Sämtliche Tische und Stühle in der Küche bieten sich an, um mit den verschiedensten Stellungen zu experimentieren.

Nicht zu vergessen einige Nahrungsmittel, die Sie wahrscheinlich in Ihrer Küche finden werden: Honig, Schlagsahne oder Schokoladensauce. Sie lassen sich wunderbar für kulinarische Liebesspiele nutzen, um den sinnlichen Genuss noch zu steigern. Sie können sie auch einfach mit ins Schlafzimmer nehmen und dort mit verschiedenen Obst- und Gemüsesorten herumalbern, mit Eiswürfeln oder Küchengeräten – lassen Sie sich etwas einfallen!

Nehmen Sie solche Experimente aber nicht zu ernst. Sie sollen nur Spaß haben und die Langeweile vertreiben. Übrigens spielt es keine Rolle, ob Sie in der Küche einen Orgasmus haben. Sie können dort anfangen und alles, was Sie anstellen, als Vorspiel betrachten. Dann ziehen Sie sich einfach ins Schlafzimmer zurück oder auf den Teppich vor dem Kamin. Wenn man Regeln bricht, kommt es ja gerade nicht darauf an, Grenzen zu setzen, sondern sich von langweiliger Routine zu befreien.

Einige von Ihnen werden sich sicher Sorgen machen, dass jemand Sie sehen könnte, während Sie in der Küche Sex haben. Vor allem, wenn Sie dort keine Jalousien haben. Ich will Sie hier nicht zum Exhibitionisten machen, schließlich gibt es Möglichkeiten, dieses Risiko minimal zu halten: zum Beispiel, indem Sie sich nachts bei ausgeschaltetem Licht oder bei Kerzenschein lieben. Trotzdem wird in den meisten Küchen das Risiko immer präsent sein. Doch gerade das könnte auch den besonderen Reiz Ihres sexuellen Abenteuers ausmachen. Und wenn jemand an die Tür klopfen sollte, dann sind Sie schließlich in Ihrem eigenen Haus und tun nichts Verbotenes.

Esszimmer und Wohnzimmer, ja sogar der Garten hinter Ihrem Haus bieten denselben Vorteil: den Reiz des Verbotenen, verbunden mit dem Risiko, erwischt zu werden (das allerdings sehr gering ist). Diese Konstellation kann sich durchaus sehr erregend auswirken!

Carmelina und Tom

Carmelina und Tom hatten beide das Gefühl, dass ihr Liebesspiel mittlerweile so aufregend war wie eine Pediküre. Eines Tages ermunterte Carmelina Tom, sich etwas auszudenken, das ihr Sexualleben wieder etwas in Schwung bringen würde. Tom war fasziniert von den sich bietenden Möglichkeiten und erinnerte sich daran, dass sie vor dreißig Jahren bei ihren Dates

immer gerne auf dem Rücksitz seines alten Chevy herumgeknutscht hatten.
Am nächsten Samstag, nach Einbruch der Dunkelheit, nahm Tom Carmelina bei der Hand und führte sie zur Auffahrt, wo ihr Auto stand. Er legte eine CD mit Oldies ein, um für die richtige Stimmung zu sorgen, und begleitete seine Liebste auf den Rücksitz, wo sie dann den besten Sex seit Jahren hatten.

Mir ist klar, dass einige Leser solche Vorschläge schockierend finden könnten oder zumindest das Gefühl haben, sie würden sich nicht so wohlfühlen, wenn sie irgendwo anders Sex hätten als in ihrem Bett. All diese Ideen kämen für sie also überhaupt nicht infrage. Da ich den Leuten immer sage, sie sollen keinen Druck auf ihren Partner ausüben, werde ich bestimmt diejenigen unter Ihnen, die dieses Gefühl haben, auch nicht unter Druck setzen – jedenfalls nicht sehr stark …
Ich weiß aber, dass einige Menschen sich weigern, etwas Neues auszuprobieren, weil sie Angst haben, wenn sie es einmal tun – also einmal ihre Entschlossenheit etwas lockern – dann würde ihr Partner sie drängen, es wieder zu tun. Ich gebe zu, da ist etwas Wahres dran. Aber es stimmt auch, dass Sie nicht wirklich wissen können, ob Sie etwas mögen oder nicht, wenn Sie es nicht wenigstens versucht haben. Falls Sie Kinder haben, wissen Sie, wie oft Sie sich bemüht haben, sie dazu zu bringen, bestimmte Nahrungsmittel zu essen. Und wenn sie es schließlich getan haben, war es oft so, dass sie es mochten. Ebenso

gut können Menschen, die sich zunächst dagegen sträuben, ihr Liebesspiel gelegentlich in die Küche zu verlegen, dies als ungeheuer beglückend erleben, wenn sie es tatsächlich einmal ausprobieren würden. Aber sie werden es nie erfahren, wenn sie es gar nicht erst auf einen Versuch ankommen lassen.

Das ist wieder so eine Situation, in der Kommunikation und Vertrauen sehr wichtig sind. Erstens müssen Sie bereit sein, über solche Themen mit Ihrem Partner zu sprechen. Und zweitens müssen Sie sich auf das Versprechen Ihres Partners auch verlassen können, wenn Sie sich auf etwas Neues einlassen und Ihr Partner Ihnen versichert, Sie nie mehr damit zu belästigen, falls es Ihnen nicht gefallen sollte.

Die andere Seite der Medaille ist natürlich, dass Sie es auch wirklich probieren müssen. Wenn Sie beide in die Küche gehen, Ihre Kleidung ausziehen und Sie dann plötzlich alles wieder zusammenraffen und sich anziehen mit den Worten „Ich kann das einfach nicht", dann haben Sie es nicht wirklich versucht. Denken Sie daran: Was ich hier vorschlage, ist nicht gefährlich. Wenn Sie wirklich Angst haben, dass Sie dabei erwischt werden, wie Sie in der Küche, im Wohnzimmer oder wo auch immer Sex haben, dann stellen Sie eben Ihren Wecker auf 3.00 Uhr nachts. Der Einzige, den Sie um diese Zeit erschrecken könnten, wäre ein potenzieller Einbrecher. Und das wäre ja nicht schlecht, oder?

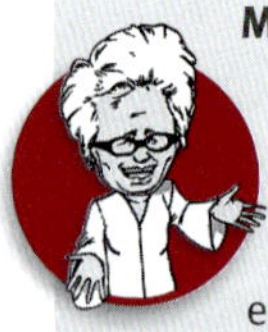

Mein Rat

Ein Gedanke, der hinter der Aufforderung steht, einmal aus der Routine auszubrechen und etwas völlig anderes zu tun, ist ja auch, dass Sie einige Ihrer Hemmungen verlieren. Es ist also gar nicht erstaunlich, wenn Sie am Anfang noch ein bisschen gehemmt sind. Sie können aber erst dann Gewinn aus Ihrer neuen Erfahrung ziehen, wenn Sie ganz erregt sind und sich dem Augenblick vollkommen hingeben.

Sicher gibt es auch einige Leser, die einwenden werden: „Dr. Ruth, wir haben schon in jedem Raum unseres Hauses Sex gehabt, einschließlich Vorgarten und Garten hinter dem Haus. Wie können wir denn unser Liebesleben aufpeppen?“ Solche Paare haben ein anderes Problem: Ihr Sexleben ist ziemlich abwechslungsreich und sie sind inzwischen einfach zu anspruchsvoll geworden. Und ich soll jetzt einen Rat für solche Leute finden … Mit anderen Worten heißt das doch, dass ich altmodisch und spießig bin und sie schon alles gemacht haben, was ich mir nur in meinen kühnsten Träumen ausmalen könnte – vielleicht sogar noch mehr. Aber da das eine berechtigte Frage ist, sage ich Ihnen dazu Folgendes:

Wenn es um Freude und Schmerz geht, sind wir Menschen so veranlagt, dass wir die genauen Empfindungen vergessen, die während dieser Ereignisse ausgelöst wurden. Andernfalls müssten wir uns nach unserem ersten Orgasmus nur daran erinnern, was passiert ist und müssten es gar nicht mehr wiederholen. Wenn also solche Paare einen hohen Grad an sexueller Erregung und starke Orgasmen erlebt haben, dann haben sie ihr Ziel erreicht. Sie müssen gar keine höhere Stufe anstreben, weil sie schon den größtmöglichen Genuss beim Sex erleben, zu dem sie in der Lage sind.

Mein Rat

Setzen Sie Ihren Verstand ein und bringen Sie so viel Fantasie in Ihr Sexualleben wie möglich! Was Sie suchen, ist nicht zusätzlicher Genuss, sondern ein Weg, um zu verhindern, dass Sex langweilig wird.

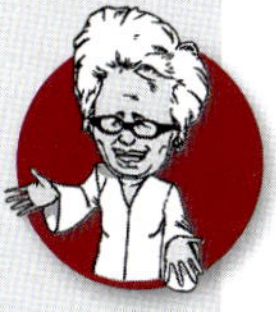

Mit Fantasie meine ich nicht perversen Sex. Ich denke, das ist die falsche Herangehensweise: Sex kann pervers sein, aber irgendwann ist Schluss, und dann sitzen Sie in der Sackgasse. Rollenspiele gibt es jedoch unendlich viele – Sie können so tun, als seien Sie Stars sämtlicher Filme, die Sie je gesehen, oder Protagonisten sämtlicher Bücher, die Sie je gelesen haben. Sie können sich vorstellen, Sie seien Höhlenmenschen, oder so tun, als lebten Sie in der Zukunft. Durch Rollenspiele ergeben sich unendlich viele Möglichkeiten, Abwechslung in Ihr Liebesleben zu bringen. Das Endergebnis ist, dass die Orgasmen, die Sie beide haben werden, wenn Sie eine besondere Fantasie ausleben, sich nicht sehr unterscheiden werden. Wenn Sie allerdings eine bestimmte Rolle extrem erregend finden, kann es sein, dass einer von Ihnen – oder Sie beide – den stärksten Orgasmus hat, den er haben kann. Solange jedenfalls Ihr Geist beteiligt ist, wird jedes dieser sexuellen Abenteuer, das Sie durch Fantasien bereichern, äußerst befriedigend sein.

Natürlich können Rollenspiele auch dann eine lohnenswerte Ergänzung Ihres sexuellen Repertoires sein, wenn Sie nicht zu diesen äußerst anspruchsvollen Paaren gehören, die alles schon gemacht haben. Sagen wir, Sie gehen ins Kino und schauen sich einen Film an, in dem ein Paar wie Lanzelot und Guinevere vorkommt. Wenn Sie nach Hause kommen, könnten Sie zum Beispiel Englisch sprechen – wobei es gar keine Rolle spielt, wie gut Sie das können – und sich vorstellen, Sie befänden sich im guten alten England und Lanzelot müsste am nächsten Tag in die Schlacht. So lieben Sie sich, als sei es vielleicht das letzte Mal … Sie werden sehen, dass das eine ganz neue Erfahrung ist!

Ob es besserer Sex sein wird? Nicht unbedingt. Einige Menschen, vor allem Frauen, müssen sich auf gewisse Empfindungen konzentrieren, um einen Orgasmus zu haben. Sie werden durch eine Fantasie abgelenkt und haben dann Probleme. In diesem Fall sollten Sie natürlich die Fantasie aufgeben, damit Sie zu einer sexuellen Befriedigung gelangen. Aber denken Sie daran, dass es nicht nur darauf ankommt, sexuelle Erregung auszulösen. Sie versuchen auch, sich die Langeweile vom Leib zu halten, und dazu ist eine Fantasie sehr gut geeignet.

Und wenn Sie das Spiel ausdehnen, sodass Sie im Verlauf eines Wochenendes gelegentlich wieder in Ihre Rollen schlüpfen, kann diese Schauspielerei ein Teil Ihres Vorspiels werden. Sie spielen dann nicht nur: Sie senden auch ein sexuelles Signal. Dieser ganze Vorspann wird seine Wirkung erzielen, sobald Sie mit Ihrem Liebesspiel beginnen, das kann ich Ihnen versichern!

Und es gibt noch einen anderen Vorteil dabei: Falls Sie etwas schüchtern sind, fällt es Ihnen vielleicht leichter, beim Sex etwas mehr zu wagen, wenn Sie eine Rolle spielen. Zum Beispiel würden Sie selbst vielleicht nie eine Fellatio bei Ihrem Partner durchführen wollen; aber als Guinevere kann die Sache schon ganz anders aussehen. Ich sage nicht, dass das immer so ist, aber es kommt durchaus vor. Denken Sie nur an einige Dinge, die Sie in Ihren sexuellen Fantasien getan haben. Die meisten bleiben einfach das, was sie sind: Fantasien. Aber während eines Rollenspiels könnten Sie das eine oder andere in die Wirklichkeit umsetzen.

Und schließlich möchte ich in diesem Zusammenhang noch einmal auf das Beispiel mit dem oralen Sex zurückkommen. Einige Frauen wären vielleicht im Prinzip zu oralem Sex mit ihrem Partner bereit, möchten aber nicht, dass dies zu einem regelmäßigen Bestandteil ihres Liebesspiels wird. Deshalb halten sie sich zurück. Aber wenn Sie oralen Sex nur praktizieren, wenn Sie in eine bestimmte Rolle schlüpfen, dann behalten Sie die Kontrolle und für Sie beide wird es leichter, gelegentlich oralen Sex mit einzubeziehen. Dasselbe gilt auch für alle anderen sexuellen Praktiken oder Stellungen.

Auf der einen Seite möchte ich Sie natürlich ermuntern, sich von manchen Hemmungen zu befreien. Auf der anderen Seite möchte ich aber auch nicht, dass Sie zu weit gehen. Einige Fantasien und Wünsche bleiben besser unausgesprochen oder sollten wenigstens so vermittelt werden, dass keine dauerhaften Schäden angerichtet werden. Eine sexuelle Stellung, die manche Menschen mögen, ist zum Beispiel analer Sex. Andere finden diese Vorstellung entsetzlich. Nun werde ich Ihnen sicherlich nicht raten, Sie sollten sich zwingen, das zu versuchen, obwohl Sie es gar nicht möchten. Es ist jedoch nichts Schlimmes daran, die Sache einmal anzusprechen, wenn Sie neugierig darauf sind. Sie müssen ja nicht gleich sagen „Ich möchte analen Sex haben". Stattdessen könnten Sie fragen: „Was hältst du eigentlich von analem Sex?" Wenn Ihr Partner dann ganz eindeutig ablehnend reagiert, können Sie einstimmen und sagen: „Finde ich auch" – selbst wenn Sie es im Grunde gern einmal probieren würden. Wenn Ihr Partner Sie aber mit der Antwort überrascht, er würde das gern einmal testen, so steht dem natürlich nichts im Wege. Möglicherweise gefällt es Ihnen, und dann nehmen Sie die Variation eben in Ihr Repertoire auf.

Erotisches Spielzeug

Die verschiedenen Artikel aus der Küche, die ich genannt habe, können natürlich auch als erotisches Spielzeug bezeichnet werden, aber die meisten Menschen verstehen darunter Gegenstände, die sie über das Internet oder in

Sexshops kaufen. Es gibt sogar Frauen, die ins Haus kommen und diese Produkte auf Partys anbieten, ganz wie bei einer Tupperware-Veranstaltung. Ich denke, der Ausdruck „Spielzeug" ist die falsche Bezeichnung, weil einiges davon für manche Menschen unverzichtbar ist, um sexuelle Befriedigung zu erlangen. Es gibt Frauen, die nur mit einem Vibrator zu einem Orgasmus kommen können, für sie ist das sicherlich kein „Spielzeug". Die verschiedenen Gleitmittel auf dem Markt sind ebenso wichtig für Frauen nach der Menopause. Der Ausdruck „Sexhilfsmittel" impliziert andererseits, dass Sie auf diese Gegenstände angewiesen sind. Das trifft nicht auf alle Leute zu, sodass diese Bezeichnung vielleicht einige davon abhält, diese Gegenstände zu kaufen oder zu benutzen. Im Grunde spielt es gar keine Rolle, wie Sie sie nennen – wenn Sie damit Ihr Liebesleben aufpeppen können, sollten Sie sie kaufen.

Mein Rat

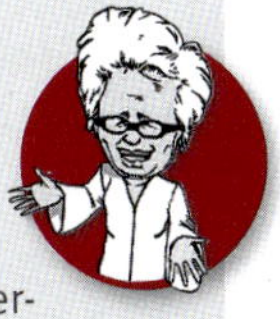

Viele Menschen lassen sich davon abhalten, erotisches Spielzeug zu kaufen, aus Angst, dass jemand sie dabei „ertappen " könnte, wie Sie in einen dieser Läden gehen. Die Sachen über einen Katalog oder das Internet zu bestellen, ist sicherlich ein guter Ausweg. Ein weiterer Vorschlag wäre, Ihre Einkäufe in einer anderen Stadt zu tätigen, wo Sie niemand kennt. So können Sie sich alles direkt anschauen. Diese Strategie empfiehlt sich auch, wenn man erotische Videos kaufen möchte.

Vorschläge, die Sie in Ihr Liebesspiel mit einbeziehen können

- Telefonsex – eine großartige Möglichkeit, wenn einer von Ihnen auf Geschäftsreise ist. Sie können sich auch zu Hause in verschiedene Räume begeben und Ihre Handys benutzen.
- Schenken Sie sich Gutscheine zum Geburtstag oder zu anderen besonderen Gelegenheiten, die dann gegen verschiedene sexuelle Handlungen eingelöst werden können, oder auch gegen eine entspannende Massage.
- Spielen Sie Strip-Poker, Strip-Dart oder ein anderes Spiel, das Ihnen beiden gefällt.
- Drehen Sie Ihr eigenes erotisches Video (das Sie dann anschließend löschen).
- Schreiben Sie erotische Notizen für den anderen auf verschiedene Zettel – entweder allein oder zusammen mit Ihrem Partner – und legen Sie sie in einen Korb. Ziehen Sie dann abwechselnd einen der Zettel und tun Sie, was darauf steht.
- Tauschen Sie Ihre Kleidung aus.
- Inszenieren Sie eine Striptease-Vorführung – auch die Männer!
- Verbinden Sie Ihrem Partner die Augen.
- Verwenden Sie Federn, Seide oder Samt, um den anderen zu streicheln.
- Lassen Sie beim Sex Ihre Kleidung an (entweder nur einer der Partner oder beide).
- Masturbieren Sie gegenseitig – Sie können dazu Ihre Hände benutzen, eine Duschmassage durchführen, einen Vibrator verwenden oder was immer geeignet ist.
- Lassen Sie die Hände aus dem Spiel – Mund, Füße, Beine ... alles ist beim Sex erlaubt, nur die Hände nicht.

Sexspiele Es gibt bestimmte Brettspiele speziell für Paare, die Sie über das Internet bestellen können: zum Beispiel *Im Rausch der Sinne* oder *Lust auf Liebe*, die über www.spiele-direkt.de zu finden sind. Eine große Auswahl bietet auch www.orion.de. Dort habe ich unter anderem folgende Artikel entdeckt: *Herz an Herz* oder *Bad der Lust*, ein Spiel, das die Sinne anregt. Insgesamt werden dort mehrere Dutzend verschiedener Spiele angeboten – Auswahl gibt es also genug. Im Laufe der Zeit können Sie alle einmal ausprobieren, manche sind allerdings ziemlich teuer.

Vibratoren Ich favorisiere inzwischen den *Eroscillator*, ein Gerät, das eher hin und her schwingt, als vibriert. Insgesamt empfehle ich Frauen aber schon lange, Vibratoren zu benutzen. Für manche ist es nämlich die einzige Möglichkeit, einen Orgasmus zu erreichen. Die Klitoris dieser Frauen muss sehr stark gereizt werden, ehe sie sexuelle Befriedigung erleben. Andere brauchen nur anfangs einen Vibrator, bis sie gelernt haben, wie sie einen Orgasmus bekommen können. Wenn sie dies einmal erlebt haben, geht es auch anders. Frauen, die zu gehemmt sind, um sich selbst zu berühren, und die keinen Partner haben, können sich mithilfe eines Vibrators vor sexueller Frustration schützen. Andere möchten einfach verschiedene Arten von Orgasmen ausprobieren und haben das Gefühl, dass es eine erfrischende Abwechslung ist, wenn sie gelegentlich einen Vibrator benutzen.

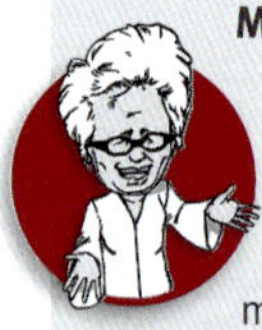

Mein Rat

Im Allgemeinen ist die Verwendung eines Vibrators vollkommen ungefährlich. Das einzige Risiko besteht darin, dass manche Frauen süchtig werden nach den starken Empfindungen und dann mit einem Partner keinen Orgasmus mehr erreichen können. Meine Empfehlung lautet, dass eine Frau, die für einen Orgasmus auf einen Vibrator angewiesen ist, versuchen sollte, diese Angewohnheit allmählich abzulegen, auch wenn sie keinen Partner hat. Sie kann das Gerät ruhig benutzen, bis sie kurz vor dem Höhepunkt ist. Dann sollte sie ihre Finger verwenden, um den Orgasmus auszulösen. Mit ein bisschen Übung ist sie nach einer Weile auch wieder in der Lage, ganz ohne Vibrator auszukommen.

Es ist keine Katastrophe, wenn eine Frau nur mithilfe eines Vibrators zum Orgasmus gelangen kann. Paare können die Verwendung eines solchen Gerätes mit in ihr Liebesspiel einbeziehen, und das Entscheidende ist schließlich, dass die Frau einen Orgasmus hat und nicht sexuell frustriert ist. Manche Frauen brauchen einen Vibrator, wenn sie älter werden, obwohl sie vorher ohne zum Orgasmus kamen. Auch das ist vollkommen in Ordnung. Es ist wirklich nicht anders als mit einer Brille: Man braucht sie halt, wenn man nicht mehr so gut sehen kann. Wenn eine Frau also auf einen Vibrator angewiesen ist, sollte sie sich dessen ebenso wenig schämen wie für die Tatsache, dass sie eine Brille benötigt.

Die Bande der Liebe Ein weiteres Utensil, das Sie in einem Sexshop finden können, sind Fesseln. Sadomasochistisch veranlagte Menschen verwenden sie als festen Bestandteil ihres Sexuallebens. Dies fällt nicht in mein Fachgebiet, daher werde ich diese Praxis auch nicht weiter kommentieren. Aber wenn man seinen Partner gelegentlich beim Sex fesselt, um die Erregung zu steigern, ist das sicherlich eine Spielerei, die zulässig ist. Derjenige, der festgebunden ist, liefert sich damit vollkommen aus und ist verletzlich. Deshalb kann man auf diese Weise sowohl den Grad des Vertrauens zum Partner steigern als auch die sexuelle Erregung. Bei einigen Menschen ist das zumindest so. Wenn Sie beschließen, diese Variante einmal auszuprobieren, dann aber feststellen, dass sie einfach nur Angst haben, dann werfen Sie die Fesseln in den Müll. Sie sollten zuerst einmal sowieso nur einen Schal, eine Krawatte oder Ähnliches verwenden, was Sie bereits im Haus haben, ehe Sie Geld für ein Paar Handschellen oder Fesseln ausgeben, die Sie danach nie wieder benutzen.

Wenn derjenige, der festgebunden ist, darum bittet, die Fesseln zu lösen, sollte der Partner diesem Wunsch sofort nachkommen. Kein „Ach Liebling, nur einen kleinen Augenblick noch …“! Eine solche Reaktion würde den Sexualakt aller Wahrscheinlichkeit nach abrupt beenden und den betroffenen Partner möglicherweise sogar dazu veranlassen, die Beziehung insgesamt grundlegend infrage zu stellen.

Dildos Die meisten Sexshops verfügen über eine große Auswahl an Dildos. Ich weiß nicht, ob die Leute so viele auf Lager haben, weil sie sich so gut verkaufen oder weil sie die Kunden einfach mit der Ausstellung all dieser künstlichen Penisnachbildungen beeindrucken wollen. Heterosexuelle Paare brauchen eigentlich ein solches Gerät nicht, es sei denn, der Partner ist nicht so üppig ausgestattet und seine Frau hat Lust auf etwas mehr „Fülle".

Penisverstärker Es gibt Penismanschetten aus Gummi, die ein Mann über seinen Penis stülpen kann, um sein Glied zu verlängern. Ich kann nur immer wieder betonen: Die Größe spielt keine Rolle! Für die meisten Frauen ist es nicht so wichtig, wie groß der Penis ihres Mannes ist – ob er ein guter Liebhaber ist, darauf kommt es an! Dennoch gibt es Männer, deren Penis sehr klein ist, und Frauen, die Sex nur dann als befriedigend erleben, wenn der Penis ihre Vagina ganz ausfüllt. Wenn der eine oder andere Umstand auf Ihre Partnerschaft zutrifft, dann würde ich sagen: Okay, kaufen Sie sich so einen Penisverstärker. Sie müssen ihn ja nicht jedes Mal benutzen, sondern nur ab und zu.

Sollten Sie sich also entschließen, Ihr Zubehör um ein solches Utensil zu erweitern, sorgen Sie auf jeden Fall dafür, dass das Ego Ihres Mannes keinen Schaden nimmt. Niemand von uns hat einen perfekten Körper, wir könnten alle hier oder da eine kleine „Verstärkung" gebrauchen. Das Selbstbewusstsein des Mannes ist jedoch sehr eng mit seinem Penis verknüpft. Sie sollten also äußerst sensibel mit diesem Thema umgehen und das Gerät in Ihr Liebesspiel mit einbeziehen, ohne das Selbstbewusstsein Ihres Partners zu verletzen. Und ich möchte Sie, meine Damen, wirklich um eines bitten: Erzählen Sie es nicht überall herum. Wenn Ihr Partner erfährt, dass Sie mit Ihren Freundinnen über seinen Penisverstärker gesprochen haben, wäre das entsetzlich peinlich für ihn.

Dessous Ich vermute einmal, dass heutzutage kaum eine junge Frau, die am Strand praktisch nackt herumläuft und ihre Unterwäsche durch einen Stringtanga ersetzt hat, noch jene Art Spitzenunterwäsche trägt, die früher unbedingt in den Koffer jeder frisch vermählten Braut für ihre Flitterwochen gehörte. Für eine ältere Frau jedoch, deren Körper nicht mehr ganz so perfekt ist, könnte sich eine solche Investition lohnen. Die meisten Männer mögen erotische Dessous; sie vermitteln ihnen das Gefühl, dass sie etwas sehen, was eigentlich ihren Blicken verborgen bleiben sollte, und verwandeln jede Frau ein bisschen in eine Femme fatale …

Mein Rat

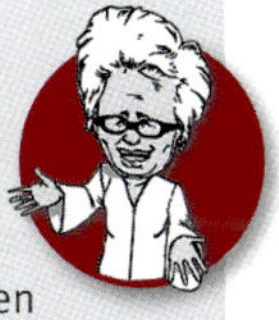

Falls Sie, meine Damen, solche „Reizwäsche" für überflüssig halten, Ihr Partner jedoch ein Faible dafür hat, sollten Sie nicht die Nase rümpfen, wenn er Ihnen ein Geschenk aus durchsichtiger Spitze mitbringt. Das ist ein eindeutiges Zeichen dafür, dass er sich noch für Ihren Körper interessiert – darüber sollten Sie sich nicht ärgern, sondern freuen!

Bei dieser Gelegenheit möchte ich gern ein paar Worte zu Ihrer Nachtwäsche allgemein sagen – da Sie ja wahrscheinlich nicht jeden Abend in erotischen Spitzendessous ins Bett gehen wollen. Sie müssen wissen, dass Sie mit Ihrer Kleidung auch bestimmte Signale senden, ob Sie nun normalerweise Schlafanzüge aus Flanell tragen oder etwas anderes. Wenn Sie also immer von Kopf bis Fuß zugeknöpft herumlaufen, so wirkt das abweisend. Falls Sie diese Botschaft ständig vermitteln möchten, haben Sie in der Tat ein Problem. Sollten Sie sich aber einfach so kleiden, ohne darüber nachzudenken, wie das auf Ihren Partner wirken könnte, möchte ich Ihre Aufmerksamkeit darauf lenken und Ihnen diese Signalwirkung bewusst machen.

Wenn es nachts einmal sehr kalt ist, müssen Sie sich natürlich warm anziehen. Zu anderen Zeiten sollten Sie aber Kleidungsstücke wählen, die etwas von Ihrem Körper freigeben oder die sich leicht ausziehen oder abstreifen lassen. Und wenn Sie nicht im Bett sind und sich zu Hause einfach herumlümmeln, tragen Sie möglichst nicht ständig nur Gammellook. Ich weiß, wir alle haben unsere Lieblingsstücke, die einfach wahnsinnig bequem sind und in denen wir so schön entspannen können. Aber manchmal sehen wir damit regelrecht verlottert aus, und das ist nicht sexy. Es ist toll, wenn man sich so richtig behaglich fühlt – aber es gibt auch bequeme Kleidung, die gleichzeitig attraktiv aussieht. Dieser Rat gilt übrigens auch für Männer …

Sexschaukeln Häufig schlage ich zum Scherz vor, den Sexualakt doch einmal auszuprobieren, während beide

Partner an einem Kronleuchter hängen. Das ist natürlich eine vollkommen absurde Idee und noch dazu ziemlich gefährlich – es sei denn, es handelt sich um eine Filmszene. Aber Sie können tatsächlich Sicherheitsgurte kaufen, die an der Decke befestigt werden oder an einem Gestell, das speziell zu diesem Zweck konstruiert wurde und auf dem Boden steht.

Ob ich Ihnen empfehle, sich ein solches Gerät zuzulegen? Ab einem bestimmten Alter ist das vielleicht nicht mehr ganz so passend und auch nicht mehr so einfach, ja sogar ziemlich riskant. Diese Geräte sind außerdem teuer und ein bisschen kompliziert in der Anwendung. Andererseits geben Leute sehr viel Geld für ihre zweiten Flitterwochen aus oder unternehmen teure Kreuzfahrten, um ihr Liebesleben aufzupeppen. Wenn Sie also der Meinung sind, eine solche Schaukel würde Sie wieder so in Schwung bringen, dass sich die Ausgabe lohnt, dann nur zu!

Sie können mit diesen Geräten alle möglichen Stellungen ausprobieren, die sonst unmöglich wären. Wenn Sie Rückenprobleme haben, könnte eine Schaukel den Sex sehr erleichtern. Insofern sind sie sicher sehr hilfreich, um jegliche Langeweile aus dem Schlafzimmer zu vertreiben. Wenn die Frau zum Beispiel in der Luft hängt und ihr Partner vor ihr steht, so ist das Beste daran, dass der Mann beim Sexualakt die Klitoris seiner Partnerin berühren kann, während er mit seinem Penis in sie eindringt, und sie auf diese Weise leichter zu einem Orgasmus kommt. Für manche Paare ist das sehr wichtig. Und wenn eine dieser Schaukeln dieses Bedürfnis erfüllt, kann eine solche Anschaffung eine gute Entscheidung sein.

Es gibt eine Kategorie von Gegenständen, die man in Sexshops kaufen kann, die ich bisher nicht erwähnt habe, und das sind Erotika – also erotisches Text- und Bildmaterial. Da bei diesem Thema verschiedene Aspekte eine Rolle spielen, die zum Teil negativ sind, habe ich dafür ein eigenes Kapitel eingeräumt. Wie ich zu diesem Thema stehe, erfahren Sie auf den nun folgenden Seiten.

9 Erotika

Vielleicht denken Sie jetzt: „Dr. Ruth hat ein ganzes Kapitel über Erotika geschrieben, also muss sie sich in letzter Zeit ziemlich viele heiße Videos und Internetseiten angeschaut haben, damit sie uns etwas empfehlen kann." Tut mir leid, da muss ich Sie enttäuschen – Sie werden schon selbst recherchieren müssen, um die richtige Auswahl zu treffen. Im Allgemeinen bin ich zwar dafür, dass die Leute Erotika verwenden, aber es gibt so viele, die nicht gut gemacht sind, dass ich es anderen überlassen möchte, dieses Material zu sichten und die Spreu vom Weizen zu trennen.

Ich habe also keine ausgiebige Recherche betrieben, ehe ich dieses Kapitel geschrieben habe. Was jedoch nicht heißt, dass ich keine Erotika gesehen habe. Das ist sehr wohl der Fall: angefangen mit verschiedenen Filmen bis hin zu alten chinesischen Zeichnungen in einer Ausstellung, die vor kurzem im New Yorker *Museum of Sex* zu sehen war.

An dieser Stelle möchte ich etwas zur Terminologie sagen. Viele Menschen benutzen die Bezeichnung „Porno" als Abkürzung von Pornografie, wenn sie über Fotos und Filme sprechen, in denen der Geschlechtsakt dargestellt wird. Für diese Leute ist alles, was den Betrachter sexuell erregen könnte, Pornografie. Ich bin jedoch der Meinung: Je mehr Menschen erregt sind, desto besser. Daher möchte ich für dieses Material kein Wort verwenden, das negative Konnotationen weckt. Für mich ist ein Film, der zwei Menschen beim Sexualakt zeigt, keine Pornografie – er ist einfach erotisch. Wenn jedoch dargestellt wird, wie Minderjährige mit Erwachsenen Sex haben, wenn es um Sodomie geht oder um Menschen, die zum Sex gezwungen werden oder Schmerzen ertragen müssen, dann ist das für mich Pornografie. Und davon gibt es eine ganze Menge. Das meiste von dem, was allgemein als Pornografie bezeichnet wird, ist jedoch nur erotisch.

Ich bin vor allem deswegen eine Befürworterin von Erotika, weil Menschen damit ihr Sexualleben aufpeppen können; ob es sich nun um Singles handelt, die sie bei der Masturbation verwenden, oder um Paare, die sich vor dem Sex in sexuelle Erregung versetzen möchten. Ich gebe zu, dass Erotika auch eine Kehrseite haben, und ich werde in diesem Kapitel sowohl die positiven als auch die negativen Aspekte behandeln. Es ist nämlich so, dass ich aufgrund einiger Komplikationen, die vor kurzem in Bezug auf Erotika aufgetreten sind und auf die man mich aufmerksam gemacht hat, dazu angeregt wurde, diesem Thema ein ganzes Kapitel zu widmen.

Filmtipps

In meinen Kursen an der Universität habe ich früher immer ein paar Kurzfilme eingesetzt. In einem wird jemand in Großaufnahme gezeigt, der eine Orange schält – und ob Sie es glauben oder nicht: Das war sehr erotisch! Der andere ist ein älterer Film, in dem zwei Menschen beim Sex dargestellt werden, und zwar im Zeitraffer. Dadurch wird das Ganze eher lustig, aber nicht erotisch. Älteren Paaren habe ich einen Film mit dem Titel *A Ripple of Time* empfohlen, der ältere Menschen beim Sexualakt zeigt. Da es sehr wenige Vorbilder für ältere Menschen gibt, wenn es um Sex geht, hat dieser Film einigen meiner Patienten geholfen, ihre Zurückhaltung etwas aufzugeben, weil sie sahen, dass ältere Menschen durchaus Sex genießen können. Ich glaube, dieser Film wäre auch eine gute Lektion für ein jüngeres Publikum, da er helfen könnte, die Diskriminierung aufgrund des Alters etwas abzubauen. Vielleicht ist der Film noch irgendwo verfügbar, auch wenn man eine Weile wird suchen müssen, um ihn zu finden, denn er stammt aus dem Jahr 1974.

Fangen wir mit den Vorteilen an. Auf die Gefahr hin, etwas zu behaupten, das ganz offensichtlich ist: Erotische Videos können sexuelle Erregung auslösen. Wenn Ihr Liebesleben einen Zündfunken braucht, könnte ein Film, in dem Paare in allen möglichen sexuellen Situationen zu sehen sind, genau das Richtige sein, um Sie in die passende Stimmung zu versetzen.

Nun weiß ich natürlich, dass viele Leute solche Filme oder Zeitschriften, in denen nackte Körper gezeigt werden, nicht ausstehen können. Vor allem Frauen mögen es nicht, dass sie mit den übertriebenen weiblichen Formen konkurrieren sollen, von denen es in diesen Medien nur so wimmelt. Und einige Männer haben es natürlich auch nicht gern, wenn ihre „Ausstattung“ mit der dieser „Hengste“

verglichen wird, die für solche Filme engagiert werden. Außerdem gibt es Frauen, die den Gedanken nicht ertragen können, mit ihrem Partner Sex zu haben, nachdem dieser durch den Anblick fremder Brüste oder von was auch immer in sexuelle Erregung geraten ist. Wieder andere sind aus religiösen Gründen gegen diese Medien.

Natürlich respektiere ich diese Ansichten vollkommen. Niemand sollte dazu gezwungen werden, sich etwas anzuschauen, das ihm nicht gefällt. Doch sollten Sie diese negativen Gefühle nicht teilen, finde ich es in Ordnung, dass Sie sich einen erotischen Film anschauen, um den Grad Ihrer Erregung zu steigern. Auch wenn beide Partner damit einverstanden sind, gemeinsam Erotika anzusehen, bedeutet das nicht, dass sie sich dabei leichter auf einen bestimmten Film einigen können als das bei einem Kinofilm der Fall wäre. Häufig möchte er dann in einen Actionfilm gehen, sie aber lieber in einen typischen Frauenfilm voll herzzerreißender Emotionen. Und da erotische Filme nicht in Ihrer Lokalzeitung rezensiert werden, können Sie mit Ihrer Auswahl Glück haben, aber auch völlig danebenliegen. Doch da niemand von uns erwartet, unter diesen Filmen oscarverdächtiges Material zu finden, rate ich Ihnen einfach: Nehmen Sie's nicht so genau!

Mein Rat

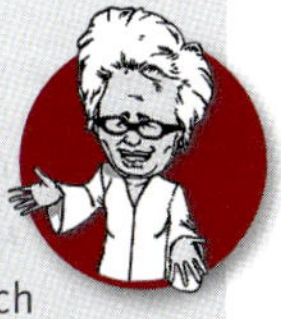

Es gibt bestimmte erotische Filme, die von Frauen produziert werden und speziell auf Frauen zugeschnitten sind. Candida Royalle produziert zum Beispiel solche Filme, in denen es mehr Handlung gibt, als das normalerweise üblich ist. Auch diese Filme sind sehr deutlich in ihrer Darstellung, aber viele Frauen empfinden sie als weitaus angenehmer als die Filme, die überwiegend ein männliches Publikum ansprechen sollen. Die meisten Männer haben auch nichts dagegen, sich diese Art Filme anzusehen – ihnen kommt es vor allem darauf an, dass ihre Partnerin ihnen überhaupt erlaubt, solche Filme mit nach Hause zu bringen, damit sie sie gemeinsam anschauen können.

Eine Art von Videos, die auf dem Markt sind und in denen der Sexualakt ausführlich dargestellt wird, sind erotische Lehrfilme. Diese Videos sollen Ihnen und Ihrem Partner helfen, neue und bessere Sextechniken zu lernen. Ich bin allerdings nicht sicher, inwieweit sie tatsächlich lehrreich sind, da die Sexszenen immer wieder unterbrochen werden durch sogenannte „Experten", die eine Menge reden. Aber wenn Sie es vom Kopf her akzeptabler finden, Menschen im Rahmen einer Lektion beim Sex zu beobachten und diese Bilder den Grad der sexuellen Erregung bei Ihnen beiden erhöhen, so sollten Sie diese Videos auf jeden Fall nutzen, um Ihr Sexualleben in Schwung zu bringen. Vielleicht können Sie tatsächlich das eine oder andere lernen.

Große Handelsketten wie *Blockbuster* führen keine erotischen Filme. Kleinere Läden wohl, aber einige Leute haben Angst, dass sie dort ihrem Nachbarn in die Arme laufen und somit in eine peinliche Situation geraten könnten. Eine einfache Lösung besteht darin, dass Sie nicht in die Videothek um die Ecke gehen, sondern stattdessen ein paar Kilometer weiter fahren, wo die Chancen geringer sind, dass Sie irgendjemanden treffen, der Sie kennt.

Auch über das Internet können Sie Videokassetten und DVDs kaufen oder ausleihen. Am Ende dieses Buches finden Sie unter „Adressen, die weiterhelfen" Hinweise auf solche Internetseiten.

Wenn Sie eine entsprechende Internetverbindung haben, können Sie sich Videos auch direkt herunterladen. Und viele Kabel- und Satellitensender bieten erotische Filme, die Sie sich gegen eine Gebühr anschauen können.

Erotika aus dem Internet

Erotische Darstellungen gibt es seit Tausenden von Jahren. Die ältesten Skulpturen dieser Art, die man gefunden hat, sind die von Fruchtbarkeitsgöttinnen mit übertrieben großen Brüsten und Hinterteilen. Aber in der jüngsten Vergangenheit haben die Möglichkeiten, sich erotische Kunst anzuschauen, sprunghaft zugenommen. Mit Gemälden haben wir angefangen, dann sind wir übergegangen zu Fotos und schließlich zu körnigen Schwarz-Weiß-Filmen. Inzwischen gibt es jede Menge Zeitschriften mit

Farbfotos, die an nahezu jedem Zeitungsstand zu haben sind, und Filme in Farbe, die ein breites Publikum beiderlei Geschlechts begeistern. Durch die neue Technologie ist es sogar möglich, sich diese Filme nun zu Hause im Schlafzimmer anzuschauen. Und seit neuestem hat fast jeder Haushalt Zugang zu einer nahezu grenzenlosen Menge an Material: Unzählige Fotos und Videos stehen uns über das Internet zur Verfügung.

Dieses Medium ist es, das mich im Moment am meisten beunruhigt. Denn es sieht ganz so aus, als verursache es einige größere Veränderungen durch die Art und Weise, wie diese Materialien verwendet werden.

Es hat immer Menschen gegeben, die süchtig waren nach Erotika – vor allem Männer. Und das in einem solchen Ausmaß, dass sie lieber masturbierten, als Sex mit einer realen Partnerin zu haben. Selbst wenn ich meine Vermutung nicht durch wissenschaftliche Daten untermauern kann, habe ich doch den Eindruck, dass der Anteil der männlichen Bevölkerung, auf den dieses Verhaltensmuster zutrifft, früher erheblich kleiner war. Ich habe auch keine wissenschaftliche Studie darüber gelesen, welche Auswirkungen dieser neue leichte Zugang zu Erotika auf die Bevölkerung hat. Aber aus zahlreichen Erzählungen weiß ich, dass dieses Material in vielen Partnerschaften ziemliche Probleme verursacht – und ich fürchte, dass dies weiter verbreitet ist, als öffentlich anerkannt wird.

Meine Sorge gründet sich auf die Fragen, die mir entweder in Briefen oder über meine Internetseite gestellt werden.

Ich höre einfach von zu vielen Frauen, dass ihre Männer nicht mehr mit ihnen schlafen, sondern stattdessen masturbieren, nachdem sie sich erotische Bilder oder Videos heruntergeladen haben. Offenbar ist da noch etwas anderes mit im Spiel, wenn Männer im Netz erotischen Bildern hinterherjagen. Etwas, das über das reine Bedürfnis hinausgeht, einfach eine Videokassette in den Rekorder zu schieben, und das diese Männer offenbar süchtig macht.
Es kann auch andere Faktoren geben, die erklären, warum Männer lieber masturbieren, als Sex mit ihrer Partnerin zu haben. Ein Faktor könnte sein, dass wir alle immer so überaus beschäftigt sind. Guter Sex erfordert Zeit und Energie, und einige Männer haben vielleicht das Gefühl, dass sich dieser Einsatz nicht mehr lohnt. Für Männer, die einfach zu faul sind, sind Erotika aus dem Internet schlichtweg ein Mittel, sexuelle Befriedigung zu finden, ohne sich großartig dafür anstrengen zu müssen. Doch manche Männer verbringen Stunden damit, im Internet zu surfen. Für sie kann also die Entschuldigung nicht gelten, dass diese Art sexueller Betätigung ihnen Zeit spart. Ich glaube, die Tatsache, dass Frauen anspruchsvoller geworden sind, was Sex betrifft, spielt auch eine Rolle. Frauen brauchen normalerweise länger als Männer, bis sie zum Orgasmus kommen. Es ist zwar eindeutig die bessere Option, sich für Sex Zeit zu nehmen, statt nur eine schnelle Nummer zu schieben, aber einigen Männern ist es schlicht zu anstrengend, ihre Partnerin zufriedenzustellen. Sie halten Masturbation für die bequemere Variante, vor allem, wo heutzutage Erotika so

leicht zugänglich sind. Doch während diese Motive Männer vielleicht dazu bringen, gelegentlich zu masturbieren, statt mit ihrer Partnerin zu schlafen, wollen die Partner derjenigen Frauen, die sich hilfesuchend an mich wenden, grundsätzlich keinen Sex mehr mit ihrer realen Partnerin haben. In solchen Fällen hat das natürlich ernsthafte Auswirkungen auf die Beziehung. Ich bin sicher, dass diese Männer wissen, dass sie sich falsch verhalten. Aber anscheinend können sie von sich aus diese Gewohnheit nicht aufgeben.

Ich möchte Ihnen meine Theorie schildern, warum ich glaube, dass vor allem das Internet diese Problematik verstärkt. Es ist allgemein bekannt, dass Männer und Frauen ein unterschiedliches Fernsehverhalten entwickelt haben, seit die Fernbedienungen auf dem Markt sind und über Kabel Hunderte von Fernsehprogrammen zur Verfügung stehen. Viele Männer nutzen die Fernbedienung anscheinend, als seien sie auf der Jagd. Vor lauter Neugier, was wohl zur selben Zeit auf den anderen Kanälen läuft, gelingt es ihnen einfach nicht, sich nur auf eine Sendung zu konzentrieren. Ich vermute, dass sie bei der Suche nach Erotika im Internet auf dieselbe Weise vorgehen.

Es gibt praktisch Millionen von Bildern nackter Frauen im Netz, von denen man sich viele kostenlos anschauen kann. Und wenn man einen Betrag entrichten muss, so ist dieser nicht sehr hoch. Ich habe gelesen, dass Internetseiten zum Thema Sex sehr viel häufiger angeklickt werden als alle anderen Seiten. Solange die Nachfrage da ist, wird auch ausreichend Material produziert, um Betrachter anzulocken. Angesichts dieses Angebots an erotischen Bildern, das auf jedem PC zu Hause zur Verfügung steht, können einige Männer offenbar der Versuchung nicht widerstehen, „danach zu jagen“. Vielleicht wissen sie gar nicht, wonach sie genau suchen, aber allein die Fülle an Material und die Abwechslung üben einen ebenso starken Sog auf sie aus wie die Vielfalt der Fernsehprogramme, durch die sie sich geradezu zwanghaft durchzappen müssen. Natürlich geraten sie in sexuelle Erregung, nachdem sie all diese Bilder angeschaut haben. Und da sie sich häufig schämen, ihrer Frau gegenüber zuzugeben, was sie gemacht haben, befreien sie sich von ihrem sexuellen Druck, indem sie masturbieren. Damit ist ihre Begierde befriedigt und sie haben kein Bedürfnis mehr, mit ihrer Partnerin zu schlafen. Natürlich ist das eine sehr vereinfachte Erklärung und wahrscheinlich nur eine von vielen. (Wenn ein Mann zum Beispiel tatsächlich keinen Sex mehr mit seiner Frau haben möchte, bietet ihm das Internet eine Alternative. Dann ist der schnelle Zugriff auf Erotika im Internet selbstverständlich nicht das eigentliche Problem.) Was ich damit sagen will: Vielleicht lockt hier nicht nur der sexuelle Köder eine bestimmte Gruppe von Männern – die wahrscheinlich sogar ziemlich groß ist. Im Prinzip haben diese Männer gar nicht die Absicht, Sex mit ihren Partnerinnen zu vermeiden. Aber sie können es einfach nicht lassen, danach zu suchen, welche Bilder im Netz verfügbar sind. Und da dieses Material so leicht zugänglich ist, ist die Versuchung inzwischen so groß, dass sie einfach nicht widerstehen können. Wenn

sie erst einmal im Netz sind, geraten sie in Erregung – und dann masturbieren sie. Es ist zwar nichts Schlimmes daran, wenn jemand masturbiert. Zum Problem wird es jedoch, wenn dies so häufig geschieht, dass derjenige keinen Sex mehr mit seiner Partnerin haben möchte. Dieser Effekt ist in allen Altersgruppen zu beobachten, bei älteren Männern wirkt er sich allerdings schwerwiegender aus. Und zwar deswegen, weil das Verlangen nach Sex bei älteren Männern nicht mehr so stark ausgeprägt ist wie bei jungen. Deshalb kann das Surfen nach erotischen Bildern – selbst wenn es nur einmal in der Woche geschieht – ernsthafte Auswirkungen auf das Sexualleben mit ihrer Partnerin haben. Wenn ein Paar sowieso nur einmal pro Woche miteinander schläft und der Mann stattdessen masturbiert, während er im Internet surft, geht seine Partnerin natürlich leer aus.
Bei älteren Männern gibt es noch ein weiteres Problem, an das man denken muss: Wenn ein älterer Mann Probleme mit seinen Erektionen gehabt hat, hält er vielleicht mittlerweile die Stimulation durch Erotika vor dem Computer in Verbindung mit der im Laufe der Zeit erworbenen Geschicklichkeit, sich selbst mit der Hand Genuss zu verschaffen, für den einzig möglichen Weg, der ihm noch offensteht, um sich sexuelle Befriedigung zu verschaffen. Zumindest könnte er diese Schlussfolgerung ziehen.

John und Lannie

Lannie wollte unbedingt das Wochenende gemeinsam mit Freunden in einer Ferienanlage verbringen. Aber als Johns Chef ihn bat, an diesem Wochenende zu arbeiten, hatte er die Abmachung mit seiner Frau vergessen und dem Chef zugesagt. Und nachdem er sich einmal verpflichtet hatte, wollte er es nicht mehr rückgängig machen: Der Wochenendausflug fiel also ins Wasser. Als Lannie am Tag vor der geplanten Abreise davon erfuhr, wurde sie sehr wütend. John wiederum ärgerte sich über ihren Wutausbruch, und statt zerknirscht im Arbeitszimmer zu schlafen, verbrachte er mehrere Stunden damit, im Internet über sämtliche Sexseiten zu surfen, die er finden konnte.

Lannie war auch am nächsten Tag noch ziemlich geladen. Sie weigerte sich, mit ihm zu sprechen oder ihn wieder ins Schlafzimmer zu lassen. Daher wiederholte John das Spielchen der vergangenen Nacht. Am Tag darauf hatte Lannie sich beruhigt, aber John hatte mittlerweile so viel Spaß an seinen Surfausflügen gefunden, dass er die Gewohnheit, sich spät abends noch lange bestimmte Seiten im Internet anzuschauen, auch dann noch beibehielt, als er längst wieder ins Schlafzimmer „durfte".

Ihr Sexualleben nahm eine dramatische Wendung in negativer Richtung. Lannie führte das auf ihre Überreaktion wegen des verpatzten Wochenendes zurück und wäre nie auf die Idee gekommen, dass John ein neues Ventil für seine sexuellen Bedürfnisse gefunden hatte.

Wie gesagt: Die Gründe, warum ein Paar seine sexuelle Beziehung beendet, können sehr vielschichtig sein. Selten ist nur ein einziger Faktor dafür verantwortlich. Wenn zwei Menschen einander sehr lieben und die gemeinsame Sexualität als sehr beglückend erlebt haben, bezweifele ich, dass die erotischen Köder im Internet die beiden auf Dauer auseinanderbringen können. Jede Beziehung hat ein paar Risse, deshalb sind viele anfällig für unerwartete Belastungen. Aber solche Belastungen hat es immer gegeben. Ich glaube, dass sich hier etwas anderes abspielt. Da so viele Frauen darüber berichten, dass ihre Männer sich im Internet Erotika anschauen, liegt der Verdacht nahe, dass das Medium selbst das eigentliche Problem darstellt, nicht nur die Erotika – die hat es immer gegeben.

In gewissem Maße ist es wie bei Spielsüchtigen, die plötzlich leichteren Zugang zu Glücksspielen haben. Als man noch quer durch die Staaten bis nach Las Vegas fahren musste, um seine Spielsucht zu befriedigen, haben viele Amerikaner darauf verzichtet. Sie waren wohl von dieser Sucht betroffen, aber es war schwieriger, sie zu befriedigen. Aber als es überall neue Kasinos gab und immer mehr Spielautomaten zur Verfügung standen, gerieten auch immer mehr Menschen in Versuchung, ihre ganzen Ersparnisse zu verspielen.

Wenn ich mit meiner Vermutung richtig liege und es sich hier um eine Form der Sucht handelt, dann müssen die betroffenen Paare gemeinsam daran arbeiten, dieses krankhafte Verhalten abzustellen. Der erste Schritt besteht darin, dass der Mann zunächst einmal zugibt, dass er ein Problem hat. Wie Sie sich vorstellen können, ist gerade dieser erste Schritt oft sehr schwer. Da diese Männer wissen, dass sie sich falsch verhalten, und da ihnen das wahrscheinlich peinlich ist, werden sie es nicht zugeben wollen. Und wenn sie wirklich süchtig sind, werden sie nicht das Risiko eingehen, auf diese Gewohnheit verzichten zu müssen. Die meisten Frauen berichten in ihren Briefen, dass ihre Männer leugnen, sich Erotika anzuschauen. Es ist jedoch leicht zu beweisen, da man auf dem Computer genau verfolgen kann, welche Internetseiten angeklickt wurden – vorausgesetzt, Ihr Mann hat diese Adressen nicht vorsichtshalber gelöscht. Oder aber Sie ertappen Ihren Mann Nacht für Nacht sozusagen „auf frischer Tat". Wenn Sie sich aber sicher sind, dass Ihr Partner süchtig ist nach Erotika aus dem Internet und damit Ihrer Beziehung ernsthaften Schaden zufügt, müssen Sie etwas unternehmen. Dabei besteht leicht die Gefahr, falsch zu reagieren.

Lassen Sie mich eins klarstellen: Ich bin dagegen, Drohungen auszusprechen – egal, wie groß die Versuchung auch sein mag. In solch einer Situation ist es zwar natürlich, dass eine Frau ihrem Mann die Pistole auf die Brust setzt und sagt: „Entweder du hörst damit auf oder ich verlasse dich!", aber das ist nicht unbedingt die Reaktion, die Ihnen am meisten nützt. Und zwar deswegen, weil diese Methode bei einem Suchtkranken nur selten funktioniert. Es kann sein, dass dem betroffenen Mann nach der Trennung plötzlich der Ernst der Lage bewusst wird und er sein Verhalten tatsächlich ändert. Aber es ist kontraproduktiv, die Sache so weit zu treiben – Sie bringen damit Ihre Beziehung in Gefahr.

Besser ist es, den Partner zunächst dazu zu bewegen, sich das Problem erst einmal einzugestehen. Ein ruhiges Gespräch darüber ist der Anfang. Wenn Ihr Partner weiterhin sein Verhalten leugnet, empfehle ich Ihnen, ihm vorzuschlagen, dass ein Filter auf Ihrem PC installiert wird, der es unmöglich macht, Erotika anzuschauen oder herunterzuladen. Diese Filter sind oft kostenlos im Netz verfügbar. Akzeptiert Ihr Partner den Vorschlag, haben Sie sich wahrscheinlich geirrt und es liegt keine Sucht vor. Vielleicht schämt er sich aber auch für sein Verhalten, möchte Hilfe und ist geradezu erleichtert, dass Sie diese Lösung anbieten. Jedenfalls kommt er nicht mehr so leicht in Versuchung, wenn der Filter erst einmal installiert ist. Und wenn Ihr gemeinsames Sexualleben wieder in Gang kommt, ist das Problem gelöst.

Und wenn Ihr Partner sich weigert, einen solchen Filter einzubauen? Das ist quasi ein Schuldbekenntnis. Aber auch ein Hilferuf. Die meisten Süchtigen erkennen, dass sie krank sind, wissen jedoch nicht, wie sie ihre Gewohnheit loswerden können. In vielen Fällen haben deren Lebenspartner nicht die nötige Erfahrung oder sind zu sehr in die Situation eingebunden, als dass sie ihnen helfen könnten. Dann muss man professionelle Hilfe in Anspruch nehmen.

Wenn das bei Ihnen der Fall ist, sollten Sie einen Sexualtherapeuten oder einen Eheberater aufsuchen. Ihr Partner wird vielleicht anfangs nicht bereit sein mitzukommen. Lassen Sie sich dadurch aber nicht abhalten. Mithilfe Ihres Therapeuten sind Sie vielleicht bald in der Lage, Ihren Partner davon zu überzeugen, an ein oder zwei Sitzungen teilzunehmen. An diesem Punkt besteht dann die Hoff-

nung, dass Ihr Partner das Problem schließlich in den Griff bekommt.
Und wenn es keine Fortschritte gibt? Wenn Ihr Partner sich weigert, das Problem anzugehen? Was ist, wenn Sie dreißig, vierzig oder fünfzig Jahre gemeinsam verbracht haben und jetzt die Sucht nach Erotika Ihr Sexualleben zerstört hat? Ist das ein ausreichender Grund, Ihren Partner zu verlassen? Es wird nicht leicht sein für Sie, die richtigen Antworten darauf zu finden. Auch dann kann ein professioneller Berater eine Hilfe für Sie sein. Ein wichtiger Aspekt dabei ist, dass Sie eher in der Lage sein werden, eine Entscheidung zu treffen. Vor allem, wenn es um die Frage geht, ob Sie mit Ihrem Partner zusammenbleiben sollen, obwohl er sein Verhalten nicht ändert. Wie werden Sie mit einer Partnerschaft zurechtkommen, in der es keinen Sex mehr gibt? Wenn Sie die Beziehung fortsetzen wollen, werden Sie einen Weg finden müssen, um mit Ihren Gefühlen fertig zu werden, damit Ihre Gesundheit und Ihr Lebensglück nicht darunter leiden. Sollten Sie natürlich zu besagten Frauen gehören, die gar keine sexuelle Beziehung mehr mit ihrem Partner haben möchten, kommt Ihnen diese Sucht nach Erotika im Internet vielleicht gerade entgegen. Das ist natürlich schade, da meiner Meinung nach Erwachsene, die kein beglückendes Sexualleben genießen – egal, in welchem Alter –, eine der wunderbarsten Erfahrungen versäumen, die ein Mensch erleben kann.

Chatten im Internet

Das Anschauen erotischer Bilder ist offenbar eine Freizeitbeschäftigung, der überwiegend Männer nachgehen. Es gibt jedoch noch eine andere Verlockung im Internet, die beide Geschlechter gleichermaßen in ihren Bann zieht – und das sind die Chatrooms. Verheiratete Menschen verwenden im Netz ein Pseudonym, geben vor, Single zu sein und beschreiben sich als wunderschön, jung und sexy. Anfangs ist es nur eine Spielerei, aber manchmal entsteht auch ein engerer Kontakt, der auf Kosten der emotionalen Bindung zum realen Partner geht. Kommt schließlich Cybersex hinzu, sodass jeder für sich masturbiert, während beide über den Chatroom sexuelle Anspielungen austauschen, treibt das natürlich einen noch größeren Keil zwischen die Partner. Wird die virtuelle sexuelle Beziehung ins reale Leben „übertragen“, wenn sich also aus dem anfänglichen Spiel eine handfeste Affäre entwickelt, ist die Partnerschaft definitiv in Gefahr.

Ab wann ist Chatten eigentlich Betrug? Diese Frage wird mir sehr häufig gestellt. Ich würde sagen, die Antwort hängt davon ab, in welchem Ausmaß Sie chatten und über welche Themen Sie sich unterhalten. Wenn Sie sich in einem Chatroom mit jemandem austauschen, der dasselbe Hobby hat wie Sie, ist das nicht wesentlich anders als bei einer ganz normalen Freundschaft. Sobald jemand jedoch die Tatsache verschweigt, dass er in einer festen Partnerschaft lebt und sich das Gespräch um sexuelle Themen dreht, betritt er gefährliches Terrain.

Wenn Leute in einer solchen Situation zugeben, dass sie nicht solo sind, heißt das natürlich auch, dass sie sich von ihrem Chatpartner mehr erhoffen als von ihrem realen Partner. In diesem Fall liegt der Verdacht nahe, dass die Partnerschaft von vornherein in keinem guten Zustand war. Allerdings kann das Flirten im Chatroom auch intakte Beziehungen in Gefahr bringen.

Chatten über sexuelle Themen kann also streng genommen nicht als Betrug bezeichnet werden, es kann aber definitiv dazu führen – und dieser Gefahr sollten Sie Ihre Partnerschaft nicht aussetzen.

Andere Erotika

Wie ich bereits erwähnte, habe ich früher in meinen Kursen und auch in meinen Vorlesungen an der Universität immer einen Film gezeigt, in dem jemand in Großaufnahme dabei zu beobachten ist, wie er eine Orange schält. Es ist vielleicht schwer zu glauben, aber dieser Film ist erregend, obwohl zu keinem Zeitpunkt ein nackter Körper gezeigt wird. Denn damit etwas erotisch ist, müssen nicht zwei Menschen beim Sexualakt gezeigt werden. Auch Nacktheit ist nicht erforderlich. Ich habe mehrere Bücher geschrieben, die erotisches Material enthalten. Aber das meiste davon würde von niemandem als pornografisch bezeichnet. Die visuellen Elemente in diesen Büchern sind überwiegend Abbildungen von Kunstwerken, die in Museen hängen. Auf einigen dieser Reproduktionen sind nackte Menschen zu sehen, auf vielen aber auch nicht. Und dennoch sind all diese Bilder sehr erotisch.

Ich erwähne das nicht, damit Sie gleich losgehen und ein weiteres Buch von mir kaufen (obwohl ich natürlich nichts dagegen einzuwenden hätte, wenn Sie das täten). Ich möchte Ihnen vielmehr eine Alternative anbieten, vor allem, wenn einer von Ihnen keine Erotika mag, die allzu deutlich sind. Denn diese Werke gelten als Kunst und werden daher leichter akzeptiert. Trotzdem haben sie erotische Inhalte, und wenn Sie sich diese Bilder gemeinsam anschauen, kommen Sie sozusagen in Stimmung. Wenn einer von Ihnen oder Sie beide es also als zu große Zumutung empfinden, sich erotische Videos anzusehen, versuchen Sie es mit Büchern, in denen Kunstwerke abgebildet sind, die weniger anschaulich sind als erotische Filme. Diese Bilder können sehr erregend sein, vor allem, wenn Sie sich ganz genau auf alles konzentrieren, was in den einzelnen Szenen passiert.

Es gibt auch Erotika, in denen überhaupt keine Bilder zu sehen sind. Das geschriebene Wort kann ebenso dazu dienen, sich in sexuelle Erregung zu versetzen. Vielleicht entspricht das mehr dem Geschmack desjenigen Partners, der sich keine erotischen Bilder ansehen möchte. Es gibt Klassiker, wie etwa mein Lieblingsbuch *Lady Chatterley*, und viele neuere Werke, die hauptsächlich geschrieben wurden, um sexuelle Erregung auszulösen. Eine ganze Reihe dieser Bücher sind speziell für Frauen bestimmt. Es gibt auch Internetseiten, die erotische Texte präsentieren. Auf einigen können Sie sogar Ihre eigenen erotischen Geschichten schreiben. (Eine gemeinsame Geschichte zu schreiben könnte zum Beispiel ein ausgezeichnetes Vorspiel abgeben!) Solche Texte können zusätzlich zu erotischen Bildern verwendet werden oder ein akzeptabler Kompromiss für diejenigen sein, die sich bei allzu anschaulichen Darstellungen nicht wohlfühlen. Wenn einer von Ihnen beim Anschauen erotischer Filme oder Bilder ein ungutes Gefühl hat, schlage ich vor, dass Sie es wenigstens mit einigen dieser erotischen Geschichten versuchen.

Stellen Sie eigene Erotika her

Eine weitere Möglichkeit besteht darin, mit einer Digital- oder Videokamera eigene Erotika zu produzieren. Dabei muss ich Sie allerdings auf eine wichtige Vorsichtsmaßnahme hinweisen, wenn ich diese Alternative hier anspreche: Sie müssen natürlich dafür sorgen, dass niemand diese Bilder zufällig entdecken kann. Wenn Sie solche Bilder aufnehmen, müssen Sie immer damit rechnen, dass irgendjemand sie findet. Überlegen Sie daher sehr gut, wo sie die Fotos sicher aufbewahren können. Es kann ein Riesenspaß sein, eigene Erotika herzustellen – Sie müssen einfach nur extrem vorsichtig sein und sich ein paar Gedanken darüber machen, wie sie anschließend damit umgehen.

Ich schlage vor, Sie benutzen eine Digitalkamera. So können Sie nicht nur vermeiden, dass der Mitarbeiter im Fotolabor Ihre Bilder sieht, wenn er den Film entwickelt (und womöglich noch Abzüge davon macht!), sondern die Bilder auch einfach wieder löschen, nachdem sie ihren Zweck erfüllt haben.

Auch hier kann es wieder sein, dass ein Partner sich weigert, für solche Fotos zu posieren. Vor allem dann, wenn derjenige Probleme mit dem eigenen Körperbild hat. Wie ich in diesem Buch immer wieder betone, bin ich dagegen, Menschen zu etwas zu drängen, was sie nicht tun möchten. In diesem Fall ist jedoch ein bisschen Druck erlaubt. Damit meine ich, dass man freundlich ein zweites oder drittes Mal fragt und die Tatsache betont, dass die Bilder ja gleich wieder gelöscht werden. Denn es kann ja sein, dass Menschen, die ein Problem mit ihrem Körperbild haben, sich selbst auf dem Foto anders sehen. Und wenn sie sich einmal aus der Perspektive ihres Partners betrachten, erkennen sie vielleicht auch selbst, dass ihr Körper durchaus sexy ist.

Wenn jemand allerdings aus religiösen oder moralischen Gründen gegen solche Fotoaufnahmen ist, sollte natürlich kein Druck ausgeübt werden. Aber wenn die negative Reaktion überwiegend auf das Körperbild zurückzuführen ist, könnte es nützlich sein, ein bisschen nachzuhelfen.

Wenn Erotika zur Sucht werden

Wir Menschen finden bei fast allem eine Möglichkeit des Missbrauchs. Es gibt eine lange Liste mit den verschiedensten Arten von Suchterkrankungen, das geht von der Schokoladensucht über die Kaufsucht und Alkoholsucht bis hin zur Drogensucht. Auch Sex kann zur Sucht werden, und Erotika sind ein Teil davon. Aber die meisten Menschen wissen, wie sie ihren Alkoholkonsum auf ein gesundes Maß reduzieren. Und so reicht es den meisten auch, nur gelegentlich auf Erotika zurückzugreifen, um sich zu stimulieren. Für diese Menschen ist es vollkommen in Ordnung, ihr Sexualleben durch Erotika etwas aufzupeppen. Für diejenigen unter Ihnen, die sich nicht unter Kontrolle haben, möchte ich an dieser Stelle wiederholen, was ich in diesem Buch bereits mehrfach betont habe: Wenn Sie mit irgendeinem Problem nicht mehr allein zurechtkommen, bitten Sie einen professionellen Berater um Hilfe!

10 Die heimlichen Tücken des Ruhestandes

Immer wieder habe ich in diesem Buch auf die Fallstricke hingewiesen, mit denen ein Paar im Alter konfrontiert werden kann. Ich hatte das „leere Nest" erwähnt sowie verschiedene gesundheitliche Probleme, die auftauchen können. Mir ist aufgefallen, dass viele Menschen mit großen Erwartungen ihrer Pensionierung entgegensehen, dann aber enttäuscht feststellen, dass diese Zeit mehr Probleme als Freuden mit sich bringt.

Ein Hauptproblem ist häufig, dass nicht genügend Geld vorhanden ist. Da ich jedoch keine Finanzexpertin bin, werde ich dieses Thema nur oberflächlich streifen. Allerdings werde ich einige emotionale Schlaglöcher auf Ihrem Lebensweg erwähnen, die durch Geldprobleme entstehen können. Und wir haben ja gesehen, dass emotionale Schlaglöcher auch Ihr Sexualleben negativ beeinflussen können.

Es mag Sie überraschen, dass es durchaus vorteilhaft für eine Beziehung sein kann, wenn ein Partner oder beide dazu gezwungen sind, über das Rentenalter hinaus weiterzuarbeiten. Da Ihre Gesundheit jedoch mit zunehmendem Alter nicht mehr so mitspielt, kann das Weiterarbeiten problematisch sein. Deshalb ist es sicherlich besser, ein ausreichendes finanzielles Polster aufzubauen, damit Sie beruhigt in Pension gehen können, wenn Sie Mitte 60 sind oder dies aus gesundheitlichen Gründen schon vorher notwendig sein sollte.

Doch wie gesagt, ich bin keine Finanzexpertin. Mein Anliegen in diesem Kapitel ist also vor allem, Ihnen zu helfen, mit den psychischen, emotionalen und sexuellen Problemen fertig zu werden, die direkt oder indirekt im Zusammenhang mit der Pensionierung auftauchen können. Um sicherzustellen, dass keines dieser Themen zu einem ernsthaften Problem wird, müssen Sie den Schwierigkeiten ins Auge sehen und sich damit auseinandersetzen.

Wenn Sie zum Beispiel schon im Ruhestand sind und sich zunehmend über Ihren Partner ärgern (und umgekehrt), sollten Sie das nicht auf Ihr Alter oder den Ruhestand schieben. Zwar werden manche Menschen mit zunehmendem Alter anscheinend immer gereizter. Aber wenn Sie Ihre Verbitterung gegenüber Ihrem Partner allein auf das Alter schieben, sind Sie damit dazu verurteilt, dass dies für den Rest Ihres Lebens so bleibt. Wenn Sie sich aber sagen: „Das ist ein Problem wie jedes andere, also gibt es auch eine Lösung", können Sie Maßnahmen ergreifen, um die Situation zu verbessern.

Eine plötzliche Veränderung

Während das Älterwerden ein allmählicher Prozess ist, handelt es sich bei der Pensionierung um eine plötzliche und oft sehr einschneidende Veränderung der Lebenssituation. Sie können sich nicht allein auf die Tatsache verlassen, dass Sie schon lange zusammen sind und deshalb auch diese Phase gemeinsam bewältigen werden. Sie müssen sich auf die neue Situation einstellen, und damit dies positiv verläuft, müssen Sie rechtzeitig Zeit und Energie aufwenden, um die Veränderungen in Ihrem Sinne zu gestalten. Wenn Sie das dem Zufall überlassen, könnte Ihre Beziehung durch den Übergang in den Ruhestand Schaden nehmen, und es wäre sehr bedauerlich, wenn Sie die letzten Jahrzehnte Ihres Lebens nicht optimal nutzen könnten.

Tim und Laura

Tims Bruder und Schwester waren beide nach Kalifornien gezogen, als sie um die 30 waren. Immer wenn Tim mit seiner Frau Laura die Geschwister besuchte, sprachen sie darüber, dass sie nach Tims Pensionierung von Boston nach Kalifornien ziehen und in ihrer Nähe wohnen würden. Mit 63 Jahren erhielt Tim einen hohen Bonus, verabredete sich bei ihrem nächsten Kalifornienurlaub mit einem Makler und schaute sich verschiedene Wohnanlagen an. Er hatte Laura nichts davon erzählt, und sie war sehr ärgerlich, als sie davon erfuhr. Sie kam zwar gern während der Ferien zu Besuch, wollte aber eigentlich gar nicht nach Kalifornien ziehen. Vor allem, da die meisten ihrer Familienangehörigen in und um Boston wohnten. Sie weigerte sich, die Wohnungen anzuschauen, wie sehr Tim auch bat. Und der Rest ihres Urlaubs war alles andere als angenehm.

Große Erwartungen

Probleme können zum Beispiel dann auftreten, wenn beide Partner mit unterschiedlichen Erwartungen auf ihre Pensionierung zugehen und nicht rechtzeitig darüber sprechen.

Wenn er davon träumt, später in eine wärmere Gegend zu ziehen, wo er jeden Tag Golf spielen kann, während sie sich ausmalt, dass sie an Ort und Stelle bleiben, damit sie möglichst viel Zeit mit ihren Enkeln verbringen kann, ist klar, dass hier ein Problem zu lösen ist. Vielleicht besteht die Lösung einfach darin, dass sie „Zugvögel" werden, den Winter also im Süden verbringen und dann wieder zurückkommen. Oder aber einer von ihnen ist bereit, seine Vorstellungen davon, wie ihr Leben im Ruhestand aussehen soll, in dem einen oder anderen Punkt zu ändern.

Wenn zwei Menschen seit vielen Jahren zusammen sind, geht man leicht davon aus, dass sie auch auf derselben Wellenlänge liegen, während sie sich in Wirklichkeit an einander entgegengesetzten Polen befinden. Deshalb ist es von entscheidender Bedeutung, dass Sie sich Zeit nehmen, über die Pläne nach der Pensionierung zu sprechen. Ruhestand ist keine Urlaubszeit. Wenn Sie in den Ferien irgendwo landen oder etwas unternehmen, das einem von beiden nicht besonders gut gefällt, so sind ein paar Wochen ein überschaubarer Zeitabschnitt und man kann im nächsten Urlaub für Ausgleich sorgen. Die Jahre Ihrer Pensionierung können jedoch einen hohen Prozentsatz Ihres Lebens ausmachen. Wenn einer von Ihnen sich während all dieser Jahre elend fühlt, ist das ein ernst zu nehmendes Problem. Zum Teil auch deswegen, weil jemand, der unglücklich ist, meist nicht in den Genuss des wunderbaren Sexuallebens kommt, das wir alle verdienen – und sein Partner auch nicht.

Wenn Sie darüber sprechen, wo und wie Sie die Jahre nach Ihrer Pensionierung verbringen werden, ist es natürlich sehr gut möglich, dass Sie sich nicht auf eine Lösung einigen können, die beide Parteien vollständig zufriedenstellt. Und aus finanziellen Gründen haben Sie vielleicht nicht so viele Wahlmöglichkeiten, wie Sie gedacht hatten. Vielleicht sind Sie auch davon ausgegangen, dass Sie selbst entscheiden können, ob Sie umziehen oder nicht und wie Sie Ihre Zeit verbringen. Aber das muss nicht unbedingt der Fall sein. Die Umstände können ausschlaggebend sein. Würde ein Ergebnis, das sehr von dem abweicht, was einer der Partner sich erhofft hatte, dazu führen, dass die Beziehung auseinanderbricht? Das kommt sicherlich auf die Beziehung an, aber auch darauf, wie Sie sich mit diesem Problem im Vorfeld beschäftigt haben.

Es gibt viele Menschen, die zu Beginn einer Partnerschaft glauben, den anderen Menschen im Laufe der Zeit noch ändern zu können. Meistens ist das ein Trugschluss, und so ist eine der beiden Parteien dann schließlich enttäuscht. Dasselbe Phänomen ist bei der Pensionierung zu beobachten: Er redet immer davon, wie wunderbar alles werden wird, wenn sie nach seiner Pensionierung nach Florida ziehen, wo er sich ein Ruderboot kaufen und jeden Tag zum Angeln hinausfahren wird; *sie* lässt ihn reden, weiß aber bereits, dass sie im entscheidenden Moment auf die Bremse treten und sich weigern wird, umzuziehen. Und dann kommt natürlich der große Knall.

Wenn sie ihm jedoch gleich beim ersten Mal, wenn er laut davon träumt, seinen Ruhestand in Florida zu verbringen, sagt, dass sie andere Vorstellungen hat, und er mit der Zeit lernt zu akzeptieren, dass sie in diesem Punkt nicht übereinstimmen, wird es kein so großes Problem werden, wenn sie schließlich die Jahre der Pensionierung erreichen. In der Zwischenzeit hatten sie vielleicht ein paar Auseinandersetzungen darüber, die ihr erspart geblieben wären, wenn sie zu diesem Thema geschwiegen hätte. Doch diese Meinungsverschiedenheiten werden die Beziehung nicht unwiderruflich schädigen. Wenn sie aber einen Traum, den er seit Jahrzehnten oder sogar noch länger verfolgt hat, genau zu dem Zeitpunkt platzen lässt, wo er dabei ist, ihn zu verwirklichen – vor allem, nachdem er überall damit geprahlt und sein ganzes Ego investiert hat –, könnte ihre Beziehung irreparablen Schaden erleiden. Vielleicht bleiben die beiden zusammen, aber es kann sein, dass er ihr die Sache sein Leben lang nachträgt. Die gesamten Jahre der Pensionierung könnten ziemlich frostig werden – und zwar nicht deswegen, weil sie im Norden geblieben sind, sondern weil sie davor nicht gut miteinander kommuniziert haben.

Norma und Chuck

Chuck war Strafverteidiger. Nichts konnte ihn mehr begeistern, als sich so richtig in einen Fall zu verbeißen und dann vor Gericht aufzustehen, um die Jury zu überzeugen. Am glücklichsten war er, wenn er mehrere schlaflose Nächte hintereinander damit verbringen musste, einen Prozess vorzubereiten. Hobbys hatte er eigentlich keine; je mehr er arbeitete, desto besser fühlte er sich.

Seine Frau Norma war Kindergärtnerin. Sie liebte die Kleinen, die in ihrer Obhut waren, aber während deren Energie unerschöpflich war, schwand ihre im Laufe der Zeit doch immer schneller dahin. Als sich daher die Gelegenheit bot, mit 60 in Rente zu gehen, fasste sie diese beim Schopf. Sie wusste zwar, dass es noch eine Weile dauern würde, bis Chuck pensioniert wurde, aber sie träumte schon von der Zeit, wo sie einmal mehrere Wochen durch die Karibik segeln könnten. Das einzige Problem bestand darin, dass Chuck zehn Jahre später immer noch voll bei Kräften war und es keinerlei Anzeichen dafür gab, dass er überhaupt irgendwann in Rente gehen würde. Und mittlerweile war Norma die Warterei leid.

Unterschiedliche Zeitpläne

Es gibt einen anderen großen Bereich, der zu heftigen Meinungsverschiedenheiten führen kann, und das ist die Entscheidung, wann man in Rente geht. Nehmen wir an, sie liebt ihren Job und will sich überhaupt nicht pensionieren lassen, während er seinen zunehmend verabscheut und kaum erwarten kann, dass er endlich 65 wird. Oder sie ist acht Jahre jünger als er und mit ihrer Karriere geht es gerade steil bergauf, während es mit seiner unaufhaltsam bergab geht.

Es ist unmöglich, die Zukunft vorherzusagen. Einige machen sich nicht gerne Gedanken um ihre Pensionierung, weil es sie beunruhigt. Sie haben vielleicht das Gefühl, dass sie sich alles verderben, wenn sie anfangen, darüber nachzudenken, wie gut sie es später haben werden. Oder sie meinen, dass es noch so weit weg ist und daher keinen Grund gibt, sich jetzt schon darüber Sorgen zu machen. Doch wie die genannten Beispiele zeigen, stellen Sie sich selbst eine Falle, wenn Sie das Problem einfach ignorieren und schweigen. Wenn einer von Ihnen sehr hohe Erwartungen aufbaut, wird er die Enttäuschung nur schwer ertragen können, falls sich sein Traum später nicht erfüllt. Sie müssen zwar nicht im Detail planen, wie Ihr Leben im Ruhestand aussehen wird, aber Sie sollten sich doch darüber austauschen, wie Sie sich die Zeit nach Ihrer Pensionierung in groben Zügen vorstellen, und versuchen, ein paar grundsätzliche Dinge zu klären. Wenn Sie von vornherein wissen, dass Sie mit Ihren Vorstellungen nicht durchkommen werden, können Sie bereits überlegen, mit welchen Kompromissen Sie leben könnten. Wenn Sie sich zum Beispiel vorgestellt haben, dass Sie mit 65 in Rente gehen und dann herausfinden, dass Ihr Partner nicht die Absicht hat, seinen Job aufzugeben, wenn Sie diese magische Zahl erreicht haben, sollten Sie sich Gedanken machen, was Sie mit Ihrer ganzen freien Zeit dann anstellen wollen. Vielleicht starten Sie eine neue Karriere oder arbeiten ehrenamtlich, oder Sie beginnen ein Studium. Ihre Entscheidung könnte auch so aussehen, dass Sie länger arbeiten, um nicht allein zu Hause zu sitzen. Sie könnten das Einkommen für diese zusätzlichen Jahre im Job für die Zeit zur Seite legen, wenn Sie beide pensioniert sind. Wie immer Ihre Situation auch aussieht: Je mehr Sie gemeinsam planen, desto besser.

Gegen die Wand reden

Nun kann es sein, dass Ihr Partner einfach mit einem „Darüber reden wir, wenn es so weit ist“ oder irgendeiner anderen unverbindlichen Floskel antwortet, wenn Sie ihm Ihre Pläne mitteilen wollen. Das könnte Sie zu der Annahme verleiten, die Sache sei geklärt, obwohl das in Wirklichkeit gar nicht der Fall ist.

Falls Ihr Partner Ihren Plänen allzu leicht zustimmt oder die Gewohnheit hat, auf Zeit zu spielen, müssen Sie energischer auftreten. Vielleicht halten Sie Ihre Mitteilung sogar schriftlich fest, und auch die Einigung, zu der Sie Ihrem Verständnis nach beide gelangt sind.

Wenn Sie wissen, dass er davon träumt, 10 Hektar Land in einem weit entfernten Staat zu kaufen und Hobbyfarmer zu werden, er aber in dem Moment, wo Sie sagen, dass Sie in der Stadt bleiben möchten, sofort zustimmt, sollten Sie misstrauisch werden. Machen Sie es sich nicht zu leicht, indem Sie sagen: „Na großartig, er ist mit dem einverstanden, was ich möchte.“ Es ist besser, das alles rechtzeitig zu diskutieren und nicht in letzter Minute. Wenn Sie noch zehn Jahre Zeit haben, bis es mit der Pensionierung so weit ist, können Sie noch zu einem Kompromiss kommen. Stehen dagegen nur noch sechs Monate zur Verfügung, ist das vielleicht nicht mehr möglich.

Kompromisse finden

Wie Sie das anstellen sollen? Bleiben wir gleich bei der Frage, wo Sie nach der Pensionierung leben wollen. Die Entscheidung hängt teilweise davon ab, was jeder von Ihnen beiden mag beziehungsweise nicht mag. Aber es gibt auch ganz praktische Überlegungen, wie etwa die Kosten oder wo Ihre Familienangehörigen leben. Ich empfehle Ihnen, das Thema gemeinsam von jedem Blickwinkel aus zu betrachten. Finden Sie heraus, welche Ausgaben auf Sie zukämen. Wenn Sie zum Beispiel in den Süden ziehen, reduzieren sich damit zwar Ihre Heizkosten, wenn Sie aber Ihre Enkel regelmäßig sehen wollen, werden Ihre Reisekosten dafür steigen. Setzen Sie sich in Ruhe hin und planen Sie bis ins Detail. Sinn und Zweck dieser Übung ist, dass jeder von Ihnen am Ende zu einem besseren Verständnis dessen gelangt, was der jeweilige Partner sich wünscht. Nehmen wir an, er möchte in den Süden ziehen, aber er liebt auch seine Enkelkinder. Wenn ihm klar wird, dass er nicht miterleben wird, wie die Enkel aufwachsen, ist er vielleicht bereit, auf seinen Traum, auch im Winter Golf spielen zu können, zu verzichten. Auf der anderen Seite kann es sein, dass sie wirklich die Kälte im Winter hasst und es ihr nichts ausmachen würde, einen Teil ihres Lebens als „Zugvogel“ zu verbringen, vor allem, da die Enkel ja auch gelegentlich einmal zu Besuch in den Süden kommen könnten. Stecken Sie also nicht gleich den Kopf in den Sand! Setzen Sie sich stattdessen rechtzeitig mit diesem Problem auseinander, eröffnen Sie einen kontinuierlichen

Dialog (keinen permanenten Kampf – das ist ein Unterschied!), und ich bin überzeugt, dass Sie eine Lösung finden, mit der Sie beide glücklich werden.

Andere Schwierigkeiten

Ich möchte Sie noch vor ein paar anderen Schlaglöchern warnen, auf die Sie während dieser Lebensphase zusteuern könnten.

Das liebe Geld Man muss rechtzeitig darüber nachdenken, wie man mit einem reduzierten Budget auskommt. Wenn ein Partner sehr verschwenderisch mit Geld umgeht, wird es ihm wahrscheinlich schwerfallen, diese Gewohnheit aufzugeben und sich zu zügeln. Auf dieses Thema werde ich aber später noch genauer eingehen.

Hausarbeit Wenn Sie beide pensioniert sind und gleich viel freie Zeit haben, muss dieses Thema besprochen werden. Nehmen wir an, er kocht gerne, macht aber anschließend nicht sauber, sondern hinterlässt ein einziges Schlachtfeld. Solange das nur ab und zu vorkam, war es kein großes Problem. Wenn er aber nun regelmäßig die Mahlzeiten zubereiten möchte, muss auch klar sein, wer anschließend die Küche aufräumt.

Lerchen und Nachteulen Als Sie beide noch berufstätig waren, war Ihr Tagesrhythmus wahrscheinlich einigermaßen im Einklang. Aber wenn keine besondere Notwendigkeit besteht aufzustehen, kann sich das ändern, sodass man sich neu miteinander abstimmen muss. Wenn er gerne ausschlafen möchte, sie es aber ganz toll findet, sich um 6 Uhr

in der Früh die Nachrichten im Fernsehen anzuschauen und ihn damit aufzuwecken (vorausgesetzt natürlich, das Fernsehgerät steht im Schlafzimmer), haben beide ein Problem.
Wie ich in diesem Buch bereits mehrfach angedeutet habe, besteht der Königsweg in einer ruhigen Aussprache über diese Probleme, bei der keiner von beiden den anderen beschuldigt.

Einander auf die Nerven gehen

Wenn Sie über all diese Probleme sprechen und zu einer Einigung gelangen können, bedeutet das noch nicht, dass Ihre Träume genauso in Erfüllung gehen, wie Sie sich das vorgestellt haben.
Wie schon erwähnt, ist es gut möglich, dass Sie es schwer ertragen können, plötzlich jede wache Stunde mit Ihrem Partner zu verbringen, wenn Sie bislang die meiste Zeit getrennt waren, weil Sie beide die ganze Woche gearbeitet haben (oder auch nur einer von Ihnen). Natürlich kann es auch sein, dass Sie einander auf die Nerven gegangen sind, bevor Sie pensioniert wurden. Aber das war nicht so schlimm, weil Sie nur wenig Zeit miteinander verbracht haben. Wenn sich jedoch nur ein wichtiger Faktor in einer Gleichung ändert, erhält man damit ein völlig anderes Ergebnis.
Nehmen wir an, Sie befinden sich in einer solchen Situation – was machen Sie dann? Auch hier besteht wieder das Mittel der Wahl darin, dass Sie sich Aktivitäten ausdenken, an denen Sie beide Spaß haben, damit Sie nicht nur zusam-

men im selben Raum sitzen und einander anstarren oder – schlimmer noch – sich in verschiedene Räume zurückziehen und einander aus dem Weg gehen. Eine ganz einfache Lösung bestünde darin, sich das Fortbildungsangebot an einer nahe gelegenen Universität anzuschauen und sich für bestimmte Kurse einzuschreiben. Vielleicht wählen Sie am Ende sogar dieselben Kurse; vielleicht entscheidet sich auch jeder von Ihnen für etwas anderes – wenigstens teilen Sie aber insgesamt eine gemeinsame Erfahrung. So oder so: Wenn Sie aus dem Haus gehen und neue Leute treffen, wenn Sie die Hausaufgaben durcharbeiten, haben Sie neuen Gesprächsstoff und sitzen sich nicht mehr gelangweilt gegenüber.

Natürlich gibt es Dutzende von anderen Dingen, die Sie unternehmen könnten, außer Kurse zu belegen. Sie könnten sich mit einer neuen Sportart beschäftigen, sich ein neues Hobby zulegen oder einfach gemeinsam lange Spaziergänge machen. Nicht zu vergessen das weite Feld ehrenamtlicher Tätigkeiten. Wenn Sie gesund sind, gibt es viele Möglichkeiten, sich ehrenamtlich zu engagieren: bei der Kirche, in Schulen, Seniorenheimen oder Krankenhäusern. Und nicht vergessen: Es kommt nur darauf an, dass Sie aus dem Haus kommen und Anregungen erhalten, die Sie später nutzen können, um Ihrer Beziehung neue Impulse zu geben.

Einen neuen Zeitplan aufstellen

Wenn Sie diese Ratschläge befolgen und ein aktives Leben führen, empfehle ich Ihnen, einen Zeitplan aufzustellen.

Lassen Sie Ihren Partner genau wissen, wann Sie weg sind, sodass er seine eigenen Pläne machen kann. Es ist oft ziemlich ärgerlich, wenn man in letzter Minute entdeckt, dass man einen freien Nachmittag hat und nichts, um ihn auszufüllen. Sollten Sie ein bisschen vergesslicher werden als früher, kann es ebenfalls nützlich sein, einen Zeitplan an den Kühlschrank zu heften. So können Sie Konflikte vermeiden und haben gleichzeitig eine Gedächtnisstütze für das, was Sie geplant haben.

Was jetzt kommt, ist ganz wichtig: Sorgen Sie dafür, dass Sie auf diesem Plan Freiraum für Ihre sexuellen Aktivitäten vorsehen! Wenn Ihr Energiepegel rasch absinkt, müssen Sie rechtzeitig wissen, bis wann Sie Ihre Reserven wieder aufgefüllt haben sollten. Das heißt nicht, dass Sie sich nicht auch spontan lieben können; natürlich können Sie das, wann immer sie wollen. Doch um sicherzugehen, dass Ihr Sexualleben in Gang bleibt, ist so ein Terminplan eine hilfreiche Methode. Vor allem, wenn Ihr Partner ein Medikament einnehmen muss, um eine Erektion zu haben. Dadurch ist natürlich der Spielraum begrenzter; umso wichtiger ist die Zeitplanung.

Drehen Sie nicht durch, drehen Sie eine Runde!

Ein anderer Tipp, wie man größere Konflikte vermeiden kann, ist Bewegung. Sobald Sie sich ärgern, auch wenn Sie es nach außen hin noch nicht zeigen, steigt Ihr Adrenalinspiegel. Und damit setzt gleichzeitig unser Kampf- oder Fluchtreflex ein. Mit anderen Worten: Sie sind bereit zur

Aktion. Wenn Sie dann einfach sitzen bleiben, sucht sich diese aufgestaute Energie ein Ventil, meist verbal. Indem Sie sich in irgendeiner Form körperlich betätigen, können Sie den aufkommenden Sturm abschwächen. Sie könnten zum Beispiel einfach eine Runde um den Block drehen oder einen Spaziergang machen. Oder Sie heben Gewichte und trainieren Ihre Arme mit Hanteln (schleudern Sie sie aber nicht auf irgendjemanden!). Oder Sie sausen mit dem Staubsauger durchs Wohnzimmer. Es geht nur darum, die negative Energie aufzubrauchen, indem man etwas Positives tut.
Ob Sie sich in einer solchen Situation gemeinsam körperlich betätigen sollten? Manche Paare finden es sexuell erregend, wenn sie miteinander kämpfen. Wenn das bei Ihnen in Ihrem bisherigen Leben meistens der Fall war, dann nur zu! Bei den meisten Menschen ist das jedoch anders. Deshalb sollten Sie sich vielleicht besser erst einmal zurückziehen und ein bisschen abregen, wenn Sie wütend sind. Natürlich können Sie einander in die Arme fallen, wenn der Sturm vorbei ist.
Und wenn Sie immer schon gemeinsam über alles Mögliche gelacht haben, vergessen Sie nicht, dass Sie Ihren Ärger auch mit Humor vertreiben können. Es muss nicht unbedingt eine witzige Bemerkung sein, es kann auch einfach ein uralter Slapstick sein, eine komische Situation eben. Halten Sie Ihren Kopf unter den Wasserhahn in der Küche, stecken Sie ihm einen Eiswürfel in den Hemdkragen, ziehen Sie sich gegenseitig die Hosen herunter und zeigen Sie sich Ihre nackten Hintern … Es gibt unendlich viele Mög-

lichkeiten, wie Sie Ihren Ärger vertreiben und dabei Spaß haben können.

Höhere Lebenserwartung – die Kehrseite der Medaille

An dieser Stelle möchte ich etwas sehr Ernstes sagen. Als die Menschen das Konzept der Ehe entwickelt haben, gab es sehr wenige Leute, die so alt wurden wie dies heute in den Ländern der westlichen Welt der Fall ist. Machen wir uns nichts vor: 30, 40, 50 oder mehr Jahre mit demselben Menschen zu verbringen, ist schon eine ziemliche Herausforderung. Richtig, Sie sind mit den Gewohnheiten des anderen vertraut, was Ihnen ein gewisses Gefühl von Geborgenheit vermittelt; und Sie lieben sich, das stimmt natürlich. Aber nach so vielen Jahren kann man einander auch leicht auf die Nerven gehen. Es gab gute Zeiten, und es gab schlechte Zeiten – vor allem aber war es einfach eine sehr lange Zeit!

Es ist vollkommen in Ordnung, wenn Sie sich ein bisschen über Ihren Partner aufregen, weil es auf der anderen Seite eben auch so viel Verbindendes zwischen Ihnen gibt, das Sie zusammenhält. Ich sage nicht, dass Sie sich streiten müssen, aber sollte es doch dazu kommen, ist das keine Katastrophe. Und es ist auch überhaupt nicht ungewöhnlich. Wenn Sie sich allerdings ständig streiten, sieht die Geschichte schon anders aus. Vielleicht brauchen Sie dann einen professionellen Vermittler. Auf jeden Fall müssen Sie lernen, damit zu rechnen, dass es gelegentlich zu einer Kabbelei kommen kann. Und die beste Möglichkeit,

Wunden zu heilen, die durch diese Streitigkeiten entstehen, besteht darin, einander anschließend zu umarmen und so richtig lange festzuhalten.

Das leere Nest füllt sich wieder

Eine weitere Situation, mit der Ruheständler möglicherweise konfrontiert werden, sieht so aus, dass die Kinder, die das Haus vor langer Zeit verlassen haben, jetzt als Erwachsene wieder zurückkehren, zum Beispiel weil sie sich haben scheiden lassen oder ihren Job verloren haben. Im ersten Fall bedeutet das, dass nur eine Person bei Ihnen einzieht. Wenn es sich jedoch um einen Jobverlust handelt, bringt das zurückkehrende Kind meist seinen Partner mit. In beiden Fällen ziehen möglicherweise noch Enkel mit ein. Plötzlich werden also sämtliche Pläne, die Sie für die Zeit Ihrer Pensionierung gemacht haben, auf den Kopf gestellt. Und statt in trauter Zweisamkeit leben Sie auf einmal in einem Haushalt mit drei, vier oder fünf Personen.

Zunächst einmal sollten Sie die Sache positiv betrachten. Es kann natürlich Ihr Sexualleben durcheinanderbringen, da Ihre Privatsphäre sich fürs Erste in Luft aufgelöst hat. Aber es ist doch eine gute Sache, dass Sie Ihre Kinder und Enkel um sich haben – vorausgesetzt natürlich, Sie kommen alle gut miteinander aus. Auch hier gilt wieder: Sie müssen offen mit Ihrem Partner kommunizieren; aber auch innerhalb der ganzen Gruppe. Jeder Erwachsene muss ein Mitspracherecht haben, denn schließlich sind Ihre erwachsenen

Kinder samt ihren Partnern inzwischen flügge geworden. Zu den Dingen, über die gesprochen werden sollte, gehört auch, festzusetzen, mit welcher Zeitspanne zu rechnen ist, bis die einquartierten Gäste wieder ein eigenes Zuhause aufgebaut haben. Versuchen Sie, ein paar Kompromisse zu schließen, mit denen Sie alle leben können.
Sie sollten übrigens auch nicht vergessen, dass Ihre Kinder jetzt ebenfalls ein Sexualleben haben. Das heißt, sie beeinträchtigen nicht nur Ihre Privatsphäre, sondern umgekehrt sind eben auch Sie diesbezüglich ein Störfaktor. Natürlich müssen Sie die Sache nicht offen ansprechen, aber Sie sollten doch versuchen, einander Raum zu geben. Wenn Sie zum Beispiel vorhaben, ins Kino zu gehen, sollten Ihre Kinder rechtzeitig davon erfahren, damit sie diese Zeit optimal nutzen können.

Die Sandwichgeneration

Wenn Sie Ihr Rentenalter erreicht haben, bedeutet das in diesem neuen Jahrtausend nicht notwendigerweise, dass Ihre Eltern bereits gestorben sind. Es gibt heute viele Menschen, die 80, 90 Jahre und älter sind, und auch Ihre Eltern oder ein Elternteil könnten in diese Kategorie fallen. (Im Prinzip kommen vier Elternteile infrage, in Patchwork-Familien sogar noch mehr.) Das kann auf alle Fälle eine Belastung für Sie sein, entweder weil Sie sich selbst um ein Elternteil kümmern oder weil dieser Elternteil in einem Seniorenheim lebt, das Sie finanzieren.

Die zusätzliche Anspannung, die damit verbunden ist, dass Sie ein Elternteil unter Ihre Fittiche genommen haben, kann natürlich auch Stress für Ihre Beziehung bedeuten. Vielleicht hatten Sie sich vorgestellt, dass Sie die Jahre Ihrer Pensionierung in vollkommener Freiheit gestalten werden, frei von sämtlichen Verpflichtungen; und plötzlich stellt sich heraus, dass Sie Stunden damit verbringen, sich um Ihre Eltern zu kümmern.

Dies kann eine ganze Fülle verschiedener Emotionen auslösen. Vielleicht sind Sie ärgerlich oder fühlen sich schuldig, vielleicht sind Sie traurig oder haben Angst, dass es Ihnen eines Tages genauso ergehen wird. Gefühle können Sie nicht unterdrücken, und das sollten Sie auch nicht versuchen. Es ist ungesund, starke Emotionen wie diese beiseitezuschieben. Wenn Sie sich selbst gefühlsmäßig in einen Stein verwandeln, werden Sie schließlich auch nicht mehr in der Lage sein, die Liebe zu Ihrem Partner zu empfinden. Es ist ein Unterschied, ob Sie Gefühle momentan zulassen oder ob Sie sich regelrecht darin suhlen und nur noch in Selbstmitleid versinken. Wenn sich solche Emotionen in Ihnen regen, nehmen Sie sich ein paar Minuten Zeit, um sie zu verarbeiten – und dann machen Sie weiter. Lassen Sie sich nicht rund um die Uhr und sieben Tage die Woche von Schuldgefühlen gefangen nehmen, von Trauer oder Ärger (oder womöglich all dem zusammen). Dann bleibt Ihnen kein Raum mehr für lebensnotwendige Gefühle wie Liebe und Lust, die Sie mit Ihrem Partner teilen sollten.

Und Sie werden auch ein bisschen egoistisch sein müssen. Sie brauchen eine gewisse Zeit, in der Sie frei sind von Problemen. Damit meine ich nicht, dass Sie Ihre Eltern in ein Seniorenheim stecken sollten, damit Sie genug Zeit haben für Ihre Vergnügungen. Die richtige Entscheidung wird sich aus einer Mischung aus Notwendigkeit, Mitgefühl und finanziellen Möglichkeiten ergeben. Aber wenn Sie die Verantwortung übernommen haben, sich um einen älteren Menschen zu kümmern, müssen Sie auch Zeit dafür aufbringen, Ihre eigene Beziehung davor zu schützen, dass sie unter diesen Verpflichtungen leidet. Vielleicht beklagt sich Ihre Mutter oder Ihr Vater darüber, dass sich vorübergehend eine andere Person um sie kümmert oder dass sie für eine Weile allein gelassen werden. Aber das ist unbedingt notwendig, wenn Sie sich Ihre physische, emotionale und sexuelle Gesundheit auf Dauer erhalten wollen.

Finanzielle Schwierigkeiten

Zu Beginn dieses Kapitels habe ich Sie darauf hingewiesen, dass ich keine Finanzexpertin bin, und ich habe auch nach wie vor kein betriebswirtschaftliches Studium absolviert. Da finanzielle Schwierigkeiten jedoch immer psychische Probleme nach sich ziehen, möchte ich dieses Thema wenigstens kurz anschneiden.
Jeder geht mit Geldangelegenheiten anders um, deshalb ist es sehr selten, dass beide Partner die gleichen Ansichten vertreten, wenn es um Geld geht. Aber nehmen wir einmal

an, beide haben sich mit den Gewohnheiten des anderen diesbezüglich arrangiert. Wenn aber aufgrund der Pensionierung das gemeinsame Einkommen plötzlich schrumpft, kann die Sache ganz anders aussehen.

Mein Rat

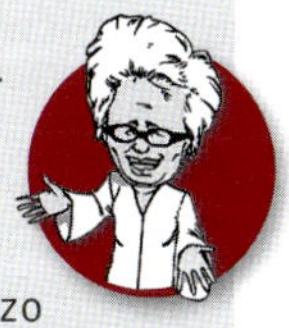

Haushaltspläne ausarbeiten und sich über andere Schwierigkeiten unterhalten, die ein Paar bewältigen muss, ist richtig harte Arbeit. Deshalb sollten Sie sich anschließend unbedingt durch ein leidenschaftliches Liebesintermezzo belohnen. Planen Sie das ein! Die Vorfreude wird Ihnen die harte Arbeit erleichtern. Sie können natürlich auch mit dem Liebesspiel anfangen – wenn jeder von Ihnen noch in den angenehmen Gefühlen des sexuellen Erlebnisses schwelgt, werden Sie leichter zu Kompromissen finden.

Derjenige, der bisher sehr freigiebig mit Geld umgesprungen ist, sträubt sich vielleicht dagegen, dass er sich plötzlich selbst über kleine Ausgaben Gedanken machen soll. Und derjenige, der sich immer Sorgen darum gemacht hat, dass nicht genug Geld zur Verfügung steht – ganz unabhängig davon, wie viel sie als Paar tatsächlich verdient haben –, gerät womöglich bei diesem Thema regelrecht in Panik.

Einige Paare haben schon lange ein Budget aufgestellt und gelernt, sich daran zu halten. Und diese Paare können im Allgemeinen ohne allzu viele Probleme mit einer Pension leben. Aber wenn Sie bisher keinen Haushaltsplan hatten, empfehle ich Ihnen dringend, jetzt einen aufzustellen, und zwar gemeinsam. Das wird Sie dazu zwingen, Ihre finanzielle Situation zu überprüfen und darüber zu sprechen. Ein Haushaltsplan, in dem Einkommen und Ausgaben genau aufgelistet sind, wird dem verschwenderischen Partner schwarz auf weiß vor Augen führen, was möglich ist und was nicht. Und derjenige, der sich so große Sorgen macht, wird sich wohler fühlen in der Gewissheit, dass die gemeinsamen Ersparnisse auf jeden Fall ausreichen werden – vorausgesetzt, beide halten sich an das festgelegte Budget. Ich betone nochmals: Wenn Sie sich selbst zwingen, ehrlich miteinander zu kommunizieren, wird dies Ihre Beziehung stärken – zumindest, sobald Sie sich über Ihre Finanzen geeinigt haben. Wenn Sie jedoch meinen, Sie kämen schon so irgendwie durch, ohne sich auf einen Finanzplan zu einigen, wird sich das mit Sicherheit negativ auf Ihre Beziehung auswirken.

Das ist auch der Zeitpunkt, wo Sie darüber nachdenken sollten, wie Sie Ihre spätere Zukunft gestalten. Zum Beispiel wird aller Wahrscheinlichkeit nach einer von Ihnen früher sterben. Was dann? Oder was, wenn einer von Ihnen in ein Pflegeheim muss? Es gilt auch, bestimmte Dinge zu regeln, wenn Sie etwas vererben wollen. Steuerliche und rechtliche Aspekte müssen bedacht werden, dazu werden Sie sicherlich Fachleute brauchen, die Sie richtig beraten können.

Sprechen Sie offen darüber, wie jeder von Ihnen zu diesen Punkten steht, und fällen Sie dann die notwendigen Entscheidungen.

Natürlich ist es immer leichter, solche Angelegenheiten vor sich herzuschieben – ich weiß. Aber da man die Zukunft nicht vorhersagen kann, sollten Sie besser den Tatsachen ins Auge blicken und die richtigen Vorbereitungen treffen. Es ist nicht gut für Ihre Beziehung, wenn Sie das Unvermeidliche einfach ignorieren. Dadurch verschlimmern Sie die Situation nur – vor allem, wenn Sie schließlich immer wieder über diese Themen in Streit geraten.

Alkohol – eine Gefahr für Ruheständler

Während der Ruhestand – wie der Name schon sagt – eigentlich eine Zeit sein sollte, in der Sie von Stress verschont bleiben, kann der Druck sogar noch zunehmen, wie wir gesehen haben. Selbst etwas ganz Banales wie Langeweile kann zu einer Belastung werden, wenn man Tag für Tag damit zu kämpfen hat. Für Menschen, die immer schon Probleme damit hatten, Stress auszuhalten, kann eine solche Situation dazu führen, dass sie anfangen zu trinken. Mir ist klar, dass das ein Klischee ist, aber in diesem Fall trifft es einfach zu.

Es gibt Menschen, die ihr ganzes Leben lang in Maßen trinken, aber nach ihrer Pensionierung plötzlich feststellen, dass sie dem Alkohol stärker zusprechen als vorher. Es gibt keinen Job, dem sie nachgehen müssten oder andere Verpflichtungen, die sie davon abhalten, über die Maßen zu trinken. In einigen Fällen, wenn sie alleine leben oder der Ehepartner außerhalb des Hauses ziemlich beschäftigt ist, gibt es niemanden, der merkt, dass sie schließlich tage- oder wochenlang ständig betrunken sind. So kommt die Lawine immer stärker ins Rollen, ohne dass irgendjemand ihr Hindernisse in den Weg stellt.

Und dazu müssen sich die Trinkgewohnheiten bei einem älteren Menschen noch nicht einmal gravierend ändern: Wenn der Körper altert, ändert sich die Wirkung des Alkohols auf den Organismus. Die zwei Drinks, die ein Mann jahrzehntelang problemlos jeden Abend zu sich genommen hat, können im Alter dazu führen, dass er regelrecht betrunken ist. Und bestimmte Medikamente steigern die Auswirkungen des Alkohols ebenfalls (dass Alkohol sich umgekehrt auch negativ auf eine medikamentöse Behandlung auswirkt, kommt erschwerend hinzu).

Falls Sie der Meinung sind, dass diese Problematik doch wohl nur auf wenige Menschen zutrifft, möchte ich Sie auf eine Befragung hinweisen, die im Jahr 2002 in den USA durchgeführt wurde. Dabei hat sich herausgestellt, dass mehr als sechs Millionen Menschen über 55 Jahren während der letzten dreißig Tage betrunken waren (also mehr als fünf Drinks hintereinander zu sich genommen hatten).

Unter Gerontologen setzt sich allmählich die Erkenntnis durch, dass man es hier mit einem echten Problem zu tun hat. Sie bieten spezielle Programme an, um älteren Menschen zu helfen, ihren Alkoholkonsum zu drosseln. Das Gute daran ist, dass ein solches Programm bei einem älteren Menschen mehr Aussicht auf Erfolg hat. Wenn Sie also ein Problem mit Alkohol haben – oder jemand, den Sie kennen –, erkundigen Sie sich nach diesen Programmen, zum Beispiel unter www.kontrolliertes-trinken.de.

Drogen

Die Angehörigen der geburtenstarken Jahrgänge haben meist nach ihrer Hochzeit (oder spätestens, sobald Kinder unterwegs waren) aufgehört, Drogen zu nehmen – falls dies überhaupt je der Fall war. Sicherlich gab es aber auch Ausnahmen.

Und ähnlich wie beim Alkohol wird jemand, der einer unangenehmen Situation entfliehen möchte, auf dieselben Hilfsmittel zurückgreifen, die er von früher kennt. Doch da Drogen illegal und daher schwerer zu beschaffen sind, stellen sie kein so großes Problem dar wie Alkohol. Dennoch ist auch hier die Gefahr des Missbrauchs gegeben, zum Beispiel wenn der Arzt einem älteren Menschen Schmerzmittel verschreibt.

Ebenso wie beim Alkohol möchte ich auch hier jeden älteren Menschen zur Vorsicht mahnen: Ihr Körper könnte anders reagieren als früher! Außerdem wird die Wirksamkeit anderer Medikamente eingeschränkt, die Sie nehmen müssen. Und nicht zuletzt besteht die Gefahr, dass Sie zum Opfer derjenigen werden, die ältere Menschen für leichte Beute halten.

Der Ruhestand im Wandel der Zeit

Der Begriff „Ruhestand“ ist relativ neu. In nicht allzu ferner Vergangenheit, als die Menschen nur selten das Alter von 65 Jahren erreichten, hat jeder einfach so lange für seinen Lebensunterhalt gearbeitet, wie er körperlich dazu in der Lage war. Die Vorstellung, mit der Arbeit aufzuhören, wenn man noch bei guter Gesundheit ist, war den Menschen damals vollkommen fremd. Dann kam die Idee des Ruhestandes auf und wurde sehr schnell angenommen; viele Menschen wollten ab einem gewissen Alter einfach nicht mehr arbeiten.

Heute ist die Zukunft des Ruhestandes wieder im Wandel begriffen. Vor allem, weil es nicht mehr realistisch ist, dass die nachfolgenden Generationen 20, 30 Jahre lang oder sogar noch länger die Rente der älteren Menschen finanzieren, die ein immer höheres Lebensalter erreichen und im Verhältnis zu den Jüngeren in der Überzahl sind.

Ganz davon abgesehen bin ich auch der Ansicht, dass es nicht gesund ist, sich vollkommen zurückzuziehen; zumindest schadet es Ihrer geistigen Fitness. Deshalb gehe ich davon aus, dass sich das gesamte Konzept des Ruhestandes in den nächsten Jahren verändern wird. Heutzutage wechseln die Menschen ihre Jobs öfter als früher, also ist es sehr gut möglich, dass dieser Trend auch im Alter weiter anhält. Jedenfalls, solange die Menschen körperlich noch in der Lage sind zu arbeiten. Das bedeutet, dass der Ruhestand im traditionellen Sinne nicht in Stein gemeißelt ist.

Die Jahre nach Ihrer Pensionierung können also auch vollkommen anders aussehen, als Sie sich das jetzt vorstellen (vorausgesetzt natürlich, die Phase steht Ihnen noch bevor). Selbst wenn Sie sich theoretisch ganz zurückziehen könnten, wie das nach der alten Definition im Ruhestand gedacht war, sollten Sie sich eine gewisse Flexibilität erhalten. Die einzige Forderung besteht darin, immer in Kommunikation mit Ihrem Partner zu bleiben, sodass Sie diese Lebensphase unter Berücksichtigung des verfügbaren Einkommens gemeinsam gestalten können, und zwar so positiv wie möglich.

11 Die zweiten Flitterwochen: Wie Sie die Flamme der Romantik neu entfachen

Wenn Sie regelmäßig gemeinsam in Urlaub fahren, sagen Sie jetzt vielleicht: „Wir brauchen keine zweiten Flitterwochen, wir sind längst bei Nr. 21 angelangt!“ Falls Sie dabei wirklich die eingetretenen Pfade verlassen und diese Urlaubsreisen romantisch gestaltet haben, könnten Sie Recht haben. In diesem Fall schlage ich vor, dass Sie einfach zum nächsten Kapitel übergehen.

Aber Flitterwochen sind nicht dasselbe wie Urlaub. Sicherlich zählen die meisten Urlaubsreisen, die Sie mit Ihren Kindern unternommen haben, nicht dazu. Und nur weil Sie beide allein eine Woche in einer Ferienanlage verbringen, sind das noch lange keine Flitterwochen. Vor allem dann nicht, wenn er die meiste Zeit beim Golfspielen verbringt, während sie gemütlich shoppen geht und sich massieren lässt. Oder wenn Sie jeden Abend gemeinsam im Spielkasino verbringen. All dies sind wunderbare Unternehmungen für einen Urlaub, aber sie fördern nicht das Zusammengehörigkeitsgefühl. In den Flitterwochen muss der Schwerpunkt auf romantischen Aktivitäten liegen, die man als Paar unternimmt.

„Mal ganz ehrlich, Dr. Ruth“, höre ich einige von Ihnen jetzt sagen, „das mit den zweiten Flitterwochen ist doch eigentlich eine ganz blöde Idee, oder? Wir leben jetzt seit Jahrzehnten zusammen, natürlich ist die Situation nicht mehr so wie kurz nach unserer Hochzeit, als wir erst lernen mussten, zusammenzuleben. Vielleicht sind wir mittlerweile sogar zu viel zusammen. Vielleicht bräuchten wir eher mal eine Pause voneinander!"

Eine Pause, sagen Sie? Da kann ich nur sagen: großartig! Sie brauchen während der Ferien einmal Zeit, um etwas getrennt voneinander zu unternehmen? Dagegen habe ich überhaupt nichts einzuwenden. Aber ich sage auch, dass die zweiten Flitterwochen andere Vorteile für Ihre Ehe und Ihre Beziehung bieten, als dies bei einem normalen Urlaub der Fall ist.

Und ich meine auch nicht, dass jede Ferienreise oder jede zweite so sein sollte wie Flitterwochen. Dass ich hier von den „zweiten Flitterwochen" spreche, zeigt bereits, dass ein Urlaub, in dem es ganz speziell um Romantik geht, etwas Besonderes darstellt. Deshalb findet er ja auch nur alle zehn oder alle zwanzig Jahre statt – und deshalb ist es auch gerechtfertigt, besonders viel Zeit, Mühe und Geld in diese Unternehmung zu investieren.

Sie können jede Sekunde Ihres Lebens miteinander verbringen, unter demselben Dach leben und sogar zehn Stunden täglich in einem engen Büro zusammen arbeiten, ohne deshalb romantisch zu sein. Und Vorsicht – wenn ich davon spreche, dass Sie „romantisch" sein sollen, meine ich nicht nur Sex! Ich will damit sagen, dass Sie die leidenschaftliche Liebe, die Sie füreinander empfunden haben und die überhaupt dazu geführt hat, dass Sie verheiratet sind, wieder entfachen.

Wenn die Romantik in Ihrer Beziehung im Laufe der Jahre etwas an Glanz verloren hat, müssen Sie sich Zeit nehmen, um sie wieder aufzupolieren. Die zweiten Flitterwochen sind natürlich auch ein Urlaub, in dem Sie die Sorgen Ihres beruflichen und alltäglichen Lebens einmal hinter sich lassen können. Doch die Betonung liegt hier darauf, dass Sie als *Paar* verreisen; die einzelnen Unternehmungen stehen diesmal nicht im Mittelpunkt.

Das bedeutet nicht, dass Sie Ihre Zeit auf einer verlassenen Insel verbringen müssen, auf der es keinerlei Vergnügungsangebote gibt. Sie können auch eine Großstadt erkunden und dabei einen sehr romantischen Urlaub verbringen. (Später werde ich Ihnen einige Tipps geben, wie das in New York funktioniert.) Dasselbe gilt, wenn Sie eine Stadt besichtigen, die Sie schon in- und auswendig kennen. Aber es ist nur ein romantischer Urlaub, wenn Sie ausgetretene Wege verlassen und ihn dazu machen. Sie können nicht davon ausgehen, dass die Romantik automatisch in der Luft liegt, nur weil Sie Urlaub machen – selbst wenn Sie an einem sehr romantischen Ort sind. Romantik erfordert ein bisschen Arbeit.

Selbstverständlich geht es in den zweiten Flitterwochen auch um Erotik, aber denken Sie nur nicht, dass es ausreicht, zu jeder vollen Stunde den Sexualakt zu praktizieren, um diesem Urlaub das Prädikat „zweite Flitterwochen" zu verleihen. Erstens können Sie gar nicht Tag und Nacht Sex haben – auch nicht, wenn Sie 20 oder 30 Jahre jünger wären. Und ehe Sie jetzt zu einer empörten Verteidigungsrede ansetzen und damit prahlen, wie großartig Ihr aktuelles Sexualleben ist, möchte ich zweitens sagen, dass Romantik eben mehr bedeutet als nur Sex. Sie können sogar sehr leidenschaftlichen Sex haben, der überhaupt nicht romantisch ist (denken Sie nur an einen One-Night- Stand zwischen zwei Fremden). Und umgekehrt ist romantischer Sex nicht unbedingt leidenschaftlich (denken Sie an Urgroßvater und Urgroßmutter).

Was hat es also mit der sogenannten „Romantik" auf sich? Meine Definition lautet folgendermaßen: Liebe kann nicht in einem Vakuum existieren. Sie braucht eine gewisse Atmosphäre, in der sie sich entwickeln kann; ein Medium, in dem sie wachsen kann; einen Ort, wo sie zu Hause ist. Diese Atmosphäre, dieses Medium und dieser Ort – das ist Romantik. Aber sie ist empfindlich, und man muss sich sehr viele Gedanken machen und genau planen, damit sie sich einstellt und Ihre Liebe zueinander nähren kann.

Die zweiten Flitterwochen müssen wie jede andere Zeitspanne, die romantisch sein soll, sorgfältig von A bis Z organisiert werden. Wenn die ersten Stunden Ihrer zweiten Flitterwochen also so aussehen, dass Sie in letzter Minute von der Arbeit nach Hause hasten, in aller Hektik Ihre Kleider zusammenraffen (was Sie als „Packen" bezeichnen), in einem Wahnsinnstempo zum Flughafen jagen, gerade noch keuchend den Weg zum Gate schaffen und sich anschließend im Flugzeugbeide völlig erschöpft in Ihre Sitze plumpsen lassen und sofort einschlafen, so ist das sicherlich nicht der ideale Einstieg für Ihre zweiten Flitterwochen. Sie könnten mehrere Tage brauchen, um sich von solch einer Abreise zu erholen und in eine Stimmung zu kommen, in der Romantik wirklich eine Chance hat und es wagt, vorsichtig hinter der Staubwolke all Ihrer Betriebsamkeit hervorzulugen.

Wenn Sie zu Ihrem Jahresurlaub aufbrechen, ist solch eine hektische Abreise vielleicht unvermeidlich, weil die Wochen vor und nach dem Urlaub häufig so stressig sein können, dass man sich fragt, ob sich der ganze Aufwand überhaupt lohnt. Aber wenn das Ihre zweiten Flitterwochen sind, müssen Sie jede Vorsichtsmaßnahme ergreifen, um Hektik zu vermeiden. Sie müssen so planen, dass Sie früh genug von der Arbeit zu Hause sind, vielleicht mit einem Blumenstrauß in der Hand. Sie müssen am Abend vorher packen, sodass Sie nicht in Eile sind. Und Sie sollten noch Zeit für ein Glas Champagner haben, bevor das Taxi kommt, das Sie zum Flughafen bringt. Während der Fahrt machen Sie es sich dann auf dem Rücksitz gemütlich, trinken noch ein Gläschen, rücken mit Ihren Knien dicht aneinander und schauen sich tief in die Augen. Verstehen Sie, was ich meine?

Mir ist vollkommen klar, dass Sie das nicht in jedem Urlaub machen können. Aber genau das unterscheidet eben die zweiten Flitterwochen von einer normalen Reise. Deshalb fährt man nur so selten auf Hochzeitsreise. Und deshalb ist der Abstand zum ersten Mal so groß. Daher müssen Sie sorgfältig planen, damit Ihre zweiten Flitterwochen sehr viel romantischer sind als ein normaler Urlaub. Natürlich können Sie auch einige Dinge tun, mit denen Sie sich normalerweise im Urlaub beschäftigen. Sie können Besichtigungen unternehmen und schön essen gehen, aber irgendwie müssen Sie auch eine Möglichkeit finden, diese Aktivitäten romantischer zu gestalten, als das normalerweise der Fall wäre.

Ich schätze, die meisten Leserinnen verstehen, was ich meine. Aber für manche Männer klingt das alles vielleicht doch sehr mysteriös. Doch ich behaupte nicht, dass Romantik etwas ist, das nur Frauen brauchen und wovon auch nur sie etwas verstehen. Denn das ist ein Irrtum. Sie, meine Herren, können mir nicht erzählen, dass Sie nicht romantisch gestimmt waren, als Sie sich das erste Mal verliebt haben. Auch wenn Sie nicht so besonders gut darin waren, das auszudrücken. Erinnern Sie sich nicht mehr, wie oft Sie einen Umweg gemacht haben, um an der Wohnung Ihrer Auserwählten vorbeizufahren und zu schauen, ob dort noch Licht brennt? Vielleicht haben Sie auch angehalten und eine Zeit lang zu ihrem Fenster hinaufgesehen. Das war eine sehr romantische Geste – selbst wenn sie nie etwas davon erfahren hat. Sie waren einfach für sich romantisch. Vielleicht haben Sie sich nicht genau so verhalten, aber ich denke, Sie können sich an ähnliche romantische Verhaltensweisen aus der Zeit erinnern, als Sie wahnsinnig verliebt waren.

Ist Ihr Bedürfnis nach Romantik jetzt geringer? Das meinen Sie vielleicht, aber es muss nicht unbedingt stimmen.

Frauen haben ganz eindeutig ein größeres Bedürfnis nach Romantik, da sie sich offensichtlich danach sehnen. Zum Teil ist das physisch bedingt. Wie ich schon erwähnt habe, brauchen Frauen länger, bis sie sexuell erregt sind. Für eine Frau wäre es ideal, wenn das Vorspiel mehrere Tage in Anspruch nehmen würde und nicht nur Minuten oder Sekunden. Junge Männer brauchen kein Vorspiel; sie können in Sekunden in sexuelle Erregung geraten.

Je älter ein Mann wird, desto länger braucht er, bis er sexuell erregt ist. Deshalb sollte Romantik im Alter auch wieder eine höhere Priorität bekommen. Aber da Romantik sich sehr leicht verflüchtigt, müssen Sie sie nähren, um die richtige Atmosphäre zu schaffen. Und deshalb sind die zweiten Flitterwochen eine ausgezeichnete Gelegenheit, gemeinsam für die Romantik zu sorgen, die Sie beide für Ihre Beziehung brauchen. Von den positiven Auswirkungen dieses romantischen Abenteuers werden Sie noch bis weit in die Zukunft hinein zehren können!

Nun sollte aber keiner von Ihnen, meine Herren, es für ein Zeichen von Schwäche halten, wenn Sie plötzlich wieder romantisch werden. Das Letzte, was wir Frauen brauchen, sind Männer, die sich gegenseitig misstrauisch beobachten und zu ihren Kumpels sagen: „He, sieh dir *den* an. Der wird romantisch, hat wohl das Stadium erreicht, wo er keinen mehr hochkriegt!“ Es ist überhaupt nichts dabei, wenn ein Mann sich romantisch verhält, um seine Partnerin glücklich zu machen.

Und da dies ein Buch für Menschen über 50 ist, möchte ich auch ein paar Worte zum Thema *Reife* sagen, und zwar im positiven Sinne. Für einen jungen Mann ist es sehr wichtig, was seine Freunde über ihn denken. Selbst wenn er romantische Gefühle hegt, unterdrückt er sie vielleicht, damit die Kumpels ihn nicht damit aufziehen. Doch wenn Sie die 50 überschritten haben, sollten Sie fest genug im Leben stehen, um gegen solchen Gruppendruck gewappnet zu sein. Und vielleicht stellen Sie sogar fest, dass es ein schönes Gefühl ist, wenn Sie Ihrer sanften Seite nachgeben. Die Beziehung zu Ihrer Frau ist inzwischen ganz anders als früher. Mittlerweile ist sehr viel Wasser unter der gemeinsamen Brücke hindurchgeflossen, und es gibt unzählige Verbindungen zwischen Ihnen beiden aufgrund der gemeinsamen Erinnerungen. Selbst wenn das Feuer aus Ihrem Sexualleben gewichen ist, können Sie daher die Beziehung trotzdem insgesamt stärken (einschließlich der sexuellen Aspekte), wenn Sie Ihre emotionale Seite zulassen. Und es gibt keine bessere Möglichkeit, diesen Prozess in Gang zu bringen, als ein zweites Mal in die Flitterwochen zu fahren.

Ein paar mahnende Worte vorweg

Ich muss an dieser Stelle eine Warnung einschieben. Wie gesagt ist Romantik ein ganz besonders zartes Gefühl. Es besteht die Gefahr, dass Sie zu hohe Erwartungen aufbauen, die sich in der Realität dann nicht erfüllen lassen. Wenn man sich aufgrund von Abbildungen den Grand

Canyon oder die Chinesische Mauer vorstellt, so ist das in Ordnung, weil Sie sich in Ihrer Fantasie kein völlig anderes Bild davon machen können. Aber Romantik ist ein so empfindliches Gebilde, dass es von der Wirklichkeit leicht zerstört werden kann. Wenn Sie sich zu sehr in die Vorstellung hineinsteigern, was für eine romantische Zeit Sie erleben werden, können diese Vorstellungen die Realität überschatten, sodass die konkrete Erfahrung demgegenüber natürlich verblasst. Ich möchte zwar, dass Sie diese zweiten Flitterwochen sorgfältig planen, und ich möchte auch, dass Sie in gewisser Weise Ihre Vorfreude aufbauen – aber Sie sollen es nicht übertreiben.

Planen Sie nicht zu viele Aktivitäten ein! Romantik erfordert einen langsamen, gemächlichen Lebensstil. Denken Sie also eher in Richtung Erotik und Sinnlichkeit, nur keine Hektik. Und es muss auch ein paar Zeitfenster geben, die nicht verplant sind, sodass Sie romantische Augenblicke ausdehnen können, wenn Sie dies möchten. Mit einem Zeitplan, in dem jede Sekunde organisiert ist, ersticken Sie jede Romantik, statt sie zu fördern. Und noch ein Hinweis: Vermeiden Sie geführte Besichtigungstouren!

Was romantisch ist

Meinen letzten Ehemann habe ich beim Skifahren kennen gelernt. Genauer gesagt: am Skilift. Weil der Mann, mit dem ich damals in der Schlange stand, zu groß war und wir nicht zusammen in den Ankerlift passten, habe ich mir diesen etwas kleineren Herrn ausgesucht, um nach oben zu fahren. Sehr bald darauf beschloss ich dann, dass ich lieber mit jemandem durchs Leben gehen wollte, der in etwa meine Größe hatte. Und glücklicherweise konnte ich ihn dazu bewegen, dieser Entscheidung zuzustimmen. Wie dem auch sei: Da wir beide Skifahrer waren und aufgrund unserer ersten Begegnung diesbezüglich eine gemeinsame Geschichte haben, ist für mich Skiurlaub ein romantischer Urlaub – wegen der Erinnerungen, die ich damit verbinde. Dabei sind wir nie gemeinsam gefahren, dazu waren unsere Fahrkünste einfach zu unterschiedlich. Nun wären aber zweite Flitterwochen in einem Skigebiet, wo Sie den ganzen Tag auf verschiedenen Pisten verbringen, nicht das, was ich Ihnen die ganze Zeit gepredigt habe, stimmt's? Mein Mann würde an dieser Stelle ein altes Sprichwort über die Kinder des Schusters zitieren, die keine Schuhe haben. Doch im Ernst: Sie können aus jedem Urlaub romantische Flitterwochen machen, solange Sie beide am selben Strang ziehen.

Wenn Sie unterschiedliche Vorlieben haben, müssen Sie Kompromisse schließen. Nehmen wir an, er spielt gern Golf, sie möchte jedoch gemütlich am Pool sitzen. Da er am Pool sitzen kann, sie jedoch kein Golf spielt, sollten Sie klugerweise keine Ferienanlage aussuchen, die in der Nähe eines Golfplatzes liegt. Aber vielleicht können Sie einander auch entgegenkommen. Er könnte etwas Zeit bei ihr am Pool verbringen, und sie könnte ihn im Golfcart beim Spielen begleiten. Noch besser wäre es allerdings, wenn Sie ein paar Dörfer in den Anden erkunden würden, wo es weder Golfplätze noch Swimmingpools gibt.

Planung ist das A und O

Jetzt wollen Sie wahrscheinlich genau wissen, wie Sie denn nun Ihren Urlaub in zweite Flitterwochen verwandeln, stimmt's? Der größte Unterschied besteht in der Planung. Denken Sie daran: Romantik ist eine subtile Angelegenheit, die sich nicht von alleine einstellt. Vor allem dann nicht, wenn Sie sich nicht auf vertrautem Gelände befinden. Wenn Sie ein Restaurant nicht kennen, kann es sein, dass Sie in einem Lokal landen, das zwar sehr gerühmt wird für seine gute Küche, in dem aber ein Höllenlärm herrscht, weil bis auf den letzten Platz alles besetzt ist und laute Musik gespielt wird. Und das ist kaum eine Atmosphäre, in der Romantik gedeihen kann. Sie brauchen einen Ort, an dem Sie der Dame Ihres Herzens Zärtlichkeiten ins Ohr flüstern können, und deshalb müssen Sie sich rechtzeitig auf die Suche nach einem passenden Lokal begeben, um dort einen Tisch zu reservieren. Heutzutage ist das ziemlich einfach, weil Sie das Internet nutzen können. Doch etwas Zeit und Mühe sind dennoch erforderlich.

Und jetzt kommt einer der Silberstreifen, die bei dieser ganzen Aktion am Horizont aufleuchten: Die mit der Planung des Urlaubs verbundene Vorfreude verlängert den Genuss. Bei einer normalen Ferienreise können Sie beide sich ja auch all die Vergnügungen schon einmal vorstellen, die Sie erleben werden. Und je mehr Sie über Ihren Ferienort in Erfahrung bringen, desto intensiver wird die Vorfreude. Auf diese Weise währt das Glückserlebnis mehrere Monate, obwohl Ihr Urlaub eigentlich nur zwei Wochen dauert. Genauso können Sie es mit Ihren zweiten Flitterwochen machen.

Die Kosten überschaubar halten

Ich möchte auf keinen Fall, dass Sie schlaflose Nächte verbringen, weil die geplanten Flitterwochen Unsummen an Geld zu verschlingen drohen. Sorgen jeglicher Art können die erwünschte Romantik sehr leicht zunichtemachen. Wenn Sie eine Reise planen, die zu teuer ist, stellen Sie sich selbst eine Falle. Außerdem erfordert Romantik manchmal auch etwas Spontaneität, was bedeutet, dass Sie gelegentlich etwas Geld zum Verschwenden haben müssen. Wenn Sie einen Urlaub so organisieren, dass bis auf den letzten Cent alles verplant ist, könnte das problematisch werden. Es ist besser, bei der Wahl eines Hotels oder eines Restaurants etwas kleinere Brötchen zu backen, sodass Sie während der Reise nicht jeden Cent dreimal umdrehen müssen. Jedenfalls bin ich immer dagegen, ein Vermögen für eine romantische Geste auszugeben. Das ist etwas für Leute, die sich schuldig fühlen, weil sie 364 Tage im Jahr nicht romantisch sind und dann völlig übertreiben, um das wieder auszugleichen. Eine solche Ausgabe ist nie gerechtfertigt. Wenn Sie eine Reise zwei Monate im Voraus planen, haben Sie Zeit genug, die nächsten 60 Tage bereits für etwas mehr Romantik zu sorgen. Wer auf diese Weise sein romantisches Guthaben erhöht, hat weniger das Bedürfnis, so viel Geld für die Reise selbst auszugeben. Und je unbe-

schwerter Sie in diese Flitterwochen fahren, umso romantischer werden sie sein – denn Geldsorgen sind in diesem Fall ganz besonders kontraproduktiv!
Außerdem kann es auch ins Auge gehen, wenn man zu viel ausgibt. Wenn Sie in den elegantesten Restaurants einkehren und sich dort durch das komplette Menü essen, fühlen Sie sich anschließend nur aufgebläht. Und wenn Sie zu viel vom teuersten Champagner genießen, fallen Sie später im Hotel nur noch ins Bett und schlafen ein. Exzesse jeder Art enden letztlich immer damit, dass die Romantik zerstört wird. Entscheiden Sie sich lieber für einen gesunden Mittelweg, um den Grad der Romantik so weit wie möglich zu steigern.

Keine Zeit für Änderungen

In diesem Buch habe ich mehrfach darauf hingewiesen, dass Sie Menschen nicht verändern können. Normale Urlaubsreisen sind zwar gute Gelegenheiten, um ein paar Änderungen einzuführen – auf zweite Flitterwochen trifft das jedoch überhaupt nicht zu. Hier ein paar Beispiele: Wenn einer von Ihnen eine Kreuzfahrt machen möchte, der andere dies jedoch hasst, dann müssen Sie eben an Land bleiben. Oder wenn ein Partner gern campen möchte und der andere nicht, dann müssen Sie ebenso eine andere Lösung finden.
Im Urlaub sollten Sie das einheimische Essen probieren. Es kann sein, dass Ihnen dabei etwas serviert wird, das Sie überhaupt nicht mögen. Aber was soll's? Es gibt eine Menge

anderer Mahlzeiten. *In den zweiten Flitterwochen* soll aber nichts der Romantik in die Quere kommen, auch nicht das Essen. Wenn einer von Ihnen krank wird, weil er etwas gegessen hat, an das er nicht gewöhnt ist oder das nicht hygienisch zubereitet war, ist der Abend damit definitiv gelaufen. Und wenn die romantische Stimmung einmal zerstört ist, müssen Sie sie erst mühsam wieder aufbauen.

Oder sagen wir, Sie lieben Jacuzzis, Ihr Partner nicht. Bei einem Urlaub könnten Sie ein Zimmer mit Jacuzzi reservieren und dann das Beste hoffen; die zweiten Flitterwochen jedoch sind nicht der passende Zeitpunkt, um den anderen herauszufordern. Sobald Ihr Partner den Whirlpool sieht, könnte für ihn die ganze Romantik dahin sein. Wenn Sie also wissen, dass er keine Jacuzzis mag, sollten Sie dafür sorgen, dass in dem gebuchten Zimmer ganz bestimmt keiner vorhanden ist – auch wenn Sie selbst es für sehr romantisch halten, gemeinsam in einem Whirlpool zu sitzen.

Kompromiss heißt hier das Gebot der Stunde, denn Romantik hat oberste Priorität. Sprechen Sie darüber; gute Kommunikation fördert die Romantik.

Vermeiden Sie Überraschungs-Flitterwochen

Gegen ein paar Überraschungen während der zweiten Flitterwochen ist überhaupt nichts einzuwenden. Aber ich rate davon ab, das Ganze als ein Überraschungspaket zu präsentieren. Damit würden Sie Ihren Partner sehr unter Druck setzen. Nehmen wir an, Sie sagen: „Stell dir vor, Schatz – nächste Woche fahren wir nach Griechenland, ist das nicht großartig?“, und genau in dieser Woche hat Ihr Partner eine wichtige Besprechung, bei der er unbedingt anwesend sein muss. Selbst wenn er das irgendwie regeln und trotzdem mitfahren kann, wird es ihn wahrscheinlich beunruhigen, dass er diesen Termin versäumt. Dieses Unbehagen könnte die ganze Stimmung während der Flitterwochen verderben. Ebenso wie Hochzeiten weit im Voraus geplant werden müssen, gilt das auch für die Hochzeitsreise. Und bei den zweiten Flitterwochen sollte es ebenso sein. Vergessen Sie nicht: Sie machen das nicht jedes Jahr, das ist kein Urlaub wie jeder andere! Für diese besondere Reise gilt in jeder Hinsicht eine ganz spezielle Handhabung. Selbst kleine Überraschungen können ins Auge gehen.

Frank und Iris

Frank und Iris hatten vereinbart, dass sie an ihrem 30. Hochzeitstag eine Kreuzfahrt durch die Karibik machen würden. Iris kümmerte sich um die Organisation und verbrachte viel Zeit im Internet, um die richtige Kreuzfahrt für sie zu finden. Sie erzählte Frank, an welchen Inseln sie anhalten würden, und sie einigten sich auf eine bestimmte Summe, die sie für diese Reise ausgeben wollten. Es sah ganz so aus, als ob nichts schiefgehen könnte, solange kein Hurrikan dazwischen käme. Doch Iris hatte eine Kreuzfahrt ausgesucht, die speziell für Paare konzipiert war, die ihre zweiten Flitterwochen verbringen wollten. Mehrere Hundert Menschen würden dieselbe Erfahrung mit Frank und Iris teilen, einschließlich einer Erneuerung des Eheversprechens in einer Art Massenabfertigung. Iris hielt dies für eine wunderbare

Ergänzung der Kreuzfahrt. Frank erfuhr erst davon, als beide an Bord gingen – und er fand dieses Konzept entsetzlich. Er wollte, dass diese Flitterwochen für sie beide etwas ganz Besonderes waren. Der Gedanke, dass sie Teil einer Gruppe waren, die alle auf diesem Schiff ihre zweiten Flitterwochen verbringen wollten, war ihm zuwider. Durch ihre „Überraschung" hatte Iris die ganze Reisestimmung ordentlich vermasselt.

Das Eheversprechen erneuern

Da ich dieses Thema hier angeschnitten habe, möchte ich auch ein paar Worte dazu sagen. Ich bin nicht der Meinung, dass die Erneuerung des Eheversprechens unbedingt zu einer zweiten Hochzeitsreise dazugehört. Beim ersten Mal haben Sie sich ja bereits ewige Treue geschworen, also besteht keine Notwendigkeit, dies zu wiederholen. Wenn Sie mit diesem Versprechen jedoch sehr starke Emotionen verbinden oder wenn nur einer von Ihnen sich diese Wiederholung wünscht, würde ich die Zeremonie auf einen anderen Zeitpunkt verschieben. Warum? Weil bei diesem Anlass natürlich jeder von Ihnen die ganze Ehe vor seinem inneren Auge nochmals Revue passieren lässt. Sie rufen sich die guten und die schlechten Zeiten wieder in Erinnerung und fällen ein Urteil darüber, wie die Dinge insgesamt gelaufen sind. Und wer weiß, zu welchem Ergebnis Sie da kommen …

Stellen Sie sich vor, Sie sind auf einer Kreuzfahrt, und an dem Morgen, wo alle ihr Eheversprechen erneuern, werden Sie nachdenklich und stellen plötzlich fest, dass Sie so einiges bedauern! Vielleicht nicht so, dass Sie sich scheiden lassen möchten oder sich sogar weigern würden, das Versprechen zu wiederholen. Aber für einen Wermutstropfen, der die Stimmung verdirbt, reicht es allemal. Ein solcher Rückblick könnte sämtliche Spuren von Romantik aus diesen Flitterwochen auslöschen. Denn Sie dürfen nicht vergessen, dass keine Ehe perfekt ist. In den zweiten Flitterwochen kommt es aber nicht darauf an, die Vergangenheit zu zelebrieren, sondern ein paar Reparaturen vorzunehmen, damit Sie weiter in die Zukunft gehen können. Falls also ein Risiko damit verbunden ist, wenn Sie das Eheversprechen erneuern, sollten Sie es vielleicht lieber lassen. Ich sagte „vielleicht". Es kommt immer auf das Paar an. Aber wenn ein Partner zögert, sollte der andere nicht darauf bestehen.

Es muss nicht alles perfekt sein

Sie können nicht erwarten, dass während Ihrer zweiten Flitterwochen alles perfekt ist. Ab und zu wird irgendetwas schieflaufen, das lässt sich gar nicht vermeiden. Die meisten Ferienreisen hängen zumindest vom Wetter ab, und darauf haben Sie keinen Einfluss. (Bei schlechtem Wetter könnten Sie gezwungen sein, in Ihrem Hotelzimmer zu bleiben – was nicht unbedingt zum Nachteil gereichen muss …) Stellen Sie sich einfach darauf ein, sich dem Fluss der Ereignisse zu überlassen. Nehmen Sie Unannehmlichkeiten mit Humor! Wenn Sie wütend werden, weil ein Flugzeug Verspätung hat oder sich über einen mürrischen Ober ärgern, sorgen Sie für unnötige Spannungen und gefährden damit die romantische Stimmung, die Sie doch gerne aufrechterhalten möchten.

Flitterwochen mit einem Meckerfritzen?

Es gibt Menschen, die ständig an allem herumnörgeln. Es gehört zu ihrem Naturell, sich über alles zu beklagen – das gefällt ihnen einfach. Sollte Ihr Partner auch in diese Kategorie fallen, wird es nicht leicht sein, für Romantik zu sorgen. Sie könnten den Miesepeter bitten, sich doch ausnahmsweise ein bisschen zurückzuhalten, nur während dieser Reise. Wenn die Nörgelei tatsächlich in seiner Natur liegt, bezweifle ich allerdings, dass Sie damit Erfolg haben werden.

Wenn jemand von seiner Persönlichkeit her so veranlagt ist, dass er einfach keine Kompromisse eingeht und immer darauf besteht, dass alle nach seiner Pfeife tanzen, lässt sich nur schwer eine romantische Stimmung erzeugen. Falls Sie mit so einem Partner zusammenleben, haben Sie sich sicherlich mittlerweile auf ihn eingestellt. Für Sie ist es wahrscheinlich trotzdem gut, ein zweites Mal in die Flitterwochen zu fahren, auch wenn sie nicht ganz so romantisch werden.

Dasselbe Dilemma ergibt sich bei anderen Eigenarten oder negativen Besonderheiten Ihres Partners, wie Hypochondrie, Pessimismus, Phobien, zwanghaften Verhaltensweisen, Perfektionismus und ähnlichen Macken. Es gibt keine

Antwort auf die Frage, wie man mit solchen Problemen umgeht. Das ist eine ganz subjektive Angelegenheit; und nur diejenigen, die in diese Situation verwickelt sind, können wirklich entscheiden, ob es sich lohnt, unter diesen Umständen eine zweite Hochzeitsreise zu unternehmen. In solchen Fällen kann ich Ihnen nur eins raten: Fahren Sie besser alleine!

Ich weiß, das ergibt anscheinend überhaupt keinen Sinn. Doch lesen Sie erst einmal weiter: Ein griesgrämiger Mensch – um bei diesem Beispiel zu bleiben – reagiert normalerweise sehr empfindlich auf Druck jeglicher Art. Bitten Sie einen Meckerfritzen, nur auf dieser Reise einmal ein bisschen romantisch zu sein, und schon werden Sie wahrscheinlich genau das Gegenteil von dem erreichen, was Sie eigentlich beabsichtigt hatten. Aber was halten Sie davon, wenn Sie diesem Partner gar nicht verraten, dass diese Ferien zweite Flitterwochen sein sollen? Wie wär's, wenn Sie bei der Reiseplanung einfach ein paar Elemente einfügen, die für Sie romantisch sind? Wenn Sie zum Beispiel Blumen mögen, könnten Sie darum bitten, dass ein schöner Strauß in Ihr Hotelzimmer gestellt wird. Oder wenn Sie in eine Stadt fahren, die Sie bereits kennen, und es dort ein Restaurant gibt, das Sie besonders romantisch finden, könnten Sie einen Tisch reservieren. Stimmt, diese zweiten Flitterwochen finden dann hauptsächlich in Ihrer Fantasie statt. Aber wissen Sie was? Das ist besser als nichts! Denn machen wir uns doch nichts vor: Die zweiten Flitterwochen sind sowieso nicht immer auf die Realität gebaut, da Sie häufig die romantische Atmosphäre künstlich schaffen müssen. So gut Sie das eben vermögen. Also könnten zweite Flitterwochen, die halb in Ihrer Fantasie und halb in der Wirklichkeit stattfinden, besser sein als gar keine. Wenn dieser Gedanke Sie allerdings frustriert und Ihre Fantasie alle zwei Sekunden durch Ihr nörgelndes Gegenüber zerstört wird, sodass Sie schließlich selbst schlechte Laune bekommen, dann vergessen Sie diese Idee. Insgesamt gesehen, ist es nicht unbedingt nötig, ein zweites Mal in die Flitterwochen zu fahren. Deshalb habe ich gesagt, dass dies eine subjektive Entscheidung ist, die Sie allein fällen müssen. Falls Ihnen dieser Gedanke jedoch nie gekommen ist und Sie meinen Tipp sinnvoll finden, probieren Sie die Sache doch einfach aus, wenn Sie das nächste Mal in Urlaub fahren. Und schreiben Sie mir, welche Erfahrung Sie damit gemacht haben!

Luxus ist nicht erforderlich

Manche von Ihnen – vor allem diejenigen, die ein bisschen verwöhnt sind – haben sich vielleicht bei dem Vorschlag, doch ein paar Dörfer in den Anden zu erkunden, gesagt: „Wer käme denn auf die Schnapsidee, für eine romantische Hochzeitsreise ein abgelegenes Dorf in den Anden auszusuchen, wo es überhaupt keine luxuriösen Annehmlichkeiten gibt?“ Darauf kann ich nur antworten: Wenn Sie Luxus mit Romantik gleichsetzen, sind Sie auf dem falschen Dampfer. Diamantringe, Nerzmäntel und schnittige Sportwagen sind nicht unbedingt romantische Geschenke. Sie könnten es sein, genauso wie ein Stück Papier, das nach einer Origami-Anleitung gefaltet wurde. Es kommt nicht darauf an, wie teuer ein Geschenk war, sondern welcher Gedanke dahintersteckt. Wenn Ihnen jemand ein kostspieliges Geschenk überreicht, weil er so wenig Zeit mit Ihnen verbringt und deswegen ein schlechtes Gewissen hat, dann wird diese Geste nicht durch eine romantische Empfindung ausgelöst, sondern durch ein Schuldgefühl. Wenn auf der anderen Seite aber jemand ein finanzielles Opfer bringt, um seine Liebe zu zeigen, so ist das romantisch.

Kommen wir zurück auf unser Dorf in den Anden. Es könnte eine sehr romantische Kulisse abgeben, weil es so wenige Ablenkungen gibt. In Ihrem schlichten Hotelzimmer gäbe es kein Fernsehgerät. Das Restaurant im Ort serviert vielleicht sehr schmackhaftes Essen, jedoch in einer ganz einfachen Atmosphäre. Es gäbe weder Nachtclubs noch Theater oder Kinos, wo Sie anschließend hingehen könnten. Das Einzige, was Sie praktisch tun könnten, wäre draußen zu sitzen und die Sterne anzuschauen – dick eingemummelt in zahlreiche Kleidungsstücke, weil es dort oben immer ziemlich kalt ist. Und das, meine Lieben, wäre so *richtig* romantisch! Sie beide allein auf der Welt, ohne jede Ablenkung. Sie würden Händchen halten, den Arm umeinander legen. Sie würden miteinander sprechen und einander näherkommen. Und wenn Sie von einer solchen Reise zurückkommen, haben Sie einzigartige Erinnerungen, die Sie miteinander teilen können. Und alle Dellen in Ihrer Beziehung wären wahrscheinlich wieder ausgeglichen.

Ich will damit nicht sagen, dass Sie nicht auch in Las Vegas romantische Flitterwochen verbringen können. Aber ich meine, dass es dort viel schwieriger wäre. Wenn Sie irgendwohin fahren möchten, um Ihre ganzen Probleme, die Sie zu Hause haben, einmal hinter sich zu lassen, dann heißt die Devise: je mehr Ablenkungen, desto besser. Und welcher Ort hätte da mehr zu bieten als Las Vegas? Kein einziger auf dieser Welt! Doch Ablenkung ist genau das, was Sie nicht wollen, wenn Sie versuchen, sich aufeinander zu konzentrieren und romantisch zu sein.

Die meisten Menschen würden ihre zweiten Flitterwochen allerdings lieber irgendwo verbringen, wo man mehr besichtigen und unternehmen kann als in einem abgelegenen Dorf irgendwo hoch in den Bergen. Und das sollten Sie dann auch tun. Aber nicht gerade in einer so hektischen Stadt wie Las Vegas, in der rund um die Uhr die Leuchtreklamen funkeln und alle Aufmerksamkeit auf sich ziehen.

Zielort New York

Es gibt viel zu sehen in dieser Welt, aber dies hier ist schließlich kein Reisebericht. Um Ihnen dennoch etwas mehr Orientierung an die Hand zu geben, habe ich beschlossen, Ihnen etwas über meine Heimatstadt New York zu erzählen. Es gibt bestimmt unheimlich viele Adressen im „Big Apple", wo Sie wohnen, essen oder etwas besichtigen können. Ich hoffe jedoch, dass Sie besser diejenigen Attraktionen auswählen können, die die romantische Seite Ihrer

Reise fördern, wenn ich Ihnen ein paar Beispiele nenne. (Vergessen Sie nicht, dass jedes Paar anders ist und dementsprechend nicht jeden dieser Orte gleichermaßen romantisch finden wird!).

In New York gibt es viele große, elegante Hotels, wie zum Beispiel das *Waldorf* oder das *Plaza*. Diese Hotels sind fantastisch, aber sie sind so groß, dass sie keine persönliche Atmosphäre mehr haben. Sie möchten sich aber während Ihrer Flitterwochen als etwas Besonderes fühlen, und das ist schwer, wenn Sie in einem großen Hotel logieren. Daneben gibt es die sogenannten „Boutique Hotels", wie zum Beispiel das *Library Hotel*, das ich besonders gut kenne. Sie haben mir sogar ein Zimmer gewidmet. Jedes Zimmer hat ein bestimmtes Thema, das sich nach der *Dewey Decimal*-Klassifikation richtet. So gibt es zum Beispiel einen *Love Room*, in dem Sie auch mehrere Bücher finden, die ich geschrieben habe. Aber der springende Punkt ist nicht, dass Sie nach New York fahren, um im *Library Hotel* meine Bücher zu lesen. Vielmehr kommt es darauf an, dass dies ein kleines Hotel ist und das Personal Sie sehr schnell kennen wird. Sie werden sich als etwas Besonderes fühlen, und so sollte es während Ihrer Flitterwochen auch sein. Es gibt viele dieser kleinen Hotels in New York und in anderen Großstädten. In Deutschland und in Europa überhaupt gibt es sogar noch mehr. In ländlichen Gegenden und kleineren US-amerikanischen Städten sowie in Kanada finden Sie idyllische Unterkünfte, die „Bed & Breakfast" anbieten. Meiner Meinung nach sollten Sie eines dieser kleineren,

intimeren Hotels für Ihren Aufenthalt während der Flitterwochen wählen.
Das romantischste Restaurant in New York ist meiner Ansicht nach das *Sea Grill*. In diesem eleganten Speiselokal haben Sie Aussicht auf die Eislaufbahn des *Rockefeller Center*. Es liegt ein Stockwerk unter Bodenhöhe, sodass Sie im Winter die Schlittschuhläufer direkt vor sich haben. Da sitzen Sie dann also mitten im Herzen von Manhattan und schauen auf diese ganz besondere kleine Welt von Eisläufern, die vor Ihnen ihre Kreise ziehen. Sie wissen, wie gern Verliebte vor einem Kamin sitzen und sich das Spiel der Flammen anschauen. Die Aussicht, die Sie im *Sea Grill* genießen können, hat denselben Effekt. Andere Restaurants dieser Art sind das *Four Seasons*, wo mitten im Speisesaal ein Wasserbecken installiert ist, und das *Aquavit*, dessen Attraktion aus einem Wasserfall besteht.
Was ich damit sagen möchte: Halten Sie Ausschau nach einem Restaurant, in dem es gutes Essen gibt – das ist ganz klar –, aber auch eine bestimmte Atmosphäre, die etwas Besonderes hat, in dem Sie sich verlieren können. Wenn Sie auf dieser Reise eine Woche oder zehn Tage gemeinsam verbringen, wird es auch ruhige Momente geben, in denen Sie nicht sprechen möchten. Es ist schön, wenn Sie dann etwas anschauen können, das eine heitere Gelassenheit ausstrahlt, wie zum Beispiel ein Brunnen oder ein Kamin. Vielleicht beobachten Sie auch nur die ruhige Geschäftigkeit der eifrigen Kellner. Vermeiden Sie Restaurants mit zahlreichen Fernsehgeräten, wo Sie auf jedem Bildschirm

eine andere sportliche Veranstaltung verfolgen können. Was Sie brauchen, ist etwas, das Ihre romantische, sinnliche Erfahrung fördert – keine Reizüberflutung.

Natürlich wird es auch Zeiten geben, wo Sie in trauter Zweisamkeit essen möchten, ohne irgendwelche Ablenkungen. Da bietet sich natürlich der Zimmerservice an: Dann können Sie in aller Abgeschiedenheit speisen und alle überflüssigen Kleidungsstücke ablegen. Und vergessen Sie nicht, dass viele japanische Restaurants die sogenannten *Tatami-Zimmer* haben, die sich im hinteren Bereich befinden und mit einer Wand abgeschirmt sind. Vielleicht wird es Sie einiges kosten, solch einen Raum zu reservieren, der normalerweise für große Gruppen vorgesehen ist. Aber wenn Sie an einem ruhigen Abend in solch ein Restaurant gehen, bekommen Sie vielleicht ein Tatami-Zimmer für Sie beide allein – vor allem, wenn Sie sagen, dass es für einen besonderen Anlass ist.

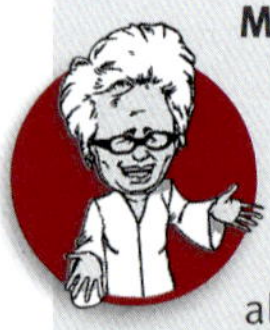

Mein Rat

Was immer Sie während Ihrer zweiten Flitterwochen auch essen oder trinken: Hüten Sie sich vor Maßlosigkeit! Sie sollen Ihren ganzen Urlaub so richtig auskosten, deshalb sollten Sie von allem nur kleine Portionen nehmen. Das gilt für Essen, Sehenswürdigkeiten – und auch für Sex! Es kommt darauf an, alles in aller Ruhe zu erforschen und so viel wie möglich aus jedem „Bissen" herauszuholen.

Ach ja – und ich möchte Sie bitten, während dieser Reise auf Diäten jeglicher Art zu verzichten. Wenn Sie natürlich irgendwelche Allergien haben oder Diabetiker sind, müssen Sie vorsichtig sein. Aber wenn ich Ihnen auf der einen Seite rate, nicht zu viel zu essen, damit Sie sich nicht aufgedunsen oder träge fühlen, so bedeutet das nicht, dass Sie Kalorien zählen sollen. Stattdessen sollten Sie Ausschau halten nach Nahrungsmitteln, die Sie wirklich lieben und die Ihnen eine sinnliche Erfahrung vermitteln. Wenn einige davon sehr kalorienreich sind, sei's drum! Immerhin sind Sie in Ihren zweiten Flitterwochen.

Von allen Sehenswürdigkeiten, die ich Ihnen in New York empfehlen kann, möchte ich eine hervorheben, die sich sogar ganz in der Nähe meiner Wohnung befindet: *The Cloisters*. Es handelt sich um einen Teil des *Metropolitan Museums*, der jedoch eine abgeschlossene Einheit an der Nordspitze von Manhattan bildet. Das Material des gesamten Gebäudes ist aus Europa hierher transportiert worden, allerdings nicht von einem einzigen Ort. Es sieht ein bisschen aus wie ein kleines Schloss. Der springende Punkt hierbei ist, dass es in diesem kleinen Museum jede Menge Räume gibt, die man erkunden kann. Sie werden also nie überwältigt, weder durch Ausstellungsstücke noch durch Menschenmassen. Es ist ein Ort, in dem Sie ganz aufgehen und ein bisschen das Gefühl haben können, dass dies Ihre ganz spezielle Kunstgalerie ist. Sie werden es nicht als unangebracht empfinden, Händchen zu halten oder den Arm umeinander zu legen. Ich glaube sogar, dass Sie in diese Atmosphäre der Nähe und Tuchfühlung hineingezogen werden, wenn Sie durch dieses Museum spazieren. Schlendern Sie auch unbedingt durch die Parkanlagen *Fort Tryon* und *Heather Gardens*. Wenn Sie sich aufmerksam umschauen, werden Sie dort eine Bank finden, die meinem verstorbenen Ehemann gewidmet ist, Fred Westheimer.

Wo immer Sie während Ihrer zweiten Flitterwochen auch hingehen: Suchen Sie nach den kleineren, weniger aufregenden, intimeren Attraktionen, sodass Sie das Gefühl haben, Teil einer bestimmten Erfahrung zu sein und nicht so sehr nur ein Beobachter, der außen vor steht.

Shopping

Ich weiß, Shopping gilt gemeinhin als *die* Freizeitbeschäftigung der Amerikaner – aber es ist nicht besonders romantisch. Am unromantischsten ist es, wenn Sie gezwungen sind, eine bestimmte Einkaufsliste abzuarbeiten. Wenn Sie unbedingt ein Geschenk für diesen oder jenen finden müssen, stehen Sie unter Druck. Eine Möglichkeit, das zu vermeiden, besteht darin, sich rechtzeitig darum zu kümmern. Schauen Sie, ob Sie nicht im Internet einige Geschenke aus Ihrem Urlaubsort finden. Die können Sie dann bestellen, sodass die Mitbringsel bereits auf Sie warten, wenn Sie zurückkommen! Ihre Verwandten werden es nie erfahren, und Sie haben damit die Möglichkeit, sich während Ihrer Flitterwochen nur auf sich selbst zu konzentrieren, anstatt für andere einkaufen zu gehen. Sollte sich der Einkaufsbummel trotzdem nicht vermeiden lassen, können Sie zumindest das Internet nutzen, um genau herauszufinden, in welchen Geschäften Sie suchen sollten. Laufen Sie nicht wahllos in jeden Laden, um sich dort ausgiebig umzusehen – damit verschwenden Sie nur Ihre Zeit. Wenn Sie sich nur ein oder zwei bestimmte Ziele vornehmen, ist das sehr viel effizienter.

Das heißt nicht, dass Sie nicht für sich selbst einkaufen sollten. Angenommen, Sie haben eine bestimmte Stelle an Ihrer Wohnzimmerwand, die Sie gerne ausfüllen möchten, und beschließen deshalb, einige Kunstgalerien zu besuchen, um zu sehen, ob Ihnen irgendetwas besonders gut gefällt. Diese Art Shopping hat dann sehr wohl einen romantischen Aspekt, vor allem, wenn Sie genau das richtige Kunstwerk finden: Es wird Sie später immer daran erinnern, dass Sie es während Ihrer zweiten Flitterwochen entdeckt haben. Aber kaufen Sie möglichst keine Sachen ein wie Schuhe oder Hemden, die Sie genauso gut zu Hause bekommen können.

Ihr Zeitplan für die zweiten Flitterwochen

Damit diese zweite Hochzeitsreise zu einem ganz besonderen Urlaub wird, schlage ich vor, dass Sie Ihren normalen Tagesrhythmus ändern. Stehen Sie zum Beispiel an einigen Tagen später auf als sonst und räkeln Sie sich gemütlich im Bett; an anderen Tagen stehen Sie früher auf und schauen sich den Sonnenaufgang bei einem Latte macchiato an. Wenn Sie gewohnt sind, um 18.00 Uhr zu Abend zu essen, speisen Sie einfach an einigen Tagen später oder lassen Sie das Abendessen ganz ausfallen. Dafür genießen Sie am nächsten Morgen ein ausgiebiges Frühstück. Oder Sie entscheiden sich für ein üppiges Mittagessen und nehmen abends nur eine Kleinigkeit zu sich. Auch ein Picknick auf einer Parkbank mit Köstlichkeiten aus einem Delikatessengeschäft kann ganz besonders romantisch sein. Einige Restaurants bieten sogenannte *Early Bird-Dinners* zu günstigen Preisen an, wenn man früher kommt als die große Masse – nach dem Motto: „Früher Vogel fängt den Wurm." Auf diese Weise können Sie nicht nur Geld sparen, sondern auch eine intimere Atmosphäre genießen, da um diese Zeit nicht so viele Menschen im Lokal sind. Stellen Sie sich aus diesen Angeboten eine abwechslungsreiche Mischung zusammen, damit jede Mahlzeit zu einem ganz besonderen Ereignis wird.

Abwechslung ist auch angesagt, wenn es um Ihre sexuellen Begegnungen während dieser Flitterwochen geht. Vielleicht haben Sie normalerweise am späten Abend Sex, dann versuchen es jetzt einfach einmal morgens, nachmittags, vor dem Abendessen oder nach dem Frühstück. Diese Variationen bringen nicht nur neuen Schwung in Ihr Liebesleben – vielleicht entdecken Sie dabei auch, dass Sie viel lieber zu einer anderen Zeit Sex haben und behalten diese Praxis dann zu Hause bei. Und es könnte noch ein anderer Vorteil dabei herausspringen: Wenn Sie vor dem Abendessen miteinander schlafen, spielt es keine so große Rolle,

ob Sie eine schwere Mahlzeit zu sich nehmen und eine Flasche Wein gemeinsam genießen, sodass Sie sofort einschlafen, wenn Sie zurück im Hotel sind.
Vergessen Sie nicht, einmal den Zimmerservice zu nutzen und Ihr Abendessen zur Abwechslung nackt einzunehmen. Bestellen Sie Nahrungsmittel, die nicht unbedingt heiß verzehrt werden müssen, also Salate und Ähnliches. Und versuchen Sie, diese Erfahrung möglichst auszudehnen, indem Sie im Wechsel ein paar Happen essen und dann wieder Küsse oder Streicheleinheiten austauschen.
Da ich das Thema Sex schon angeschnitten habe, sollten wir auch gleich darüber sprechen, wie Sie Ihr sexuelles Repertoire erweitern können. Probieren Sie ein paar neue Stellungen aus! Wenn die eine oder andere nicht funktioniert, können Sie immer noch auf Altbewährtes zurückgreifen. Aber jetzt wäre ein guter Zeitpunkt, ein paar Experimente durchzuführen. Allerdings sollten Sie keinen Druck auf Ihren Partner ausüben, wenn er in einer bestimmten Richtung nichts Neues ausprobieren will. Sie können sogar schon vorher darüber sprechen, mit welchen Stellungen und anderen Dingen Sie während Ihrer Flitterwochen herumexperimentieren wollen. Auf diese Weise ziehen Sie beide am selben Strang.
Sie sollten übrigens Ihre sexuellen Aktivitäten nicht immer nur ins Bett verlegen. Seien Sie vorsichtig, damit Sie sich nicht verletzen, aber schauen Sie sich die Orte, an denen Sie sich aufhalten, ruhig daraufhin an, was sie in puncto Sex zu bieten haben, damit sie während der Flitterwochen

etwas Abwechslung in Ihr Sexualleben bringen können. Gibt es einsame Strände? Ist die Dusche in Ihrem Hotelzimmer besonders groß? Falls Sie eine Suite reserviert haben: Gibt es eine bequeme Couch, wo Sie Sex haben könnten, während Sie einen erotischen Film im Pay-TV anschauen?

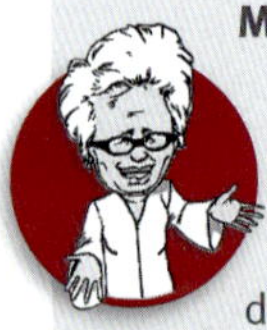

Mein Rat

Was immer Sie tun: Knausern Sie nicht mit dem Vorspiel! Damit – meine Herren – ist gemeint, dass Sie Ihre Partnerin nicht erst berühren, wenn Sie schon im Bett liegen, sondern sie spontan in den Arm nehmen und küssen, während Sie gemeinsam vor einer Schaufensterauslage stehen; dass Sie auf Körperkontakt achten, wenn Sie gemütlich die Straße hinunterschlendern; dass Sie sich gegenseitig unter der Dusche massieren; zärtlich die Hand auf ihr Knie legen, wenn Sie im Taxi sitzen ... Dabei spielt es gar keine Rolle, wann Sie tatsächlich Sex haben. Berühren Sie einander einfach so oft wie möglich, damit das Vorspiel in Ruhe seine Wirkung entfalten kann, bis es dann schließlich so weit ist.

Sex ohne Orgasmen

In Ihrem normalen Alltag, wenn Sie beide sehr beschäftigt sind, möchten Sie immer einen Orgasmus bekommen, wenn Sie nackt zusammen im Bett liegen, einander berühren, einander streicheln und Sex haben, weil sie nicht so oft dazu kommen. Aber während der zweiten Flitterwochen können Sie Ihr Liebesspiel auch beenden, bevor es zu einem Orgasmus kommt, und eine Zeit lang etwas anderes tun. Wenn dann die Stimmung wieder danach ist – eine Stunde oder auch nur zehn Minuten später –, machen Sie einfach weiter.

Ich will damit nicht sagen, dass Sie das gleich am ersten Tag Ihrer Flitterwochen versuchen sollten. An diesem Punkt sollten Sie sich noch stark nacheinander sehnen und nicht aufhören wollen. Aber nach drei bis vier Tagen, an denen Sie ein- oder zweimal täglich Sex und Orgasmen hatten (oder sogar noch öfter), haben Sie wahrscheinlich einen ziemlich hohen Grad an Befriedigung erreicht, sodass Sie Ihr Liebesspiel unterbrechen können, ohne sich deswegen unwohl zu fühlen.

Sie sollten einander sogar rechtzeitig mitteilen, dass Sie diesmal nicht versuchen werden, unbedingt einen Orgasmus zu haben. (Falls es zufällig trotzdem dazu kommt, machen Sie sich keine Sorgen – das wird nicht bestraft!) Warum Sie aufhören sollten? Der springende Punkt ist einfach, dass Sie alle Freuden auch wirklich genießen – die Küsse, die Berührungen, den Geschlechtsakt –, und zwar jede für sich. Wenn Sie ständig nur auf den großen Knall am Schluss warten, spielen alle anderen Aktivitäten immer nur die zweite Geige. Wenn Sie die ganze Zeit nur an diese unglaubliche Explosion der Lust denken, wie viel Aufmerksamkeit wird dann wohl für das zarte Prickeln jedes kleinen Kusses übrig bleiben? Wenn Sie dagegen von vornherein wissen, dass Sie keinen Orgasmus haben werden – wenn da keine Uhr tickt, sozusagen –, können Sie sich mehr auf den Augenblick konzentrieren. Gerade beim Sex ist das sehr wichtig. Sie werden die Empfindungen viel intensiver erleben, bewusst wahrnehmen, wie sein Penis sich in Ihrer Vagina bewegt.

Am Ende (und vergessen Sie nicht, dass Sie sich so viel Zeit nehmen können, wie Sie möchten, weil es für diesen Prozess keinen offiziellen Abschluss gibt) stellen Sie vielleicht fest, dass es zwar schön war, dass Sie aber lieber einen Orgasmus haben möchten. Oder aber Sie lernen diese Art Sex ohne Orgasmus ganz anders zu schätzen und wollen es vielleicht zu Hause gelegentlich wieder versuchen.

Wenn Sie auch vorher schon Sex ohne Orgasmus praktiziert haben, als es zwar noch möglich war, sie aber freiwillig darauf verzichtet haben, können Sie jetzt ganz anders mit dieser Situation umgehen. Sie werden verstehen, dass Sie sich nicht frustriert fühlen müssen, wenn Sie keinen Orgasmus haben. Auch ohne Orgasmus bietet Sex Genüsse vielfältiger Art. Sie verderben sich das lustvolle Erlebnis nur durch den Druck, unter den Sie sich setzen. Wenn man mit aller Kraft versucht, den Höhepunkt zu erreichen und es nicht schafft, ist man natürlich enttäuscht. Aber wenn Sie diese Art Sex vorher schon praktiziert haben, sagen Sie vielleicht beim Liebesspiel nach einiger Zeit zu Ihrem Partner: „Ich werde keinen Orgasmus haben, aber lass uns nicht aufhören, lass uns einander genießen, ohne einen Orgasmus zu haben.“ Und Sie werden beide verstehen, dass Sex ohne Orgasmus kein Oxymoron ist, sondern sogar ein sehr lustvolles Erlebnis.

Ich hoffe, dass Sie nun Ihre zweiten Flitterwochen in einem ganz neuen Licht sehen. Sie wissen jetzt, dass es sich nicht um eine reine Urlaubsreise handelt, eben dadurch wird sie zu etwas ganz Besonderem. Es lohnt sich wirklich, eine solche Reise zu unternehmen, weil Ihre Beziehung danach sehr viel gefestigter sein wird.

12 Solo-Sex

In jedem Alter kann es passieren, dass man plötzlich alleine dasteht. Aber je älter man wird, desto schwieriger ist es, einen neuen Partner zu finden – vor allem für Frauen. Doch selbst für Menschen, die einen Partner haben, ist das Thema Masturbation relevant. Daher habe ich dieses Kapitel nicht nur für Singles geschrieben, sondern für all diejenigen, die sich nach sexueller Befriedigung sehnen, aber keinen Partner haben – beziehungsweise keinen, der ihnen dazu verhelfen kann. Masturbation ist vielleicht mehr als jede andere sexuelle Handlung mit einem Gefühl der Schuld verbunden. Man sollte meinen, der Schuldfaktor müsse minimal sein, da Selbstbefriedigung schließlich die einzige Möglichkeit ist, wie man beim Sex auf Nummer sicher gehen kann. Außerdem fügt man damit niemandem Schaden zu. Dennoch ist genau das Gegenteil der Fall.

Ein Teil dieser Schuld stammt noch aus biblischen Zeiten, wobei da in Wirklichkeit ein Missverständnis vorliegt: In vielen Sprachen findet man in der Bezeichnung für Selbstbefriedigung noch die Wurzel „onan", so spricht man etwa im Deutschen von Onanie. In der Bibel wird davon berichtet, dass Onan seinen Samen vergeudet und damit gesündigt hat. Doch Onan hat nicht masturbiert. Es war vielmehr so, dass sein Bruder gestorben war und er nach dem damals geltenden jüdischen Gesetz seine Schwägerin schwängern musste. Stattdessen zog er seinen Penis vor dem Samenerguss aus der Vagina und unterbrach damit den Geschlechtsakt. Er verschwendete also seinen Samen; und dasselbe geschieht, wenn ein Mann masturbiert. (Nach dieser Logik könnten Frauen so viel masturbieren, wie sie wollen, da sie ja keinen Samen vergeuden. Aber die Einstellung der Gesellschaft gegenüber Masturbation führt häufig dazu, dass Frauen sich sogar noch schuldiger fühlen als Männer.)

Ob nun die Menschen die falsche Schlussfolgerung aus der Geschichte über Onan gezogen haben oder nicht: Fakt ist, dass Selbstbefriedigung schon sehr lange als Sünde betrachtet wird. Ich möchte Sie nun auffordern, diese Schuld abzuschütteln, allerdings unter Berücksichtigung einiger Hinweise.

Die erste Warnung hat religiöse Gründe. Ich bin ein gläubiger Mensch, und ich möchte nicht, dass irgendjemand behauptet, ich hätte Menschen dazu aufgefordert, die Gesetze ihrer Religion zu übertreten. Wer wirklich glaubt, dass Masturbation sündhaft ist, sollte auf sein Gewissen hören und davon Abstand nehmen. Schließlich ist noch niemand gestorben, bloß weil er sexuell frustriert war (selbst wenn es sich manchmal so anfühlt …).

Viele religiöse Verbote sind jedoch ursprünglich einmal aufgrund einer realen Gefahr formuliert worden. Das Verbot, Schweinefleisch zu essen, zum Beispiel, das Juden und Moslems befolgen, stammt noch aus einer Zeit, als es gesundheitsgefährdend war, Schweinefleisch zu essen. Masturbation birgt auch einige Gefahren, allerdings anderer Art.

In biblischen Zeiten war es wichtig, eine große Familie zu haben, weil die Kinder das Sicherheitsnetz für die Eltern bildeten. Und da nicht jedes Kind bis zum Erwachsenenalter überlebte, mussten Paare dafür sorgen, dass sie zahlreiche Nachkommen hatten, damit genug Kinder überlebten, die später für sie sorgen konnten. Nun war jemand, der seine ganze sexuelle Energie beim Masturbieren verausgabte, nicht mehr so gut in der Lage, Kinder zu zeugen. Und damit bestand die Gefahr, dass es irgendwann in der Gesellschaft viele alte Menschen gab, die niemanden mehr hatten, der für sie sorgte.

Wenn Sie über 50 sind, geht es sowieso nicht mehr darum, Kinder in die Welt zu setzen, vor allem dann nicht, wenn Sie eine Frau sind. Und heute haben wir andere Möglichkeiten, für unser Wohlergehen im Alter zu sorgen. So gesehen sollten Sie also so viel masturbieren dürfen, wie Sie wollen, ohne sich schuldig zu fühlen. Dennoch besteht eine andere Gefahr.

Wenn Sie keinen Partner haben, sollten Sie jede sexuelle Frustration als Antrieb nutzen, jemanden zu finden, mit dem Sie gemeinsam durchs Leben gehen können. Ältere Frauen könnten sich sagen: „Es lohnt sich nicht, einen Partner zu suchen, weil es nicht genug Auswahl gibt", und einfach masturbieren. Aber eine Frau, die diese Energie in andere Kanäle lenkt und somit die Partnersuche etwas offensiver angeht, erhöht ihre Erfolgschancen. In gewissem Sinne ist das eine Zwickmühle.

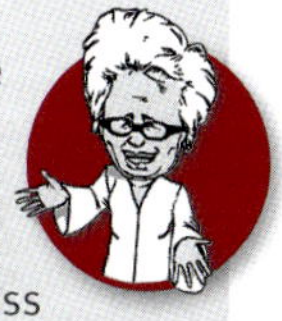

Mein Rat

Wählen Sie den goldenen Mittelweg! Wenn Sie Single sind und sich sexuell frustriert fühlen, sollten Sie masturbieren – vorausgesetzt, Ihre religiösen Grundsätze sprechen nicht dagegen. Doch Sie sollten das nicht in dem Maße tun, dass Sie jeglichen Antrieb verlieren, einen Partner zu suchen. Oder Sie masturbieren nach Herzenslust, geben sich selbst aber das Versprechen, dass Sie die Suche nicht aufgeben werden. Es sieht vielleicht so aus, als sei das aussichtslos, doch das ist es nicht – Sie dürfen nur nicht aufgeben! (Blättern Sie noch einmal an den Anfang des Buches zurück und lesen Sie nach, was man alles unternehmen kann, um einen Partner zu finden!)

Selbstbefriedigung ist erlaubt

Für jemanden, der schon masturbiert hat, ist es wahrscheinlich keine große Sache, sich selbst die Erlaubnis dazu zu erteilen. Aber ich werde oft von älteren Menschen auf dieses Thema angesprochen, vor allem von Frauen. Wenn Sie immer einen Partner hatten und nie masturbiert haben, jetzt aber plötzlich alleine sind, denken Sie vielleicht zum ersten Mal über diese Möglichkeit nach. Und wenn Sie versuchen zu masturbieren, fühlen Sie sich vielleicht schuldig oder schämen sich deswegen. Zum ersten Mal erleben Sie, dass Sie bei dem Versuch, Befriedigung zu erlangen, versagen können.

Wie ich schon oft betont habe, ist das Gehirn Ihr wichtigstes Sexualorgan, nicht Ihr Genitalbereich. Sie brauchen beides, aber wenn das Gehirn die Sache sabotiert, können Sie Ihre Geschlechtsorgane so viel stimulieren, wie Sie wollen – es wird nicht funktionieren. Schuld und Scham sind zwei sehr starke Gefühle, die Ihrem Wunsch nach sexueller Befriedigung entgegenarbeiten können.

Wenn das bei Ihnen der Fall ist, Sie aber erfolgreich masturbieren möchten, dann müssen Sie Ihr Gehirn austricksen, damit es kooperiert. Damit meine ich, dass Sie es mit erotischen Gedanken überhäufen müssen. Auf diese Weise werden Ihre negativen Gefühle blockiert. Das ist einer der Gründe, warum Menschen Erotika verwenden, wenn sie masturbieren.

Bei Männern funktionieren Bilder sehr gut, und der Markt stellt für dieses Bedürfnis eine ganze Flut an Material zur Verfügung. Es gibt auch Frauen, die erotische Bilder stimulierend finden, aber das gilt nicht für alle. Ältere Frauen haben vielleicht Probleme mit Erotika, weil normalerweise junge, wohlgeformte Mädchen zu sehen sind, die auf eine Frau mit alterndem Körper eher bedrohlich als erregend wirken. Aber es gibt durchaus auch erotisches Material, das sie wahrscheinlich erregend finden: Dazu gehören Bücher (ich erwähnte ja bereits, dass *Lady Chatterley* zu meinen Favoriten gehört), Sammlungen mit Kurzgeschichten sowie Filme, die von Frauen produziert wurden.

Setzen Sie Ihre Fantasie ein

Eine andere Möglichkeit, dasselbe Ziel zu erreichen, ohne auf äußere Anregungen zurückzugreifen, besteht darin, Ihre eigene Vorstellungskraft einzusetzen. Fantasien sind meist sehr persönlich, deshalb funktionieren sie bei manchen Menschen auch besser. Sie könnten einige Zeit damit verbringen – eine Stunde oder auch einen ganzen Nachmittag –, eine eigene Fantasie zu entwickeln, wobei Sie sich alle Einzelheiten genau ausmalen. Dann können Sie jedes Mal, wenn Sie Lust haben zu masturbieren (was vielleicht unmittelbar nach dieser kreativen Tätigkeit der Fall sein wird, vielleicht aber auch erst später), in diese Fantasie eintauchen. Damit sind alle Versuche Ihres Gehirns, die Sache zu sabotieren, zum Scheitern verurteilt.

Mein geheimer Garten

Denjenigen unter Ihnen, die Probleme damit haben, eine eigene erotische Fantasie aufzubauen, möchte ich das Buch *My Secret Garden* von Nancy Friday empfehlen, das im Deutschen unter dem Titel *Die sexuellen Phantasien der Frauen* erschienen ist. In diesem Buch sind die erotischen Fantasien zahlreicher Frauen gesammelt, die Sie vielleicht nicht nur lehrreich, sondern auch sehr erregend finden werden. Wenn Sie dieses Buch gelesen haben – oder eines der anderen Werke von Nancy Friday, wie *Verbotene Früchte*, *Befreiung zur Lust – Neue sexuelle Phantasien von Frauen* oder *Die sexuellen Phantasien der Männer* – und feststellen, dass Sie keine eigene Fantasie mehr brauchen, weil dieses Material vollkommen ausreicht, um Sie bei der Masturbation in Erregung zu versetzen, so ist das wunderbar. Aber wenn Sie die Fantasien anderer Menschen nicht erregend finden oder wenn Sie das Lesen nur als Ablenkung erleben, so nehmen Sie die Anregungen aus der Lektüre als Vorlage für Ihre eigene Fantasie.

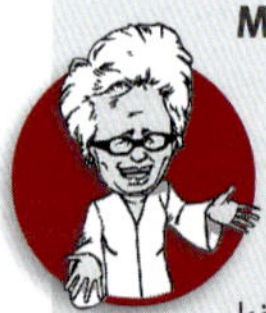

Mein Rat

Es ist naheliegend, jemanden als zentrale Figur Ihrer erotischen Fantasie zu wählen, den Sie kennen. Ich sehe ein, dass die Fantasie dadurch glaubhafter wird, weil es tatsächlich passieren könnte. Deshalb ist diese Vorstellung besonders erregend. Doch es gibt einen Nachteil dabei: Sie könnten so in Ihrer Fantasie aufgehen, dass Sie schließlich möchten, dass sie Wirklichkeit wird. Wenn Sie zum Beispiel Ihren Nachbarn in Ihre Fantasie einbauen, könnte es passieren, dass Sie mit ihm flirten – obwohl er vielleicht verheiratet ist. Es besteht die Gefahr, dass Sie Ihre Fantasie und das reale Leben nicht mehr klar auseinanderhalten können, und das wäre nicht gut. Sie werden sich gefühlsmäßig an diese Person binden und Schwierigkeiten haben, nach einem realen Partner Ausschau zu halten.

Um dieses Risiko zu vermeiden, schlage ich vor, dass Sie als zentrale Figur für Ihre Fantasie jemanden auswählen, der für Sie nicht erreichbar ist. Zum Beispiel irgendeinen Star aus der Filmbranche. So bleiben Sie mit beiden Füßen auf dem Boden und können eindeutig zwischen Ihrer Fantasie und der realen Welt unterscheiden.

Masturbationstechniken für Männer

Im Allgemeinen haben Männer keine großen Probleme mit der Masturbation. Sie sind daran gewöhnt, ihren Penis anzufassen, weil sie das bei jedem Urinieren machen. Und der sensibelste Teil ihres Gliedes – bei den meisten Männern ist das der Bereich rund um das Eichelbändchen – ist leicht zu erreichen. Die meisten verwenden einfach ihre Hand, um die Vorhaut über dem Penisschaft rhythmisch vor- und zurückzuschieben. Einige Männer benutzen ein Gleitmittel wie Vaseline oder eine Handcreme, damit sich die Penishaut nicht entzündet. Dann kann ein Mann auch seine ganze Hand einsetzen, sodass es sich wie beim richtigen Geschlechtsakt anfühlt. Andere ziehen es vor, kein Gleitmittel zu benutzen und nur ihre Finger zu verwenden, mit denen sie die Eichel sanft berühren. Männer können im Stehen, im Sitzen oder im Liegen masturbieren. Wer ein Gleitmittel verwendet, kann sehr kräftig reiben, während diejenigen, die die trockene Technik bevorzugen, sanfter vorgehen müssen.

Einige berühren auch gleichzeitig ihre Hoden, das Perineum (die „Nahtstelle" zwischen den Beinen) oder den Anus, während sie ihren Penis reiben. Die meisten Männer entwickeln für sich eine bestimmte Technik, bei der sie dann bleiben, statt verschiedene Möglichkeiten auszuprobieren. Doch auch hier gibt es natürlich Ausnahmen.

Manche Männer reiben ihren Penis lieber an einem Objekt, zum Beispiel an einem Kissen. Dabei liegen sie auf dem

Bauch und reiben sich an diesem Gegenstand, ahmen also die Bewegung nach, die sie auch beim Geschlechtsakt ausführen.

Es gibt auch Hilfsmittel für Männer, künstliche Scheiden sozusagen, die bei der Masturbation verwendet werden können. Einige davon sind an aufblasbaren Puppen angebracht, sodass die Männer sich vorstellen können, sie hätten mit einer realen Frau Sex.

Manche Männer verwenden einen Vibrator, um ihren Penis zu stimulieren. Die meisten werden jedoch die Erfahrung machen, dass ein Vibrator den Penis so sehr stimuliert, dass es schmerzt. Aber wenn Sie das Gerät in ein Handtuch wickeln oder eine Schutzhülle über den Penis stülpen, die manchen Vibratoren speziell zu diesem Zweck beiliegt, können die Empfindungen so weit gemildert werden, dass es als sehr genussvoll erlebt wird. Die Düsen eines Whirlpools oder einer Handdusche können ebenfalls Empfindungen auslösen, die schließlich zum Orgasmus führen.

Tempo

Bei der Masturbation muss man kein Wettrennen gewinnen. Trotzdem beeilen sich viele Männer sehr dabei. Vermutlich stammt diese Gewohnheit noch aus der Zeit ihrer Pubertät, als sie möglichst schnell ihr Ziel erreichen wollten, um nicht erwischt zu werden. Das kann jedoch zu einer unangenehmen Nebenwirkung führen: Viele Männer, die sich an diese Hektik gewöhnt haben, leiden später unter vorzeitigem Samenerguss, wenn Sie mit Frauen Sex haben. Diese

Behauptung ist zwar nicht wissenschaftlich erwiesen, aber sie ist logisch. Deshalb rate ich jedem Mann, so langsam wie möglich zu masturbieren. Ältere Männer haben natürlich weniger mit frühzeitigem Samenerguss zu kämpfen.
Bei Frauen kann das Gegenteil der Fall sein. Wenn die Masturbation zu lange dauert, schweifen ihre Gedanken ab, und dann besteht die Gefahr, dass es gar nicht zum Orgasmus kommt. In solchen Augenblicken muss eine Frau tief in ihre sexuelle Fantasie eintauchen und sich auf erregende Stimuli konzentrieren. Das ist auch der Grund, warum Frauen sich mehr Zeit für die sexuelle Selbstbefriedigung nehmen müssen.
Ein Mann, der gerade mal fünf Minuten Zeit hat, kann sie wahrscheinlich nutzen, um erfolgreich zu masturbieren. Wenn eine Frau sich jedoch unter Zeitdruck fühlt, wird sie eher nicht zum Orgasmus kommen. Deshalb müssen Frauen sich einen bestimmten Zeitraum freihalten, wo keine Gefahr besteht, unterbrochen zu werden.

Masturbationstechniken für Frauen

Ebenso wie die Männer können auch Frauen einfach ihre Hand benutzen, um ihren Genitalbereich zu stimulieren. Ich sage „Genitalbereich " und nicht „Klitoris", weil einige Frauen finden, dass ihre Klitoris im erregten Zustand zu empfindlich ist, um sie zu berühren. Manche Frauen haben dieses Gefühl von Anfang an, bei anderen wird die Klitoris erst mit zunehmender Erregung immer empfindlicher. In solchen Fällen muss die Frau den Bereich um die Klitoris herum berühren – auf diese Weise wird die Klitoris indirekt stimuliert, aber ohne, dass es für sie schmerzhaft ist.

Es kann eine Weile dauern, bis eine Frau herausfindet, welche Art Streicheln bei ihr dazu führt, dass sie einen Orgasmus hat, da das individuell sehr verschieden ist. (Deshalb sage ich Frauen, die Schwierigkeiten haben, mit einem Mann zum Orgasmus zu gelangen, dass sie zuerst lernen müssen, bei sich selbst einen Orgasmus auszulösen. Erst dann können sie ihrem Partner vermitteln, was er tun muss. Ein Mann kann nicht erraten, wie er richtig stimulieren muss, zumal sich das je nach Grad der Erregung ändern kann.)

Denken Sie daran: Es gibt keine *falsche* Art zu masturbieren. Solange bestimmte Streichelmethoden den erwünschten Erfolg bringen, spielt es gar keine Rolle, was Sie machen.

Wenn mehr erforderlich ist

Manche Frauen können sich mit ihren Händen allein nicht ausreichend stimulieren, um einen Orgasmus zu erreichen. Sie streicheln sich lange und schließlich schweifen ihre Gedanken ab. Oder es fühlt sich immer so an, als seien sie kurz vor dem Orgasmus, aber dann kommt es doch nicht dazu. Diese Frauen brauchen eine zusätzliche Stimulation durch einen Vibrator. Einige nur dann, wenn sie masturbieren, andere sind immer darauf angewiesen, wenn sie einen Orgasmus haben möchten – auch mit Partner.

Es gibt viele verschiedene Arten von Vibratoren. Es gibt welche, die mit einer kleinen Batterie funktionieren, und andere, die an eine Steckdose angeschlossen werden und stärkere Empfindungen auslösen. Ich empfehle immer den *Eroscillator*, der eher hin und her schwingt, als vibriert. Tests haben ergeben, dass das effektiver ist. Es gibt auch Vibratoren, die man umschnallen kann, sodass eine Frau ihn unbemerkt unter ihrer Kleidung tragen kann – solange sie außer Hörweite bleibt.

Da es so viele verschiedene Modelle gibt, informieren Sie sich am besten im Internet oder in einem Katalog (zum Beispiel unter www.ladiesfirst.de oder www.vibratorpleasure.de). Die jeweiligen Anbieter informieren Sie darüber, welche Geräte besonders zuverlässig und effektiv sind; aber Sie müssen selbst ausprobieren, welcher Vibrator für Sie am besten ist.

Mein Rat

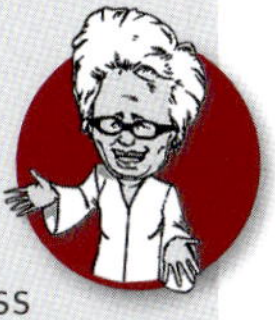

Es gibt auch Massagegeräte, die Sie als Vibrator einsetzen können. Vielleicht kaufen Sie so etwas, um erst einmal auszuprobieren, ob Sie diese Art der Stimulation überhaupt als angenehm empfinden. Sollte sich herausstellen, dass dies für Sie nicht die richtige Methode ist, können Sie das Gerät auf jeden Fall noch zur Körpermassage verwenden.

Dildos

Die zentrale Rolle für den weiblichen Orgasmus spielt zwar die Klitoris, was aber nicht bedeutet, dass Frauen bei der Masturbation nicht auch das Gefühl genießen, etwas in ihrer Vagina zu spüren. Ein Dildo ist ein harter Gegenstand, der die Form eines männlichen Gliedes hat und während der Masturbation in die Vagina eingeführt werden kann. Nicht alle Dildos sind übrigens Penisnachbildungen. Es gibt eine ganze Reihe fantasievoller Designs, zum Beispiel in Form eines Delfins oder aus buntem Glas. Manche dieser Glasdildos sehen aus wie richtige Kunstobjekte, sodass man sie sogar gefahrlos in die Wohnzimmervitrine stellen könnte.

Viele Frauen haben herausgefunden, dass man sich gar nicht unbedingt einen Dildo kaufen muss: es gibt Früchte, Gemüsesorten und andere Gegenstände, die denselben Zweck erfüllen.

Was immer Sie benutzen – sorgen Sie dafür, dass Sie den Gegenstand sorgfältig waschen, bevor Sie ihn in die Vagina einführen. Wasser und Seife reichen völlig aus, Sie können den Gegenstand auch mit Alkohol abreiben und diesen dann sorgfältig abspülen.

Falls Sie den Gegenstand einführen, bevor Sie erregt und feucht sind beziehungsweise wenn Sie nicht mehr viel Feuchtigkeit produzieren, sollten Sie ihn zuvor mit einem Gleitmittel einreiben.

Auch Wasser funktioniert

Da Männer naturgemäß ihren Penis regelmäßig anfassen müssen, haben sie meist keine Scheu vor der Masturbation. Frauen sind dagegen nicht so vertraut mit ihren Genitalien.

Und wenn sie von Jugend an die elterliche Ermahnung, sich „da unten" nicht anzufassen, beherzigt haben, stoßen sie später auf Probleme, wenn sie mit der Hand masturbieren möchten.

Vergessen Sie nicht: Die Fähigkeit der Frau, in Erregung zu geraten, ist sehr labil. Solche übernommenen Glaubenssätze können ein ernsthaftes Hindernis darstellen. Manche Frauen haben entdeckt, dass sie diese Blockierung umgehen können, wenn sie sich bei der Masturbation nicht direkt anfassen. Sie können zum Beispiel Ihren Slip anlassen und Ihre Genitalien durch den Stoff hindurch reiben. Eine andere Möglichkeit wäre, die Klitoris mit einem Wasserstrahl zu stimulieren statt mit den Fingern.

Bevor es Handduschen gab, halfen sich viele Frauen damit, dass sie in der Badewanne so unter den Wasserhahn rutschten und sich dabei mit den Beinen am Wannenrand abstützten, dass der Wasserstrahl direkt ihre Genitalien stimulierte. Seit der Erfindung der Handduschen, die mitunter alle möglichen Wasserstrahl-Optionen bieten, sind solche akrobatischen Kunststückchen nicht mehr erforderlich. Dennoch gibt es immer noch Frauen, die diese altmodische Methode bevorzugen, weil sie sich im Laufe der Jahre einfach daran gewöhnt haben. Diejenigen unter Ihnen, die einen Whirlpool zu Hause haben, entdecken vielleicht, dass die Düsen ihnen ebenfalls als Quelle intensiver Lust dienen können.

Meine Sicht der Dinge

Ich bin der Auffassung, dass jede dieser Methoden gut ist, solange sie bei Ihnen funktioniert. Beim Wasser gibt es nur den Nachteil, dass man auf ein Badezimmer oder einen Whirlpool angewiesen ist. Wenn eine Frau ihre Klitoris nur mithilfe eines Wasserstrahls stimulieren kann, muss das beim Liebesspiel mit ihrem Partner eben berücksichtigt werden. Beide können jeden Raum ihres Hauses für das Vorspiel nutzen und um die Bedürfnisse des Mannes zu befriedigen, aber irgendwann müssen sie eben den Ort aufsuchen, wo auch die Frau zu ihrem Orgasmus kommt.
Es gab Zeiten, da haben viele Frauen überhaupt keinen Orgasmus erlebt. Sex galt als Pflicht, die man zu erfüllen hatte. Sowohl, um den Mann zufriedenzustellen, als auch, um Kinder zu zeugen. Ein bestimmter Prozentsatz von Frauen hat diese Rolle bereitwillig akzeptiert und kein einziges Mal in ihrem Leben sexuelle Befriedigung erlebt. Viele waren sexuell frustriert, wussten aber nicht, was sie dagegen tun sollten. Das Sexualleben mit ihrem Partner brachte ihnen keine Befriedigung, aber sie wussten auch nicht, wie sie sich selbst dazu verhelfen konnten.
Heute wissen wir, dass fast jede Frau sexuelle Befriedigung erreichen kann. In den meisten Fällen kann man dem Partner vermitteln, was er tun muss. Einige Frauen können allerdings nur durch eine ganz bestimmte Stimulation zum Orgasmus gelangen. Vielleicht auch nur durch Masturbation. Ist das ein Handicap? Ja, das muss man ehrlicherweise

zugeben. Aber überlegen Sie einmal, wie viele Menschen eine Brille brauchen, weil ihr Sehvermögen beeinträchtigt ist. Oder ein Hörgerät. Oder irgendeine Form der Gehhilfe, weil sie nicht mehr richtig laufen können. Oder jede Menge Medikamente … Mit anderen Worten: Viele von uns sind in irgendeiner Weise auf solche Hilfsmittel angewiesen, vor allem, wenn sie älter werden.

Ist es nicht besser, zu versuchen, im Leben die größtmögliche Befriedigung zu erlangen, als ständig frustriert zu sein? Wenn jemand besondere Hilfsmittel braucht, um sexuelle Befriedigung zu erreichen, dann verdient dieser Mensch denselben Respekt wie jeder andere, vor allem vonseiten seines Partners. Falls Sie es also noch nicht genau wissen, finden Sie heraus, was Sie brauchen, um sexuelle Erfüllung zu finden. Und ob nun allein oder mit Ihrem Partner: Sorgen Sie dafür, dass Sie dieses ausgesprochen menschliche Bedürfnis befriedigen.

Danksagung

Zum Andenken an meine gesamte Familie, die während des Holocausts ermordet wurde. Zur Erinnerung an meinen verstorbenen Ehemann, Fred, der mich in all meinen Unternehmungen immer unterstützt hat. Für meine jetzige Familie: meine Tochter Miriam Westheimer und meinen Schwiegersohn Joel Einleger, mit ihren Kindern Ari und Leora; meinen Sohn Joel Westheimer und meine Schwiegertochter Barbara Leckie, mit ihren Kindern Michal und Benjamin. Ich habe die besten Enkelkinder der ganzen Welt!
Danke an all die vielen Familienmitglieder und Freunde, die mein Leben so bereichern. Ich bräuchte ein eigenes Kapitel, um sie alle aufzuzählen, doch ein paar möchte ich hier nennen: Pierre Lehu und ich haben mittlerweile über ein Dutzend Bücher zusammen geschrieben – er ist der beste „Kommunikationsminister“, den man sich wünschen kann! Danke auch an meinen Assistenten Cliff Rubin! Ruth Bachrach, Commissioner Adrian Benepe, Peter Berger, David Best, Chuck Blazer, Carlita C. de Chavez, Marcie Citron, Glynn Cohen, Hersh Cohen, Martin Englisher, Cynthia Fuchs Epstein, Howard Epstein, Josh Gaspero, David Goslin, Elliot Horowitz, Fed Howard, Vera Jelinek, Alfred Kaplan, Steve Kaplan, Michael Kassan, Amy Kassiola, Joel Kassiola, Bonnie Kaye, Richard und Barbara Kendall, Robert Krasner, Marga und Bill Kunreuther, Phil und Linda Lader, Dean Stephen Lassonde, Rabbi und Mrs. William Lebeau, Mark Lebwohl,

Lou Lieberman und Mary Cuadrado, John und Ginger Lollos, Amb. und Mrs. Raymond Loretan, Frank Luntz, Doug McCormick, Dale Ordes, Henry und Sydelle Ostberg, Bruce Paisner, Robert Pinto, Commissioner Ken Podziba, Philip Prioleau, Bob Rose, Fred und Anne Rosenberg, Larry Ruvo, Simeon und Rose Schreiber, Daniel Schwartz, Amir Shaviv, John und Marianne Slade, Betsy Sledge, William Sledge, Hannah Strauss, Jeff Tabak, Malcolm Thomson, Markus Wilhelm, Greg Willenborg, Ben Yagoda, Froma Zeitlin und Ed Zolla, ich danke euch, ebenso all den Menschen, die so hart dafür gearbeitet haben, dieses Buch bei Quill Driver Books zu veröffentlichen, besonders Steve Mettee, Doris Hall und Mary Ann Gardner.

Anhang

Adressen, die weiterhelfen

Beratung

Psychotherapie-Informations-Dienst (PID), Oberer Lindweg 2, 53129 Bonn, 0228 746699, www.psychotherapiesuche.de

Deutsche Arbeitsgemeinschaft für Jugend- und Eheberatung e.V. (DAJEB), Neumarkter Str. 84c, 81673 München, 089 4361091, www.dajeb.de

Berufsverband Deutscher Psychologinnen und Psychologen e.V. (BDP), Glinkastr. 5–7, 10117 Berlin, 030 209149-0, www.bdp-verband.org

LiebesLeben Paar- und Sexualtherapie, Michael Sztenc, Uhlandstr. 22, 66121 Saarbrücken, 0681 99264807, www.sztenc.de

Deutsche Gesellschaft für Systemische Therapie und Familientherapie e.V. (DGSF), Christophstr. 31, 50670 Köln, 0221 613133, www.dgsf.org

Institut für Ehe- und Familientherapie, Praterstr. 40, A-1020 Wien, 01 2147433, www.wiso.or.at/wiso/ehe.php

Verband für systemische Paar- und Familientherapie/-beratung (VEF), Postfach 540, CH-5004 Aarau, 062 8244731, www.v-e-f.ch

Katholische Bundeskonferenz, Ehe-, Familien- und Lebensberatung, Kaiserstr. 161, 53113 Bonn, 0228 103–223, www.katholischeeheberatung.de

Evangelische Konferenz für Familien- und Lebensberatung e.V. (EKFUL), Ziegelstr. 30, 10117 Berlin, 030 283039-27, www.ekful.de

Verband lesbischer Psychologinnen und schwuler Psychologen e.V. (VLSP), c/o PLUS, Alphornstr. 2a, 68169 Mannheim, 0700 109109109, www.vlsp.de

Sexualtherapie und Ausbildung

Informationszentrum für Sexualität und Gesundheit e.V. (ISG), c/o Uniklinik Freiburg, Hugstetterstr. 55, 79106 Freiburg, 0180 5558484, www.isginfo.de

pro familia, Deutsche Gesellschaft für Familienplanung, Sexualpädagogik und Sexualberatung e.V., Stresemannallee 3, 60596 Frankfurt am Main, 069 639002, www.profamilia.de

Deutsche Gesellschaft für Sexualmedizin und Sexualtherapie e.V. (DGSMT), c/o Klinische Psychologie (OE7 180), Abt. Klinische Psychiatrie und Psychotherapie, Medizinische Hochschule, Carl-Neuberg-Str. 1, 30625 Hannover, 0511 5322407, www.dgsmt.de

Akademie für Sozialmedizin e.V. (ASM), Luisenstr. 57, 10117 Berlin, 030 450529301, www.sexualmedizin-akademie.de

LoveCreation® Bust und Leimbach GbR, Sölder Str. 140, 44289 Dortmund, 0231 9173434, www.tantra.de

Diamond Lotus Center Berlin, Bautzener Str. 3, 10829 Berlin, 030 2163129, www.diamond-lotus.de

Gesundheit

Deutsche Gesellschaft für Urologie e.V., Uerdinger Str. 64, 40474 Düsseldorf, 0211 5160960, www.urologenportal.de

Bundeszentrale für gesundheitliche Aufklärung, Ostmerheimer Str. 220, 51109 Köln, 01805 555444, www.machsmit.de

Deutsche Gesellschaft für Sozialwissenschaftliche Sexualforschung e.V. (DGSS), Gerresheimer Str. 20, 40211 Düsseldorf, 0211 354591, www.sexologie.org

Arbeitsgemeinschaft Humane Sexualität e.V., Walltorstr. 31, 35390 Gießen, 0641 77347, www.ahs-online.de

Deutsche Diabetes-Gesellschaft, Bürkle de la Camp-Platz 1, 44789 Bochum, 0234 97889-0, www.deutsche-diabetes-gesellschaft.de

Deutsche Diabetes Union e.V., Prof. Dr. med. Eberhard Standl, Staffelseestr. 6, 81477 München, 089 51399283, www.diabetes-union.de

Selbsthilfegruppe Erektile Dysfunktion (Impotenz), Weiherweg 30a, 82194 Gröbenzell, 08142 597099, www.impotenz-selbsthilfe.de

Erotisches Spielzeug

Venus Versand, Rehmstr. 4, 86161 Augsburg, 0180 5737376573, www.venus-versand.de

Orion Versand, Schäferweg 14, 24941 Flensburg, 0180 5070130, www.orion.de

Versandhaus Beate Uhse, Am Pferdewasser 10, 24937 Flensburg, 0180 5000072, www.beate-uhse.de

Adultshop.com, Graf-Zeppelin-Str. 20, 24941 Flensburg, 0461 99170, www.adultshop.de

LAWEO Sexspielzeug, Kamper Weg 61, 25524 Itzehoe, 04821 4083542, www.laweo-sexspielzeug.de

A2Z Online-Marketing, Bernardstr. 33, 63067 Offenbach, 069 82993225, www.lovershop.de

Internetseiten

www.drruth.com
www.endlich55.de
www.ahano.de
www.silberfuchs-partnersuche.de
www.parship.de
www.50plus-treff.de
www.lebensfreude50.de
www.feierabend.com

Literaturtipps

Barbach, Lonnie Garfield, For Yourself. Die Erfüllung weiblicher Sexualität, Berlin 1998

Butler, Robert N. und Lewis, Myrna I., Alte Liebe rostet nicht. Über den Umgang mit Sexualität im Alter, Bern 1996

Comfort, Alex, New Joy of Sex. Der Klassiker, München 2002

Friday, Nancy, Befreiung zur Lust. Frauen und ihre sexuellen Phantasien, München 1993

Friday, Nancy, Die Macht der Schönheit, Gütersloh 2001

Joannides, Paul, Sextipps for Boys and Girls. Wild Thing, München 2007

Westheimer, Ruth und Lehu, Pierre, Sex für Dummies, Weinheim 2007

Wiemann, Karl, MSD – Manual der Diagnostik und Therapie, München 2007

Winks, Cathy und Semans, Anne, Good Vibrations. Sex, fun and safe, München 2001

Zilbergeld, Bernie, Die neue Sexualität der Männer. Was Sie schon immer über Männer, Sex und Lust wissen wollten, Tübingen 2000

Zilbergeld, Bernie, Männliche Sexualität. Was (nicht) alle schon immer über Männer wußten …, Tübingen 2000

Register